Kontaktadresse nach EU-Produktsicherheitsverordnung:
produktsicherheit@[illegible]

KNAUR
MENSSANA

Über die Autorin:

Inna Segal ist seit 20 Jahren Heilerin und Pionierin auf dem Gebiet der Energiemedizin. Sie hat das Trademark »Visionäres Intuitives Heilen« geschaffen. In ihrer Heimat Australien und den USA ist sie durch Radio und TV einem breiten Publikum bekannt geworden und erreicht auch viele Prominente.
www.innasegal.com

INNA SEGAL

DIE VERBORGENE SPRACHE DES KÖRPERS

Was Krankheiten und Symptome uns verraten

Aus dem Englischen von
Diane von Weltzien

KNAUR
MENSSANA

Die amerikanische Ausgabe erschien 2010 unter dem Titel
»The Secret Language of Your Body« bei Atria Books/Beyond Words.
A division of Simon & Schuster, Inc., New York.

Besuchen Sie uns im Internet:
www.mens-sana.de

Vollständige Taschenbuchausgabe Februar 2014

Ein Unternehmen der Droemerschen Verlagsanstalt
Th. Knaur Nachf. GmbH & Co. KG, München

Redaktion: Kathrin Mayr
Abbildungen: Dr. Levent Efe, Mike Badman
Umschlaggestaltung: ZERO Werbeagentur, München
Umschlagabbildung: FinePic®, München
Satz: Adobe InDesign im Verlag
Printed in Germany
ISBN 978-3-426-87527-8

6 8 9 7 5

Inspiriert vom Göttlichen, ist dieses Buch der grenzenlosen Liebe in uns allen gewidmet.

INHALT

Ein wichtiger Hinweis

Meine Heilübungen sind kein Ersatz für eine gesunde Ernährung, ausreichend Bewegung oder angemessene Gesundheitsvorsorge. Sie stellen eine Ergänzung dar, die den Körper darin unterstützt, gesünder, lebendiger und kraftvoller zu sein. Falls Sie unter einer ernsten Krankheit leiden und Medikamente einnehmen, dann setzen Sie die Behandlung unter medizinischer Aufsicht bitte unbedingt fort!

Auch wenn Sie auf Medikamenteneinnahme angewiesen sind, haben Sie die Möglichkeit, die Heilung in Eigenregie zu beschleunigen, indem Sie die Informationen und Verfahren dieses Buches nutzen. Machen Sie die hier vorgeschlagenen Übungen, während Sie von den Maßnahmen Ihres Arztes profitieren, und arbeiten Sie daran, sich immer weiter auf sich und Ihren Körper einzustimmen, damit Sie die Verbindung zu Ihrer göttlichen Heilintelligenz stärken. Ignorieren Sie nach Möglichkeit furchterregende Statistiken und andere ernüchternde Informationen, die nur Ihr Vertrauen in Ihre Selbstheilungskräfte erschüttern würden. Denken Sie daran: Man spricht nicht ohne Grund von »Wunderheilungen«. Im Verlauf der Menschheitsgeschichte haben viele den Schlüssel zur Heilung gefunden und ihre Heilung vorangebracht oder den Verlauf ihrer Krankheit auf eine Weise beeinflusst, die Schulmediziner in Erstaunen versetzt hat. Heilung braucht jedoch Zeit, also haben Sie Geduld mit sich und achten Sie darauf, alle Unterstützung zu nutzen, die Sie bekommen können. Reduzieren Sie die Medikamenteneinnahme immer nur dann, wenn Ihr Arzt Ihnen dazu rät.

VORWORT

D*ie verborgene Sprache des Körpers* ist ein unverzichtbarer Wegweiser. Vielleicht fragen Sie sich: Aber wozu brauche ich ihn, und wohin will er mich führen? Meine Antwort lautet: Dieses Buch weist einem den Weg zu dem Leben, das man eigentlich führen sollte, das man aus den unterschiedlichsten Gründen aber meist nicht führt. Jede Woche gibt es neue Fälle von Selbstmord, Schlaganfall, Krankheit und Herzinfarkt. Meiner Meinung nach gibt sich der Körper viel Mühe, um einem mitzuteilen, wie sich Lebensführung, Arbeit, zwischenmenschliche Beziehungen, Haltungen und Vorstellungen auf die Gesundheit auswirken.

Wenn man seine Gefühle und die Mitteilungen des Körpers nicht ernst nimmt, dann geht der Körper davon aus, dass man keine Freude am Leben hat, und versucht, einen so rasch wie möglich aus diesem Zustand zu befreien. Genau das ist für mich die Botschaft dieses Buches: Hören Sie auf, ein Leben zu führen, das Ihrem eigentlichen Wesen nicht entspricht, sondern das andere Ihnen aufgedrängt haben. Hören Sie auf, Ihr wahres Selbst zu unterdrücken, und bekämpfen Sie das, was Sie krank macht. Wenn Sie auf die Botschaften aus Ihrem Inneren hören, können Sie zu *Ihrem* Leben zurückfinden.

Die verborgene Sprache des Körpers ist ein praktisches Buch mit realem Bezug zum Alltag. Lesen Sie es also und lassen Sie sich durch Inna Segals verständliche Sprache und ihre nachvollziehbaren Übungen zu einem neuen Leben und zu Ihrer Wiedergeburt führen. Lassen Sie die Autorin Ihr Führer sein, der Sie zu bester Gesundheit und zur Heilung Ihres Lebens begleitet.

Ein geheiltes Leben hat viele Vorteile, darunter auch die Genesung von einer schweren Krankheit. Genauso wie Bakterien, Viren und Pflanzen ihre genetische Beschaffenheit anpassen können, wenn sie gegen Antibiotika, Impfstoffe und Klimaveränderungen zu kämpfen haben, so ist auch der Mensch zu einer inneren Heilung fähig. Zwar hat er mit dieser Anpassung sehr viel mehr Mühe, weil sein Organismus und das moderne Leben weitaus komplizierter sind, doch wenn man auf die Botschaften seiner intelligenten Zellen achtet und eine dem Leben dienliche innere Umgebung schafft, kann man sehr viel eher selbst Heilung bewirken.

Zuallererst muss man jedoch bereit sein, auf seinen Körper und seine Gefühle zu hören, und nicht ausschließlich nach dem leben, was einem der Kopf und die Gedanken sagen. Ablenkung und Betäubung sind nicht die richtige Reaktion auf Gefühle. Ein Rechtsanwalt (und die Rechtsprechung kann durchaus eine ernste Krankheit sein) hat einmal sehr zutreffend gesagt: »Ich kam zu einer Entscheidung, die durch und durch vernünftig, vollkommen logisch und dennoch absolut falsch war, denn bei all meiner Konzentration auf das Denken hatte ich es verlernt, auf meine Gefühle zu hören.«

Den meisten Menschen fällt es schwer, auf ihre Gefühle zu achten, weil sie äußerst schmerzhaft sein können. In der Kindheit hat man meist gründlich gelernt, sich den herrschenden Anforderungen zu unterwerfen. Doch muss es irgendwann einmal an der Zeit sein, sich von einer schmerzhaften Vergangenheit und den zerstörerischen Vorgaben, die Eltern, Lehrer, Priester und Ärzte einem gemacht haben, zu befreien.

Auf Kinder unter sechs Jahren wirken Worte geradezu hypnotisch. Wenn sie dann älter sind und sich der zerstörerischen Kraft vieler Erwachsenenbotschaften und ihrer schädlichen Auswirkungen auf Gesundheit und Körper bewusst werden, ist es in der Regel sehr schwer, diese Botschaften zu überwinden. Nicht selten führt die Suche nach angenehmeren Gefühlen zu aggressivem Verhalten und einer Vielzahl von Süchten. Doch die Sprache des Körpers muss kein Geheimnis bleiben. Es muss nicht sein, dass erst eine Katastrophe einen stark macht und zum Leben erweckt. Viel besser wäre es, vom Körper zu lernen, wie man überlebt und so stark sein kann, dass man den Kräften der Natur etwas entgegenzusetzen hat, während man zugleich flexibel genug ist, um auf sich verändernde Umstände zu reagieren.

Wenn Sie Ihren Symptomen Sinn geben, können sie Ihnen den Weg zur Heilung weisen.

Schmerz ist erforderlich, damit man sich schützen und selbst definieren kann. Es wäre eine Katastrophe, könnte man keinerlei Schmerz empfinden. Indem man Schmerz eine Bedeutung beimisst, verringert man das Leiden. Schmerz und Leid sind zwei vollkommen verschiedene Größen.

Bewusstsein ist nicht lokal. Man muss sich daher auf die Botschaften erst einstellen, die einem der Körper sendet. Manche Empfänger von Spenderorganen sind fähig, Aussagen über das Leben ihrer Spender zu treffen. Man sollte sich also darüber bewusst sein, dass Lebenserfahrungen im Körper und in jeder einzelnen Zelle gespeichert sind.

Es ist ein paar Jahre her, da entwickelte ich, während ich für einen Marathon trainierte und ansonsten normal mein Leben führte, starke Schwindelgefühle. Ich stellte mir die Frage, wie ich Außenstehenden die damit einhergehenden Gefühle beschreiben würde, und empfing die Antwort aus meinem Inneren: »Die Welt dreht sich im Kreis.« Ich begriff, dass mein Körper mich bat, auszuruhen und kürzerzutreten. Es fiel mir schwer, morgens aus dem Bett zu kommen und in den Tag zu starten. Als ich den Begriff »Schwindel« in diesem Buch nachschlug, las ich genau das, was mein Körper mir mitgeteilt hatte. Gegenwärtig habe ich Probleme mit meinem rechten Fußknöchel, und als ich auch dies hier nachschlug, las ich: »Die Last der Verantwortung drückt Sie nieder.« Es ist möglich, mit dem eigenen Körper ins Gespräch zu kommen und von ihm zu lernen. Die Weisheit dieses Buches hilft dabei und beschleunigt die Genesung.

Wenn Sie bereit sind, zu üben und zu lernen, dann werden Sie zu dem Menschen, der Sie sein wollen. Wir können Sie führen und auf Ihrem Weg unterstützen, aber Sie müssen zum Training erscheinen. Die Chemie Ihres Blutes verändern sich laufend durch die unterschiedlichen Rollen, die Sie tagtäglich spielen. Das ist wie bei Schauspielern, bei denen sich die Immunabwehr und der Cortisolanteil im Blut verändern, je nachdem, in welchem Theaterstück sie auftreten; eine Tragödie kann eine Krankheit auslösen, und eine Komödie die Gesundheit fördern. Denken Sie daran: Uns geht es darum, Ihr Leben zu heilen. Heilen und Kurieren sind zwei verschiedene Dinge, doch ein geheiltes Leben kann vielen Krankheiten widerstehen und bewirkt möglicherweise auch die Genesung des Körpers.

Lassen Sie es nicht zu, dass sich Ihnen Ihre bisherigen Überzeugungen und Glaubensmuster in den Weg stellen. Lassen Sie sich lieber von Ihren Erfahrungen leiten. Ich habe durch meinen Körper und die Arbeit von Heilern erfahren, dass erstaunliche Dinge möglich sind, von denen ich als Medizinstudent nie erfahren hatte. Wenn Sie Ihr Leben so führen, wie Inna Segal es Ihnen in ihrem Buch vorschlägt, dann wandeln Sie sich von einem unterwürfigen, ewig leidenden zu einem verantwortungsbewussten Patienten, der seinen Beitrag zur eigenen Gesundheit leistet. Lassen Sie es zu, dass das innere Kind in Ihnen zum Vorschein kommt, Liebe erfährt, zum Lachen gebracht wird und spürt, was Sie für Ihren Körper tun. Meine Frau Bobbie und ich hielten gelegentlich gemeinsam Vorträge: Ich sprach über Gesundheit, und sie lockerte das Programm auf, indem sie ein paar komische Nummern einbaute. Ich war jedes Mal beeindruckt, wie viel gesünder

die Menschen aussahen, nachdem sie eine Viertelstunde lang gelacht hatten. Und wenn wir dann mit unserem gemeinsamen Vortrag fertig waren, bekam sie mehr Applaus als ich.
Lernen Sie also von Ihrem Körper und seinen Beschwerden und lassen Sie es zu, dass Sie der Druck Ihres Leidens aus Dunkelheit und Einschränkung befreit, so wie durch hohen Druck aus Kohle Diamant entsteht.
Hinzufügen muss ich noch, dass es hier – anders als es die meisten von uns gelernt haben – nicht um Schuld, Scham und Vorwürfe geht. Hier geht es nicht um das, was Sie falsch gemacht haben, sondern darum, wie Sie etwas verbessern können, indem Sie das Leben annehmen und sich die Weisheit, die Ihnen bereits innewohnt, zunutze machen. Natürlich kann es jedem passieren, dass er sich verletzt oder gesundheitliche Probleme bekommt, die ihren Ursprung nicht in emotionalen Schieflagen, sondern z. B. in Unfällen und Zeckenbissen haben. Doch wenn Sie auch in einer solchen Situation in Ihren Körper hineinlauschen, helfen Sie ihm bei der Heilung und vermeiden die Entstehung chronischer Probleme. Man muss nicht erst krank werden, um den eigenen Bedürfnissen gerecht zu werden. Hören Sie also auf, sich Sorgen darüber zu machen, ob Sie es richtig machen oder ob Botschaften aus der Vergangenheit Sie daran hindern. Nehmen Sie Ihr Leben aktiv in die Hand und machen Sie Ihre Sache, so gut Sie können.
Der Körper ist ein Geschenk. Er lässt einen wissen, worum es im Leben geht, genauso wie ein Fernsehbildschirm einem alle Programme zeigt, die bereitgestellt werden. Ich arbeite mit den Träumen und Zeichnungen meiner Patienten und weiß, dass sich auch der Körper in Symbolen mitteilt. Ich nutze sie für die Diagnose, damit der Patient seine innere Weisheit erkennt und heilsame Entscheidungen treffen kann. Auch die Farben, die meine Patienten in ihren Zeichnungen verwenden, haben eine Bedeutung und bringen Emotionen

zum Ausdruck. Kunsttherapeuten und Jungianern ist diese Tatsache durchaus bewusst, auch wenn während des Medizinstudiums nur selten darüber gesprochen wird. Es ist kein Wunder, dass Alexander Solschenizyn in seinem Buch *Krebsstation* die selbst herbeigeführte Heilung als einen regenbogenfarbigen Schmetterling bezeichnete. Dieses Bild ist nichts anderes als das Symbol der Transformation mit allen dazugehörigen Emotionen. Haben Sie also keine Angst, den ersten Schritt zu machen und auf Ihren Körper zu hören.

Hier geht es nicht darum, etwas richtig oder falsch zu machen, gut oder schlecht zu sein. Vielmehr wollen wir uns der universellen Sprache des Geistes und des Unbewussten öffnen, wie sie durch den Körper zum Ausdruck gebracht wird. Gestatten Sie es Ihrem Körper, Sie zu den richtigen Entscheidungen und Behandlungen zu führen – und damit schließlich auch zur Selbstheilung Ihres Lebens.

Bernie S. Siegel

EINFÜHRUNG

Lernen Sie, sich selbst zu heilen und negative, einengende Überzeugungen abzubauen. Befreien Sie sich von zerstörerischen Emotionen, wie Groll, Angst, Depression, Wut, Scheitern, Neid und Hoffnungslosigkeit. Nehmen Sie Verbindung mit der Weisheit Ihres Körpers auf. Lernen Sie, sich Ihre Intuition zunutze zu machen. Öffnen Sie Ihr Herz und erfahren Sie Freude, Mitgefühl, Klarheit, Entspannung und Liebe. Entdecken Sie die Intelligenz Ihres Körpers und setzen Sie sie ein, um erstaunliche Transformationen herbeizuführen.

Wie kann man wissen, ob all dies überhaupt möglich ist? Ich habe selbst heilende Transformation an mir erlebt und mit Tausenden an der Veränderung ihres Lebens zusammengearbeitet – fort von Unterdrückung, Krankheit und Unzufriedenheit und hin zu Offenheit, Gesundheit und Freude, sich selbst genauestens und zutiefst zu kennen. Sobald Sie sich von der Schale befreien, die Ihr wahres Wesen verbirgt, entdecken Sie die Strahlkraft Ihres authentischen Selbst.

Sie müssen mir nicht glauben. Hier geht es nicht darum, auf andere zu hören, sondern Ihre eigenen Antworten zu finden. Ich sage jedem Teilnehmer, der zu meinen Kursen kommt, dass er reich beschenkt werden wird. Er wird neue Erkenntnisse erlangen, persönliches Wachstum, Transformation und Heilung erfahren und sein Bewusstsein erweitern. Was ich lehre, liefert lediglich den Schlüssel. Wie Sie sich diesen Schlüssel zunutze machen, ist allein Ihre Entscheidung. Nur Sie haben die Macht, Ihr Leben zu verändern.

Der menschliche Körper ist ein Rückkopplungssystem. Dieses Buch hilft Ihnen, die Botschaften Ihres Körpers zu verstehen, und gibt Ihnen eine Reihe praktischer Übungen an die Hand, damit sie Harmonie und Heilung bewirken können. Alle vorgestellten Übungen sind einfach und schnell durchzuführen. Sie müssen keinerlei Voraussetzungen erfüllen. Wenn Sie fähig sind, zu atmen, zu entspannen, zu denken und Ihren Körper zu bewegen, dann können Sie auch heilen. Ich habe diese Übungen bei vielen Menschen erfolgreich eingesetzt, um sie zu befähigen, sich von Kopfschmerzen, Rückenbeschwerden, Ängsten, Herzleiden, Übergewicht, Verdauungsproblemen, Asthma und anderem zu befreien.

In Ihren Händen halten Sie das Mittel, um sich auf der Zellebene von zerstörerischen Mustern, Überzeugungen und emotionalen Lasten zu befreien und auf diese Weise das erstaunliche Wesen zu erkennen, das Sie sind – voller strahlender Möglichkeiten, Genialität, Selbstermächtigung und Göttlichkeit. Um sich zu heilen und Ihr Leben zu verändern, müssen Sie nur bereit sein, die Informationen zu nutzen, die Ihnen nun zur Verfügung stehen.

Eine meiner Schülerinnen ließ mich wissen, dass sie erst nachdem sie unter all ihren Sorgen tiefe, transformierende Liebe entdeckt hatte, an ihre Fähigkeit glaubte, sich selbst von ihrer Verzweiflung und Depression befreien zu können. Durch ihre Heilung veränderte sie ihr Leben und ihre Beziehung zu ihrem Mann, ihren Kindern und anderen Familienmitgliedern. Sie fand heraus, dass sie ein liebenswerter Mensch ist, und leidet nicht mehr länger unter Angstzuständen, Panikattacken, Depressionen oder Herzrasen.

Eine andere Klientin erkannte, dass ihre Nikotinsucht ihr nur dazu diente, sich ihrem Vater näher zu fühlen. Als sie sich darüber klar wurde, verlor die Sucht ihre Macht über sie. Sie hörte noch am gleichen Tag auf zu rauchen.

Im Verlauf der Menschheitsgeschichte haben schon viele große Meister, Heiler und Visionäre uns aufgefordert: »Erkenne dich selbst.« Denn wenn Sie sich Ihrer selbst bewusst sind, dann haben Sie die Wahl. Und wenn Sie die Wahl haben, dann sind Sie frei und können Wohlbefinden erlangen. »Erkenne dich selbst« und »heile dich selbst« sind ausgezeichnete Ideen. Das Problem ist nur, dass die meisten Menschen nicht wissen, wie sie es anstellen sollen. Indem ich dieses Buch schreibe, will ich Ihnen die Mittel an die Hand geben, damit Sie Ihren Blick nach innen richten und dort die Quelle des Wohlergehens und der Lebensfreude anzapfen können, die jedem Menschen zur Verfügung steht.

Ein erfolgreicher Geschäftsmann berichtete einmal, dass ihn seine Wendung nach innen nicht nur von seinen Rücken- und Knieschmerzen befreite, sondern ihm außerdem beruflich große Erfolge bescherte. Ja, er habe seinen Gewinn sogar verdreifacht, nachdem er seinen intuitiven Geschäftssinn in meinen Kursen gesteigert hatte.

Die eigene innere Weisheit zu entdecken und sich auf sich selbst einzustimmen, ist nichts, was man ein paarmal im Jahr tut. Es ist eine Lebensweise. Sobald Sie erst einmal den erstaunlichen Nutzen zu spüren beginnen, Ihr Bewusstsein erweitern und die Macht der Selbstheilung erfahren, werden Sie nie wieder in Ihr altes Leben zurückwollen.

Wie alles begann

Wenn man mir früher gesagt hätte, dass ich später einmal wirkungsvolle Heiltechniken entdecken, ein neues Heilverfahren entwickeln und im Fernsehen, in Kursen und Büchern veröffentlichen würde, hätte ich diese Person für verrückt erklärt. Ich träumte schließlich davon, Schauspielerin und Schriftstellerin zu werden. Ich besuchte die Schauspielschule, trat noch während meiner Schulzeit im Theater auf und beschäftigte mich dann im College mit professionellem

Schreiben und Edieren. Ich hätte nie gedacht, dass ich eines Tages weltweit unterwegs sein würde, um Menschen darin zu unterstützen, ihr Leben in die Hand zu nehmen und zu verändern, und um ihnen zu helfen, ihre Gesundheit und Lebensfreude zu erneuern.

Andererseits war Gesundheit ein Thema, das mich von Kindheit an beschäftigte. Ich wurde in Minsk, der Hauptstadt von Weißrussland, geboren. Die Region stand durch die Katastrophe von Tschernobyl unter Schock. Zwei Jahre nachdem der Reaktor das ganze Gebiet kontaminiert hatte, teilten die Ärzte meinen Eltern mit, dass mein sehr kranker jüngerer Bruder Marat unser rauhes Klima nicht verkrafte und sterben würde, wenn er keine angemessene Behandlung bekäme. Wir beschlossen, nach Australien zu gehen. Während der außerordentlich anstrengenden Auswanderungsprozedur lebten wir neun Monate in Italien. Die Italiener waren sehr nett zu uns. Außerdem hatten wir Kontakt zu zahlreichen Russisch sprechenden Immigranten. Unsere Eltern machten sich wegen unserer Zukunft Sorgen, doch ich genoss unsere Zeit in Italien und lernte, unabhängig zu sein, indem ich am Strand Waren verkaufte, um unseren Eltern beim Geldverdienen zu helfen.

Nach unserer Ankunft in Australien konnten wir ein neues Leben beginnen: eine fremde Sprache lernen, eine fremde Kultur kennenlernen und uns in einem fremden Land durchschlagen. Diese schwierige Lebensphase wirkte sich ungünstig auf meine Gesundheit aus. Ich war sehr angespannt und nervös und hatte allgemein Mühe, mich mitzuteilen. Ich litt häufig unter Bauchschmerzen, Hautproblemen, Ängsten und gelegentlich sogar unter Panikattacken. Zum damaligen Zeitpunkt waren meine Eltern und Großeltern davon überzeugt, dass nur richtige Ärzte Abhilfe schaffen konnten. Folglich absolvierte ich regelmäßige Arztbesuche.

Doch mit meiner Gesundheit ging es weiter bergab. Im Alter von sechzehn Jahren quälte ich mich immer wieder mit sehr starken Rückenschmerzen. Ein Arzt überwies mich an einen Physiotherapeuten. Obgleich er mir anfangs ein wenig Erleichterung verschaffen konnte, nahmen die Schmerzen in einem Maß zu, dass sie mir das Leben fast unerträglich machten.

Mit achtzehn lernte ich meinen späteren Mann Paul in der Schauspielschule kennen. Durch ihn kam ich mit einer Vielzahl von Therapieformen in Berührung. Ich testete eine Reihe von schulmedizinisch und ganzheitlich orientierten Ärzten, aber keine Behandlung wollte richtig anschlagen. Zwar ging es mir danach immer ein wenig besser, doch irgendwann kamen die Schmerzen mit aller Macht zurück.

Als ich zwanzig war, ging es mir so schlecht, dass ich manchmal wochenlang kaum gehen konnte. Ich versuchte, mein Leid vor Freunden und in der Familie zu verheimlichen. Nur Paul und meine Mutter wussten, was ich durchmachte. Manchmal kam es mir so vor, als sei ich bei meinem Chiropraktiker eingezogen. Ich hatte wenig Hoffnung auf Besserung.

Der Wendepunkt

Ich stand Höllenqualen aus. Mein Körper fühlte sich entstellt an und sah auch so aus. Ich bat Paul, mich zum Chiropraktiker zu fahren, und weinte während der ganzen Fahrt. Jedes Ruckeln im Auto war eine Folter.

Schließlich schaffte ich es in den Behandlungsraum des Chiropraktikers. Er sah mich kurz an und behauptete dann, mein Körper sei blockiert. Ich starrte ihn entgeistert an und murmelte: »Das weiß ich schon. Was werden Sie dagegen unternehmen?«

»Nichts«, sagte er. »Fahren Sie nach Hause.«

Auf dem Rückweg kochte ich vor Wut, und irgendwie nahm meine Wut dem Schmerz die Spitze. Ich habe einmal gelesen, dass Wut helfen kann, Depression und Hoffnungslosigkeit zu überwinden. So ähnlich fühlte ich mich in diesem Moment. Im Geiste stellte ich mir vor, dass ich nicht mehr würde gehen können und schließlich im Rollstuhl säße. Dann durchschoss mich ein Gedanke: Mein Gesundheitszustand würde sich weiter verändern – entweder zum Besseren oder zum Schlechteren. Die Vorstellung, für den Rest meiner Tage mit diesen Schmerzen leben zu müssen, war unerträglich.

Als ich später zu Hause auf meinem Bett lag und über meine düsteren Aussichten nachdachte, kam mir die Erleuchtung: Mir fiel es plötzlich wie Schuppen von den Augen, dass ich mich bei meiner Suche nach Heilung bisher immer auf andere verlassen hatte und mir vorgestellt hatte, sie würden mich irgendwie retten. Doch je mehr ich mich in die Hände anderer begeben hatte, desto schlechter hatte ich mich gefühlt. Die Antwort war klar: Ich musste anfangen, mich selbst um meine Heilung zu kümmern. Aber wie?

Wie ich meine Fähigkeit entdeckte, zu heilen

Mit einem Mal überfiel mich die Erkenntnis, dass mein Körper die Fähigkeit haben müsse, sich selbst zu heilen. Bevor ich jedoch mit seiner Hilfe meine Heilung in Angriff nehmen konnte, musste ich zuerst herausfinden, welchen Sinn meine Schmerzen hatten. Es war unübersehbar, dass irgendetwas nicht so funktionierte, wie es sollte, und mein Körper versuchte mir über den Schmerz mitzuteilen, was es war.

Auch wenn ich weiterhin unter großen Schmerzen litt, so hatte ich jetzt wenigstens ein Ziel vor Augen. Ich wusste nicht, wie ich meine Selbstheilung in Gang bringen sollte. Immerhin wusste ich, dass ein Mensch auf verschiedenen

Ebenen funktioniert – auf der mentalen, emotionalen, physischen, spirituellen, energetischen usw. Also nahm ich mir vor, all diese Ebenen im Rahmen meiner Möglichkeiten zu erforschen.

Am Anfang stand meine Entscheidung, gesund zu werden. Ich war offen dafür, mich entweder ein bisschen besser zu fühlen oder aber ganz und gar gesund zu werden. Beides erschien mir besser, als mich unablässig mit meinem Kranksein zu beschäftigen.

Dann machte ich mir klar, dass ich einen Zugang zu meinen Emotionen finden musste, wenn ich durch meinen Körper Einsichten erlangen wollte. Ich konzentrierte mich auf meinen Atem. Ich öffnete mich bewusst meinen Gefühlen und den Erkenntnissen, die sie mir bringen würden, statt ihnen Widerstand zu leisten und sie zu verdrängen. Ich sah ein, dass ich fühlen musste, wenn ich heil und ganz werden wollte.

Außerdem kam mir der Gedanke, meine Hände auf meine Wirbelsäule zu legen. Ursprünglich machte ich diese Bewegung nur, um meinen Körper zu stützen. Später wurde mir bewusst, dass ich meinen Geist und meine Energie auf das Schmerzzentrum richtete und Heilung bewirkte, indem ich meine Hände auf diesen Bereich legte. Anders ausgedrückt: Mein Ziel, gesund zu werden, das seinen Ursprung in meinem Kopf hatte, breitete sich über mein Rückenmark und mein Nervensystem bis in meinen Lendenwirbelbereich aus. Schließlich spürte ich, dass mein Körper mitmachte; ich merkte, wie er weich wurde und sich entspannte. Die »Blockierung«, die der Chiropraktiker festgestellt hatte, löste sich allmählich auf. Doch auch, wenn ich mich nach und nach besser fühlte, krochen immer wieder Zweifel und lästige Gedanken in mir hoch: »Das funktioniert doch sowieso nicht, also lass es einfach« oder »Vorher gab es doch auch nichts, was dir geholfen hätte. Wie kommst du darauf, dass es jetzt anders sein könnte?« Ich bekämpfte meine Zweifel, indem

ich meinen Geist sammelte und damit beschäftigte, von dreißig rückwärtszuzählen.
Mit diesem einfachen Trick konnte ich meinen Geist beruhigen und ich erkannte, dass ich die Heilung gar nicht *herbeiführen* musste; ich musste sie lediglich *geschehen* lassen. Ich hatte bereits von göttlicher Intelligenz gehört, wusste jedoch nichts Rechtes damit anzufangen. Mir war klar, dass mein Körper über eigene Intelligenz verfügte, da er mein Blut fließen, meine Haare wachsen und mein Herz schlagen ließ, ohne dass ich irgendetwas tun musste. Ich ließ es auf einen Versuch ankommen und bat diese göttliche Heilintelligenz, wenn es sie denn gäbe, mir zu helfen. Innerhalb weniger Augenblicke fühlte ich mich plötzlich an einen Strom übermächtiger Heilenergie angeschlossen. Es fühlte sich an, als bringe eine warm schimmernde Sonne all die Verkrampfungen und Schmerzen in meinem Rücken zum Schmelzen.
Als ich mich wieder auf meinen Rücken konzentrierte, sah ich vor meinem inneren Auge das Abbild einer verformten und entstellten Wirbelsäule. Etliche Wirbel schienen verrutscht und entzündet. Schockiert dachte ich: »Dieser Traum gefällt mir nicht.« Und dann traf es mich wie ein Schlag: Das war gar kein Traum; so sah meine Wirbelsäule wirklich aus!
Nachdem ich den anfänglichen Schock überwunden hatte, fragte ich mich, wie mein Rücken in diesen Zustand geraten war. Ich stellte mir die Frage: »Welche Gedanken, Emotionen und Erfahrungen haben zu diesem Zustand beigetragen?« Dann wartete ich, während ich mich darauf konzentrierte, langsame und tiefe Atemzüge zu machen. Sogleich stiegen intensive Gefühle der Angst, Frustration, Wut, Schuld und Scham in mir auf. Ich konzentrierte mich weiter auf meinen Atem und darauf, die Emotionen zu spüren, obwohl ich mich von ihnen fast überwältigt fühlte. Ich ließ es zu, sie mit all ihrer Kraft zu erleben, und wiederholte dabei stumm: »Ich bin bereit, diese Gefühle loszulassen.«

In Wellen überschwemmten die Emotionen meinen Körper. Als ich sie losließ, breitete sich Ruhe in mir aus, und ich fühlte mich mit einer unvorstellbaren Heilenergie verbunden. Zu jeder meiner Emotionen empfing ich eine entsprechende Einsicht oder eine Erinnerung. Je mehr ich losließ, desto mehr göttliche, spirituelle Liebe spürte ich. Vor meinem inneren Auge konnte ich sehen, wie die angestaute Energie in kleinen Rauchwolken aus meinem Körper freigesetzt wurde. Dann wurde ich müde, und ein tiefer, erholsamer Schlaf überkam mich.

Am nächsten Morgen war ein Großteil meiner Schmerzen verschwunden. Wie aufgeregt ich war! Ich nahm mir vor, so viel wie möglich mit dieser Form der Heilarbeit zu experimentieren. Im Laufe der nächsten drei Wochen wurde ich meine körperlichen Beschwerden vollständig los. Als ich nach einem halben Jahr meinen Chiropraktiker aufsuchte, um mich noch einmal untersuchen zu lassen, war er überrascht und sagte: »Ich weiß nicht, was Sie da tun, aber machen Sie auf jeden Fall weiter so, denn es hilft Ihnen.« Nachdem ich meine permanenten Rückenschmerzen los war, wandte ich mich nacheinander meinen Hautproblemen, meinen Verdauungsbeschwerden und meinen Angstzuständen zu und konnte auch sie erfolgreich bekämpfen.

Die Heilung anderer unterstützen

Mit der Zeit baten mich andere, sie bei ihrer Heilung zu unterstützen. Zwar hatte ich mich selbst geheilt, doch glaubte ich nicht daran, dass ich anderen in diesem Sinne helfen könnte. Nachdem ich mich in der Einstimmung auf meinen eigenen Körper geübt hatte, stellte ich jedoch fest, dass mir dies auch bei anderen viel leichter fiel. Manchmal erhielt ich, ohne überhaupt darum gebeten zu haben, ganz unerwartet erstaunliche und meiner Meinung nach göttliche Informationen, die in der Regel bestätigt wurden, wenn ich sie preisgab. Anfangs war es mir vor allem wichtig, meinen Angehörigen zu helfen. Meine Mutter förderte mich am stärksten darin, meine neuentdeckten Fähigkeiten anzuwenden. Sie erklärte mir, dass sie aus ganzem Herzen an mich glaube und dass Heilen der Weg sei, den ich gehen müsse. Mein Vater war eher skeptisch, doch weil er mich sehr liebt, unterstützte er mich ebenfalls. Meine Großeltern erklärten mir, dass sie von meinem neuen Beruf noch nie etwas gehört hätten. Paul, mein Mann, setzte sich von Anfang an sehr für mich ein und gab mir den wertvollen Rat, immer vollkommen ehrlich zu sein und darauf zu achten, dass das, was ich sagte, meinen Patienten auch wirklich half. Außerdem sagte er: »Wenn etwas nicht funktioniert, dann lass die Finger davon!« Und daran habe ich mich immer gehalten. Ich lerne weiterhin von den Menschen, die meine Unterstützung suchen, und ich passe genau auf, was ihnen am besten hilft. Ich lasse mich nicht von Gewohnheiten vereinnahmen und klammere mich nicht an Vorstellungen und Techniken, die zwar irgendwann einmal ihre Gültigkeit hatten, aber nicht zwangsläufig auf andere übertragbar sein müssen.

Eines Tages – meine Selbstheilung lag bereits lange zurück – rief meine Mutter an und bat mich, an meinem Vater, der sich bei der Arbeit am Bein verletzt hatte, eine Fernheilung vorzunehmen. Ich richtete meine ganze Konzentration auf meinen Vater und »sah«, dass er schwere Prellungen am Bein davongetragen hatte. Mir wurde gezeigt, dass sich der Unfall auf einem Boot zugetragen hatte. Ich erzählte das meiner Mutter, doch sie beharrte darauf, dass es sich um einen Arbeitsunfall handelte. Als ich jedoch meinen Vater anrief, bestätigte er das, was ich gesehen hatte. Die Heilung machte rasche Fortschritte.

Inzwischen weiß ich, dass Entfernung kein Hindernis für Heilung ist. Diese Tatsache macht es mir möglich, mit Menschen überall auf der Welt an der Wiederherstellung ihrer Gesundheit zu arbeiten und mich auf die mentalen, emotionalen, physischen oder energetischen Ursachen ihrer Beschwerden einzustimmen. Ich erkannte, dass ich meinen Patienten eigentlich nur dabei half, ihre Verbindung zu ihrer eigenen göttlichen Intelligenz wiederherzustellen, einer Intelligenz, die ihnen ihre Heilung ermöglicht.

Bald nach der Heilerfahrung mit meinem Vater besuchte mich eine Freundin. Während wir uns unterhielten, sah ich über ihrem Kopf ein Bild von ihrer Leber schweben. Anfangs zweifelte ich an meinem Verstand, schloss und öffnete meine Augen und wartete darauf, dass das Bild verschwand. Doch das tat es nicht. Ich fragte meine Freundin, ob sie irgendwelche Leberbeschwerden habe, und sie entgegnete, die habe sie bereits ein Leben lang. Dann sah ich ihren Großvater in einem Konzentrationslager und erhielt die Information, dass auch er das gleiche Leiden gehabt habe. Ich erzählte meiner Freundin noch mehr Einzelheiten über ihre Gesundheit und ihren Großvater, von denen sie noch nichts gewusst hatte. Ein paar Tage später rief sie mich an, um mir mitzuteilen, dass ihre Mutter alles, was ich über ihren Großvater gesagt hatte, bestätigen konnte. Seither, so berichtet sie, wurde alles, was ich ihr über ihre Gesundheit hatte sagen können, durch medizinische Tests und Untersuchungen bestätigt.

Danach experimentierte ich mit jedem, der sich darauf einlassen wollte. Die Ergebnisse überraschten mich. Mein Vertrauen in meine Heilarbeit wuchs. Immer wenn ich die Zeit erübrigen konnte, beschäftigte ich mich mit Heilmethoden, die ich noch nicht kannte, und fand heraus, wie ich meine Begabung wirkungsvoller einsetzen konnte. Außerdem suchte ich das Gespräch mit bekannten Autoren und lernte von ihnen, insbesondere in den Bereichen Spiritualität, Gesundheit und menschliches Potenzial. Die Artikel, die ich über diese Begegnungen schrieb, wurden weltweit in Zeitungen und

Zeitschriften veröffentlicht. Dennoch wurde mir klar, dass es den Menschen am meisten nützen würde, wenn ich ihnen beibringen könnte, sich selbst zu heilen. Und so habe ich letztlich von meinen Patienten und in meinen Workshops am meisten gelernt.

Die in diesem Buch gesammelten Informationen stammen aus meiner jahrelangen Beschäftigung mit dem menschlichen Körper, aus den Einzelsitzungen mit meinen Patienten und den Workshops, die ich überall auf der ganzen Welt abgehalten habe. Jeder meiner Patienten hat auf seine Weise dazu beigetragen, mein Wissen über die Botschaften, die uns jeder einzelne Körperteil schickt, zu erweitern und diese Informationen für die Selbstheilung nutzbar zu machen.

Irgendjemand fragte mich einmal, was das denn für ein Buch sei, das ich geschrieben hätte. Ich dachte eine Weile nach und antwortete dann: »Ich habe mein Buch so geschrieben, wie ich selbst gerne eines zur Verfügung gehabt hätte.« Ich habe die in diesem Buch versammelten Informationen viele Male dazu genutzt, um zu verdeutlichen und zu erklären, welchen Einfluss Gedanken und Emotionen auf den Körper haben. Ich würde mich freuen, wenn Sie *Die verborgene Sprache des Körpers* regelmäßig in die Hand nehmen würden, um damit Ihre Selbstheilung voranzutreiben.

Heilung und Spiritualität – für alle erreichbar

Wenn mich die Leute kennenlernen, dann nehmen sie oft an, mein Leben sei vollkommen, ich müsse mich nicht wie sie Herausforderungen stellen, würde nie wütend, hätte keine Sorgen und nie schlechte Laune. Sie stellen mich auf ein Podest und überhäufen mich mit Ehrerbietung, bis sie schließlich feststellen müssen, dass ich auch nur ein Mensch bin. Ich zweifle. Ich mache Fehler. Es macht mir Spaß, mich modisch zu kleiden, zum Tanzen und ins Kino zu gehen oder Musik zu hören.

Anders ausgedrückt: Ich folge zwar einer tiefen spirituellen Praxis, doch ich habe auch Freude daran, mein Leben mit ganz normalen Dingen zu füllen. Ich versuche, Ihnen zu vermitteln, dass Sie mit beiden Füßen auf der Erde stehen und trotzdem auch an Ihrem Wohlbefinden, Ihrer Spiritualität und einem erfolgreichen Leben interessiert sein können.

Und den Leuten gefällt es, wie ich das mache. Bei meinen Vorträgen sagen sie mir, dass sie meinen Stil, meine jugendliche Erscheinung und die Musik mögen, die ich für sie auswähle. Ja, sie sagen, ich würde dafür sorgen, dass es »cool« ist, spirituell zu sein. Zu einem meiner Geburtstage überraschte mich Paul mit einer CD namens *Right Now,* auf der er gemeinsam mit dem Produzenten Phillip Gelbach meine Stimme vor inspirierende Trance-, Tanz- und Chill-out-Musik gelegt hatte. In meinen Workshops tanzen die Teilnehmer gerne zu dieser Musik. Bei einem Vortrag trat eine Dame mit ihrer Nichte zu mir, die offenbar erwartete, dass jemand, der sich mit spiritueller Heilung beschäftigt, älter und tantenhafter sein müsse. Sie war überrascht, dass ich so jung aussah, und als sie dann auch noch meine Schuhe bemerkte, hatte ich sie ganz für mich gewonnen.

Wie man dieses Buch anwendet

Dieses Buch ist ein Nachschlagewerk, das Ihnen helfen kann zu begreifen, auf welche Weise Energien, Gefühle, Erfahrungen und Gedanken Ihre physische, mentale und emotionale Gesundheit beeinflussen. Sie finden viele Querverweise, je nachdem, ob Sie etwas über eine Krankheit oder einen Heilungsweg wissen möchten. Wenn es Ihnen schlechtgeht, schlagen Sie unter den jeweiligen Beschwerden oder dem betroffenen Körperbereich nach, um sich einen Einblick in die Gedanken und Emotionen zu verschaffen, die Ihrem Leid zugrunde liegen können. Sie können auf mehreren Wegen zu den gewünschten Informationen gelangen:

Über die körperlichen Beschwerden: Suchen Sie im zweiten Kapitel in der alphabetischen Liste nach Ihrem Leiden. Machen Sie sich, während Sie in dem betreffenden Abschnitt nachlesen, die Emotionen bewusst, die dabei in Ihnen aufsteigen. Wechseln Sie dann zum dritten Kapitel, dem Abschnitt über Emotionen, und lesen dort über die Gefühle nach, die Sie gerade in sich zum Vorschein gebracht haben.

Über die betroffenen Körperbereiche: Jede Krankheit hat ihren Ursprung in einem bestimmten Bereich des Körpers. Lesen Sie im ersten Kapitel über den betroffenen Körperbereich nach und folgen Sie den Anregungen, die Sie dort finden. Über die in den einzelnen Abschnitten genannten, mit dem betroffenen Körperteil verbundenen Emotionen erhalten Sie im dritten Kapitel weitere Informationen.

Über die Farben: Im vierten Kapitel werden die Eigenschaften bestimmter Farben vermittelt. Dieses Wissen kann dabei helfen, den Körper zur Gesundheit zurückzuführen und zu erkennen, welchen Einfluss Farben auf Ihre Emotionen haben. Verbinden Sie die im vierten Kapitel beschriebene Farbheilung mit den entsprechenden Vorschlägen aus den Abschnitten über den Körper (Kap. I) oder die Emotionen (Kap. II).

Über die betroffenen Körpersysteme: Ich habe festgestellt, dass man hervorragende Heilerfolge erzielen kann, wenn man Teile des Körpers, die zueinander in unmittelbarer

Beziehung stehen, gemeinsam anspricht. Falls Sie sich nicht darüber im Klaren sind, welche Körperteile Bestandteil eines Körpersystems sind, schlagen Sie im letzten Kapitel, »Die verborgene Sprache der Körpersysteme«, nach. Arbeiten Sie dann mit den einzelnen Körperteilen, die zu diesem System gehören, und machen die dazugehörige Farbvisualisierung.

Wenn Sie das Gefühl haben, dass Sie es mit mehreren Körperbereichen oder Organen zugleich zu tun haben, dann ist es vernünftig, verschiedene Verfahren miteinander zu kombinieren. Sollten Sie beispielsweise Halsschmerzen haben, die Sie gerne los wären, dann lesen Sie im zweiten Kapitel, »Die verborgene Sprache körperlicher Beschwerden«, unter den Stichwörtern »Bronchialkatarrh«, »Grippe«, »Erkältungen«, »Halsentzündung«, »Heiserkeit«, »Kehlkopfentzündung« und »Mandelentzündung« nach und entscheiden, welches Krankheitsbild auf Sie zutrifft. Dann wechseln Sie zum ersten Kapitel, »Die verborgene Sprache des Körpers«, und nutzen die dort vorgeschlagenen Übungen für den »Hals«. Es steht Ihnen frei, außerdem noch den Vorschlägen unter den Stichwörtern »Lunge« und »Brust« zu folgen. Tagsüber, wenn Sie bei der Arbeit und viel beschäftigt sind, ziehen Sie es vielleicht vor, lediglich eine Farbheilung zu nutzen. Hierzu visualisieren Sie, wie die gewünschte Farbe, z. B. Orange, durch Ihren Körper bis in den Brustraum strömt. Oder Sie reiben die Hände aneinander und stellen sich vor, wie Sie einen Ball aus orangefarbenem Licht formen. Dann legen Sie die Hände auf den Hals oder über die Lunge, atmen das orangefarbene Licht ein und gestatten es ihm, die betroffenen Körperteile neu zu beleben.
Bedenken Sie, dass es nicht ausreicht, über diese Heilverfahren nur nachzulesen; Sie müssen sie mehrmals tatsächlich vollziehen, um eine Wirkung zu erzielen.

Wie man bei physischen Beschwerden vorgeht

Als ich damit begann, dieses Buch zu schreiben, wurde mir klar, dass tatsächlich jede Krankheit, jede Überlastung, jedes Leiden und alle Beschwerden in Verbindung zu irgendeinem Teil des Körpers steht. Lesen Sie den Abschnitt über den bei Ihnen betroffenen Körperteil und ergänzen Sie Ihre Heilanwendungen um die, die dort vorgeschlagen werden. Unterschätzen Sie die Übungen nicht, bloß weil sie Ihnen zu einfach erscheinen; sie haben bereits vielen Menschen geholfen.

Sollten Sie die Wirksamkeit eines Heilmittels steigern wollen, verbinden Sie es mit jenen für ein verwandtes Organ oder ein entsprechendes Körpersystem. Wenn Sie erkältet sind, dann tun Sie zugleich etwas für Lunge, Hals und Brustkorb. Falls Sie einer bestimmten Emotion besonders zuneigen, schlagen Sie den Begriff im dritten Kapitel, »Die verborgene Sprache der Emotionen«, nach. Machen Sie die dort vorgeschlagenen Übungen, um sich von kräftezehrenden Gefühlen wie Überforderung und Stress zu befreien.

Sollten Sie, um noch ein weiteres Beispiel zu nennen, Schwierigkeiten mit Ihren Fortpflanzungsorganen haben, würden Sie zunächst im betreffenden Abschnitt über dieses Körpersystem nachlesen, um die Lektion zu verstehen, die Ihr Körper Ihnen erteilen will. Dann wenden Sie sich den einzelnen Organen zu, die damit zusammenhängen, und befassen sich mit den beschriebenen Emotionen. Falls Sie nur wenig Zeit haben, möchten Sie vielleicht auf die Farbheilung zurückgreifen. Gelb und Orange sind Farben, die sowohl Männern als auch Frauen helfen.

Wie man bei emotionalen Beschwerden vorgeht

Es kann sein, dass Sie morgens aufwachen und sich gestresst, depressiv oder frustriert fühlen, ohne dass es dafür einen physischen Grund gibt. Schlagen Sie den betreffenden Abschnitt über Emotionen im dritten Kapitel, »Die verborgene Sprache der Emotionen«, auf, um die dort vorgeschlagenen Übungen zu machen. Denken Sie daran, dass es wichtig ist, sich für jede einzelne Übung genug Zeit zu nehmen und dabei auf eine gründliche Tiefenatmung zu achten. Stellen Sie sich dabei bildlich vor, wie Sie die negativen Emotionen aus dem Körper vertreiben.

Ich habe festgestellt, dass es noch wirkungsvoller ist, wenn die Hände diesen Vorgang unterstützen. In meinen Heil-Workshops spiele ich an dieser Stelle in der Regel ein Lied, das die Freisetzung der betreffenden Emotion erleichtert. Dann fordere ich die Teilnehmer dazu auf, sich zu bewegen oder ihren Körper auszuschütteln, damit sie das angestaute Gefühl auch wirklich abstreifen. Zugleich »holen« sie es mit den Händen aus ihrem Körper und werfen es in einen imaginären Mülleimer.

Wie man mit Farben arbeitet

Farbheilung funktioniert wunderbar. Man kann sie überall und jederzeit anwenden, und nicht selten wirkt sie sofort. Farbe ist eine Schwingung, die man mit den Händen spüren kann. Jede Farbe wirkt anders auf den Körper.

Versuchen Sie Folgendes: Reiben Sie die Hände aneinander. Achten Sie dabei darauf, jeden einzelnen Finger einzubeziehen. Halten Sie die Hände dann mit ein wenig Abstand voneinander vor sich. Sie sollten ein leichtes Prickeln spüren. Jetzt stellen Sie sich vor, dass Sie eine große Kugel aus rotem

Licht in Ihren Händen halten. Rot steht für grenzenlose Energie, Lebenskraft und Macht. Erspüren Sie, an welcher Stelle im Körper Sie sich müde und schwach fühlen. Dann legen Sie Ihre Hände über diese Stelle und atmen rotes Licht in sie hinein. Saugen Sie die Farbe regelrecht auf. Lassen Sie es zu, dass sich die Farbe in Ihnen ausbreitet, während Sie dabei langsam tief ein- und ausatmen. Sie sollten sich rasch wiederhergestellt fühlen. Sie können die Hände auch über Ihren Körper bewegen, um den roten Farbstrom überall dorthin zu leiten, wo er Ihnen erforderlich scheint.

Achtung: Wählen Sie dann kein Rot, wenn es sich um einen entzündeten Bereich handelt oder wenn Sie Kopfschmerzen haben!

Jetzt wiederholen Sie die Übung, diesmal jedoch mit der Farbe Blau. Blau sollte sich ganz anders in den Händen anfühlen. Sie sollten es als leichter, kühler und umfassender erleben. Fragen Sie Ihren Körper, wo er Blau benötigt, und atmen Sie die Farbe in den angezeigten Bereich, während Sie die Hände darüberhalten. Blau wirkt beruhigend auf den Verstand, erzeugt Frieden und stimmt das Nervensystem milde. Indigo, also Rotblau, ist die beste Farbe für die Schmerzbekämpfung. Halten Sie die Hände über den schmerzenden Bereich. Atmen Sie die Farbe dort hinein. Lassen Sie es zu, dass sie durch Ihren Körper fließt und jeglichen Schmerz und alle Anspannung auflöst.

Einmal, bei einer Veranstaltung in London, kam eine Frau nach der Farbheilung mit strahlendem Gesicht zu mir. Atemlos vor Begeisterung zeigte sie mir ihre Hände. »Sehen Sie nur!«, rief sie. Ich blickte sie an, während sie vor meinen Augen ihre Finger zappeln ließ. Als ihre Freundin meine Verwirrung bemerkte, erklärte sie mir, Lucy habe ihre Finger seit zwei Jahren nicht mehr bewegen können. Nachdem Lucy ihre Fassung wiedergewonnen hatte, erzählte sie mir, dass ihre Hände nach dem Reiben und der Visualisierungsübung mit der Farbe Rot sehr heiß, fast schmerzhaft heiß geworden seien. Sie hatte sehr langsam geatmet, als habe sie jedes Geräusch vermeiden wollen. Dann, als wir mit der Farbe Blau weitergearbeitet hatten, seien ihre Finger angenehm kühl geworden. Innerhalb von Minuten hatten sich ihre Hände entspannt, und sie konnte ihre Finger zum ersten Mal seit Jahren frei bewegen.

Wenn Sie über eine bestimmte Farbe nachlesen, testen Sie ihre Wirkweise, indem Sie die Hände aneinanderreiben, sich die Farbe vorstellen, sie spüren und in den gewünschten Teil Ihres Körpers leiten.

Wie man mit Körpersystemen arbeitet

Die Körpersysteme verschaffen Ihnen einen Einblick, wie Organe, Drüsen und andere Körperteile zusammenwirken. Da alles im Körper miteinander in Verbindung steht, ist es sinnvoll, mehrere Bereiche gleichzeitig in die Heilarbeit einzubeziehen. Angenommen, Sie leiden unter einem hormonellen Problem, dann blättern Sie zum fünften Kapitel, »Die verborgene Sprache der Körpersysteme«, und schlagen dort den Begriff »Das endokrine System« nach. Sie werden feststellen, dass sich dieses Körpersystem aus Hypothalamus, Hirnanhangsdrüse, Epiphyse, Schilddrüse, Nebenschilddrüse, Thymus, Nebenniere, Eierstöcken, Hoden und Bauchspeicheldrüse zusammensetzt. Je nachdem, wie Ihr spezifisches Leiden beschaffen ist, würden Sie dann im Abschnitt über die einzelnen Körperteile nachschlagen, um mit den für Sie in Frage kommenden Drüsen und Organen zu arbeiten. Ich erkläre außerdem die möglichen Ursachen dafür, dass ein System als Ganzes erkrankt, und welche Botschaft der Körper damit vermitteln will.

Wenn Sie sich gesund fühlen

Sie müssen nicht erst krank werden, um von den Informationen in diesem Buch zu profitieren. Mit den beschriebenen Heilverfahren können Sie Gesundheit und Wohlbefinden, Intuition und Erfolg ganz allgemein steigern. Sie haben beispielsweise die Möglichkeit, Ihr Nervensystem zu reinigen, damit Sie sich ausgeglichener und friedvoller fühlen. Oder aber Sie arbeiten mit den Emotionen Liebe, Freude und Glück. Steigern Sie die Funktionsfähigkeit Ihres Immunsystems, indem Sie mit der Hirnanhangsdrüse arbeiten und Einfluss auf ihre Hormonausschüttung nehmen. Außerdem rate ich Ihnen, sich mit dem Abschnitt über Finger und Zehen zu befassen. Jeder Finger und jeder Zeh steht mit bestimmten Organen und Energien im Körper in Verbindung. Wenn Sie sich mit ihnen befassen, können Sie Ihren allgemeinen Gesundheitszustand verbessern.

Am wichtigsten ist es jedoch, die Erfahrungen, die Sie mit Ihrer Heilarbeit machen, zu genießen. Je interessanter und angenehmer Sie sie empfinden und je mehr Freude sie Ihnen bereiten, umso rascher werden Sie Ihr Wohlbefinden steigern.

Heilung kann schnell erfolgen oder viel Zeit beanspruchen. Seien Sie geduldig und wiederholen Sie die Übungen regelmäßig. Auch wenn die meisten Mediziner der Ansicht waren, dass ich keiner weiteren Heilung bedurfte, nachdem die Schmerzen erst einmal aufgehört hatten, erkannte ich doch bald, dass ich gerade erst am Beginn meiner Entdeckungsreise stand. Damit ich mich gesünder und erfüllter, glücklicher und zuversichtlicher fühle, nutze ich auch heute noch täglich die hier beschriebenen Heilverfahren.

Manchmal kann eine kleine Veränderung viel bewirken und für Sie eine Phase des Wohlergehens einleiten. Stellen Sie sich vor, dass Sie sich in einer wirklich schlechten Stimmung befinden. Sie spüren, wie Sie Kopfschmerzen bekommen, wollen eine Tablette nehmen und sich dann ins Bett legen, als eine Freundin sie einlädt, mit ihr auszugehen. Widerwillig verlassen Sie das Haus. Sie sehen einen wirklich einzigartigen Sonnenuntergang, machen ein paar tiefe Atemzüge und beginnen, sich zu entspannen. Dann sagt Ihnen ein Unbekannter ein paar Nettigkeiten. Plötzlich fühlen Sie sich besser, und Ihre Kopfschmerzen haben sich in Luft aufgelöst. Als Sie Ihrer Freundin gegenübertreten, sind Sie in besserer Verfassung und können den gemeinsamen Abend genießen. Am nächsten Morgen erwachen Sie fröhlich in Gedanken an den unterhaltsamen Abend. Sie finden das Leben wunderbar und beschließen, den Tag zu genießen.

Dieses einfache Beispiel zeigt, wie der Geist den Körper beeinflusst. Wenn Sie sich im Einflussbereich eines Menschen befinden, der negativ gestimmt ist und Sie unablässig kritisiert oder bewertet, werden sich mit der Zeit Wut, Frustration und Angst in Ihnen ausbreiten. Diese Emotionen werden dafür sorgen, dass sich der Körper anspannt, dass Ihr Immunsystem geschwächt und Ihr Nervensystem angegriffen wird. Falls es Ihnen nicht gelingt, die negativen Gefühle abzuschütteln, wird der Körper immer anfälliger, und Sie werden krank.

Psychoneuroimmunologische Forschungen zeigen, dass negative Gedanken, Überzeugungen, Einstellungen und Emotionen das Nerven- und Immunsystem schwächen und zu Krankheiten führen. Im Jahr 2001 schrieb Dr. Margo de Kooker, eine auf Verhaltensmedizin spezialisierte Ärztin:

> *Im Alltag zeigt die Psychoneuroimmunologie, dass alles, was im Kopf auf der Ebene der Wahrnehmung … geschieht, Einfluss auf … das Immunsystem nehmen kann. Diese Vorstellung ist keineswegs neu. Althergebrachte Weisheiten haben den Menschen immer dazu*

aufgefordert, sich einen ›gesunden‹ Verstand zu bewahren, um den Körper bei Gesundheit zu halten. Es hat lediglich bis zum gegenwärtigen Zeitpunkt gedauert, diese Zusammenhänge beweisen und erklären zu können.

Auf der physischen Ebene ist der Körper ständigen Veränderungen unterworfen. Die Wissenschaft hat bewiesen, dass sich die Haut jeden Monat erneuert. Die Magenwandzellen regenerieren sich alle drei Tage, die Zellen der Augen alle achtundvierzig Stunden, die Leberzellen innerhalb von sechs Wochen und die Zellen des Skeletts alle drei Monate.

Das Tolle an der Sache ist, dass man dem Körper bei seiner Erneuerung helfen kann, indem man an diesem Regenerations- und Heilungsprozess bewusst teilnimmt. Stellen Sie sich das einmal vor: Sie entschließen sich, von nun an klare Sicht zu haben, und verbringen zwei Tage damit, Ihr Sehvermögen in dem Wissen zu heilen, dass sich die Augenzellen alle achtundvierzig Stunden erneuern – und nach zwei Tagen sehen Sie bestens.

Ich habe ganz erstaunliche Berichte von Menschen erhalten, die sich meiner hier beschriebenen Methoden bedient haben. Unter anderem wurde mir die Heilung von Diabetes und Blasenkrebs berichtet, von Zysten, Gelenkentzündung, Rückenschmerzen, Kniebeschwerden, Herzrhythmusstörungen, Nierenproblemen, Migränekopfschmerzen, Hautkrankheiten jeglicher Art, Blasenentzündung, Hämorrhoiden, Augenleiden, Depressionen und Angstzuständen.

Wenn Sie dieses Buch regelmäßig nutzen, werden Sie den Körper nicht nur bei seiner Heilung unterstützen, Sie werden außerdem Ihr Leben verändern und all die Negativität und angestauten Gefühle auflösen, die Sie bremsen, festhalten oder in Angstzustände versetzen. Die Veränderungen, die Sie feststellen werden, können auf einen Schlag kommen oder fast unbemerkt nach und nach. In jedem Fall werden Sie erkennen, welch große Transformation Sie in Gang gesetzt haben.

Im Folgenden beschreibe ich ein Verfahren zur Einstimmung auf den Körper, das jenem ähnelt, das ich bei meiner eigenen Heilung verwendet habe. Nutzen Sie diese Übung, um zu sich selbst zu finden, die Herausforderungen, vor denen Sie stehen, besser zu durchschauen und damit Ihre Heilung voranzubringen. Die Übung kann in Verbindung mit anderen hier beschriebenen Verfahren verwendet werden oder aber ganz unabhängig davon.

Übung zur Einstimmung auf den Körper

1. Suchen Sie sich einen Platz, an dem Sie bequem sitzen oder wo Sie sich hinlegen können.
2. Zählen Sie von dreißig an rückwärts, während Sie tief ein- und ausatmen und dabei Körper und Geist entspannen.
3. Konzentrieren Sie sich auf den Bereich Ihres Körpers, der sich blockiert anfühlt oder in dem Sie Schmerzen empfinden.
4. Atmen Sie ein paar Augenblicke lang in diesen Bereich hinein und legen Sie die Hände darauf.
5. Fragen Sie Ihren Körper: »Möchtest du mir etwas mitteilen?« Diese Mitteilung kann in Form von Gedanken, Worten, Bildern, Erkenntnissen, Gefühlen, Erinnerungen usw. erfolgen.
6. Machen Sie ein paar tiefe Atemzüge, während Sie sich für die aufsteigenden Mitteilungen öffnen. Verzichten Sie auf jede Wertung.
7. Schreiben Sie die Mitteilungen auf.

8. Sagen Sie: »Ich fordere meine göttliche Heilintelligenz auf, mir bei der Auflösung aller Schmerzen, Blockaden und aller in diesem Bereich angestauten Gefühle zu helfen.« Gestatten Sie es sich, dabei zuzusehen und zu spüren, wie alle angestaute Energie Ihren Körper verlässt.
9. Atmen Sie tief und langsam ein. Legen Sie dabei den Kopf leicht in den Nacken und gehen Sie ins Hohlkreuz. Führen Sie beim Ausatmen den Kopf nach vorn und richten Ihre Wirbelsäule auf. Tun Sie dies entspannt und ohne dabei zu verkrampfen.
10. Machen Sie mit einer geeigneten Farbe drei- oder viermal eine Farbheilung (s. weiter oben).
11. Sagen Sie: »Ich fordere meine göttliche Heilintelligenz auf, diesen Körperbereich mit Heilenergie zu durchdringen. Ich gestatte es allen Mechanismen meines Immunsystems, aktiv zu werden, und meinem Körper, in einen Zustand vollkommener Ausgeglichenheit und Gesundheit zurückzukehren.«
12. Atmen Sie eine Minute lang nur ein, damit sich die Energie in Ihnen aufbauen kann.
13. Stellen Sie sich vor, wie Sie von einem warmen, goldenen Licht durchdrungen werden, das Ihren gesamten Körper erfasst und ihn wiederherstellt.
14. Wenn Sie sich leichter fühlen, kehren Sie sanft in Ihren normalen Bewusstseinszustand zurück, öffnen die Augen und spüren, dass Sie Ihre göttliche Heilintelligenz aktiviert haben.

Diese Übung können Sie täglich wiederholen, entweder um sich auf eine gesundheitliche Herausforderung zu konzentrieren oder um die Gesundheit des gesamten Körpers zu

verbessern bzw. aufrechtzuerhalten. Vielleicht möchten Sie sie auch präventiv verwenden oder um sich stärker, zuversichtlicher und gesünder zu fühlen.
Wenn Sie die Übung machen, ist es von großer Bedeutung, entspannt zu sein und tief ein- und auszuatmen. So unterstützen Sie den Körper dabei, Spannungen und Blockaden erst zu erspüren und dann aufzulösen. Bei der Heilarbeit kann Ihre Phantasie Ihr wertvollster Besitz und Ihr Verstand Ihr treuester Diener sein. Wenn Sie beides richtig zum Einsatz bringen, werden die Ergebnisse für sich selbst sprechen. Ihnen sollte klar sein: Wohlbefinden ist Ihr göttliches Recht und steht Ihnen jederzeit zur Verfügung, vorausgesetzt, Sie heißen es in Ihrem Leben willkommen. Ihre stärksten Gegner sind Angst und innerer Widerstand.
Wenn Sie noch immer Zweifel haben, dann hilft es Ihnen vielleicht, einen Schritt nach dem anderen zu tun. Falls Sie feststellen sollten, dass ein Verfahren bei Ihnen nicht so gut funktioniert wie erwartet, probieren Sie ein anderes aus. Seien Sie kreativ und passen Sie die Übungen Ihren Bedürfnissen so an, dass Sie das Gefühl haben, sie seien eigens für Sie entwickelt worden.
Ich wünsche Ihnen, dass Sie große Fortschritte bei der Wiederherstellung Ihrer Gesundheit und Ihres Wohlergehens wie auch in jedem anderen Bereich Ihres Lebens machen. Entdecken Sie mit diesem Buch die verborgene Sprache Ihres Körpers.

Ihre Inna Segal

I. DIE VERBORGENE SPRACHE DES KÖRPERS

Die Heilung der emotionalen, mentalen und energetischen Ursachen einer Krankheit

In diesem Kapitel erhalten Sie Informationen über die Organe und die möglichen Symptome typischer Beschwerden. Bitte begreifen Sie diese Informationen als Richtlinien, die Ihnen helfen sollen, Erkenntnisse über Ihren Gesundheitszustand zu erlangen.

Sobald Sie über einen Körperteil nachgelesen haben, stimmen Sie sich auf Ihren Körper ein und machen sich bewusst, welche Symptome für Sie zutreffen. Machen Sie danach die Heilübung. Möglicherweise erscheint es Ihnen auch sinnvoll, aus dem Abschnitt über »Die verborgene Sprache der Emotionen« die entsprechende Übung zur Auflösung von angestauten Gefühlen zu machen.

In jeder Übung werden Sie zuerst aufgefordert, den Körper zu entspannen, da ein entspannter Zustand die beste Voraussetzung für die Heilung ist. Tiefenatmung hilft ebenfalls bei der Konzentration auf den Bereich, der Ihnen blockiert erscheint und mit dem Sie arbeiten möchten. Um Heilung zu ermöglichen, müssen Sie bereit sein, etwas zu spüren. Sobald Sie erkennen, was Sie blockiert, werden sich Verkrampfung, Anspannung oder Stress langsam auflösen. Ein neues Gefühl von Bewusstheit, Kraft und Wohlbefinden wird sich stattdessen ausbreiten.

Jeder Mensch kann visualisieren. Denken Sie an Ihr Schlafzimmer. Welche Möbel befinden sich darin? In welcher Farbe sind die Wände gestrichen? Welches ist Ihr Lieblingskleidungsstück im Schrank? Welche Farbe hat es? Um diese Fragen beantworten zu können, müssen Sie im Kopf die dazugehörigen Bilder erzeugen. Vielleicht sagen Sie mir, dass Sie gar keine klaren Bilder gesehen haben; Sie hatten nur »so ein Gefühl«. Das ist in Ordnung. Die Bilder müssen nicht gestochen scharf sein, damit Sie von Visualisierungen profitieren können – auf die Intention kommt es an. Werden Sie aufgefordert, sich die Farbe Blau vorzustellen, und es gelingt Ihnen nicht, sich ein klares Bild davon zu machen, lassen Sie sich nicht entmutigen. Ihre Absicht, mit dieser Farbe zu heilen, eröffnet Ihnen bereits den Zugang zu Ihrem Heilpotenzial. Je häufiger Sie üben, desto deutlicher werden Sie die visualisierte Farbe sehen. Haben Sie Geduld mit sich.

Unter Visualisierung verstehe ich etwas anderes, als wenn ich von Einstimmung spreche. Wenn ich davon spreche, dass Sie sich auf einen bestimmten Körperbereich »einstimmen« sollen, dann fordere ich Sie damit nicht auf, sich ein Bild davon vor Ihrem inneren Auge zu machen, sondern Sie sollen Ihre ganze Aufmerksamkeit auf ihn richten, in ihn hineinatmen und spüren, was in ihm vorgeht. Manche Menschen empfangen bewegte, andere unbewegte Bilder. Sie können scharf oder verschwommen sein. Möglicherweise sehen Sie die gegenwärtige Farbe eines Organs oder erinnern sich an irgendetwas, das viele Jahre zurückliegt. Oder aber es steigt gar keine bildliche Vorstellung, sondern ein starkes Gefühl, ein einzelnes Wort oder ein ungewöhnlicher Gedanke in Ihnen auf, das oder der sich wie in einer Endlosschleife unablässig in Ihrem Kopf wiederholt.

Wenn Sie eine Frage an den ausgewählten Körperbereich richten, kann die Antwort sofort oder mit Verzögerung kommen. Vielleicht nehmen Sie auch einen Geruch wahr, der Sie an einen bestimmten Menschen oder an ein Ereignis erinnert, oder Sie bemerken einen ungewöhnlichen Geschmack im Mund. Egal, ob es sich um ein einzelnes Bild, einen Film, ein Gefühl, einen Gedanken, Klang, Geruch oder Geschmack handelt, werten Sie das Empfangene nicht. Arbeiten Sie mit der Information, gleichgültig, in welcher Form Sie sie entgegengenommen haben. Alles, was Sie empfangen, ist wichtig und wie ein Puzzleteil auf dem Weg zur Heilung.

Heilung mit Hilfe der göttlichen Heilintelligenz

In meinem Heilansatz verwende ich immer wieder den Begriff »göttliche Heilintelligenz«. Ich bin davon überzeugt, dass jedem Menschen eine göttliche Intelligenz innewohnt, die dafür sorgt, dass das Blut fließt, das Herz schlägt und die Haare wachsen, ohne dass man dazu bewusst irgendeinen Beitrag leisten müsste. Wenn man sich mit dem Messer in die Hand schneidet, dann ist es diese göttliche Intelligenz, die Heilung herbeiführt. Indem Sie den Teil in Ihnen, der schon weiß, wie Heilung funktioniert, um Mithilfe bitten, kann der Heilungsprozess schneller ablaufen. Manche Menschen bezeichnen diesen Teil ihrer selbst als ihr Unbewusstes. Doch ich glaube daran, dass wir Menschen spirituelle Wesen sind, durch die eine höhere Intelligenz wirkt. Diese Intelligenz kann sowohl durch unser Unbewusstes als auch durch unseren bewussten Verstand wirken.

In den nachfolgend beschriebenen Heilverfahren fordere ich Sie auf, »alle festen Standpunkte« aufzugeben. Ich habe festgestellt, dass die meisten Menschen Überzeugungen entwickelt haben, die ihre Heilung und Entwicklung behindern. Manche halten ihren Standpunkt für positiv, nur um dann zu entdecken, dass ihre eingeschränkte Sichtweise sie in einem Muster gefangen hält. So könnte beispielsweise jemand fest daran glauben, dass es ein positiver Standpunkt sei, einen

Partner zu heiraten, der der gleichen religiösen Überzeugung ist. Wenn nun der Sohn oder die Tochter sich in eine Person anderer Religionszugehörigkeit verliebt, kann dieser Standpunkt Konflikte zwischen den Eltern und ihrem Kind hervorrufen. Wenn sie an ihrem Standpunkt festhalten, könnte die Beziehung zu ihrem Kind Schaden nehmen. Leid und Schmerz wären die unnötige Folge. Ja, ihr fester Standpunkt könnte das Kind veranlassen, zu rebellieren und sich noch näher zu der Person hingezogen zu fühlen, egal, ob das zu seinem Besten ist oder nicht. Man sollte also all seine festen Standpunkte aufgeben, um Platz zu schaffen, damit man sich mit dem göttlichen Standpunkt, der einen am meisten stärkt, verbinden kann.

In meinem Heilansatz fordere ich Sie außerdem auf, positive und negative Aufladungen freizusetzen. Wenn man ein Ereignis, eine Erfahrung oder eine Person energetisch auflädt, reagiert man meist sehr stark darauf. Eine negative Aufladung könnte auf starken negativen Gefühlen, wie Wut, Hass, Angst, Neid o. Ä., basieren. Eine positive Aufladung ist vielleicht der Ausdruck von Bedürftigkeit, Erwartungen, Ungeduld usw.

Ein Beispiel: Angenommen, Sie haben soeben einen neuen Arbeitsplatz gefunden und sind deshalb überglücklich. Möglicherweise verknüpfen Sie Vorstellungen und Erwartungen mit dem, was Sie in Ihrem neuen Job tun und lernen werden. Bei der Arbeit stellen Sie dann fest, dass die Wirklichkeit sich grundlegend von Ihren Hoffnungen unterscheidet. Die Folge sind Frustration und Depression, und die positive Aufladung verwandelt sich in eine negative. Im Idealfall verabschieden wir uns von jeglicher Aufladung und gestatten es der Göttlichkeit, unser Leben mit Synchronizität und Wohlbefinden zu durchdringen.

Um dies zu bewirken, folgt meinen Heilverfahren immer die Aufforderung »LÖSCHEN« (Die englische Aufforderung lautet CLEAR.). Sie ist eine Erinnerung daran, Geist und Körper, Emotionen und Schwingungen von allen angestauten Gefühlen und Schmerzen und von Stress zu befreien. Während Sie das Wort »LÖSCHEN« immer wieder sagen, dann stellen Sie sich dabei einen Besen oder einen Staubsauger vor, der Ihren Körper von allem Schmutz und Abfall säubert und Wege für Sie frei macht, damit Sie wunderbare Dinge erleben können. Wiederholen Sie das Wort mehrmals, bis Sie spüren, dass die Reinigung in Gang gekommen ist. Einsetzende Reinigung erkennen Sie daran, dass Sie sich leichter, gelassener und freier fühlen und sich für aufregende neue Möglichkeiten öffnen.

Außerdem habe ich herausgefunden, dass man bei häufiger Wiederholung des Wortes »LÖSCHEN« und einer kurzen Visualisierung des Reinigungsprozesses größere Klarheit in sein Leben holt, sein Gedächtnis verbessert und die Dinge, nach denen man sich sehnt, leichter manifestieren kann. Auch Ihr Körper wird besser funktionieren, denn jedes Mal wenn Sie »LÖSCHEN« sagen, wird Ihr Nervensystem alle Verkrustungen und Anstauungen entfernen, und die Kommunikation zwischen Geist und Körper wird sich verbessern. Mancher hat das Glück, bereits unmittelbar im Anschluss an die Übungen ihre gute Wirkung zu spüren. Sollte es Ihnen anders gehen, dann denken Sie daran, dass es nicht nur einige Zeit braucht, bis eine Krankheit sich entwickelt und zum Ausbruch kommt, es kann auch länger dauern, bis Gesundheit und Wohlbefinden zurückkehren.

Mit den Händen können Sie Ihre Heilarbeit wunderbar unterstützen. In einigen Übungen werden Sie aufgefordert, die Hände auf die betroffenen Körperbereiche zu legen und sich dabei vorzustellen, wie eine bestimmte Farbe durch sie hindurch in den Körper fließt. Jede Farbe besitzt ihre eigene energetische Schwingung und jede kann einem anderen Organ bei der Heilung und Regeneration helfen.

Darüber hinaus bitte ich Sie bei einigen der Heilübungen, sich selbst Fragen zu stellen, damit Sie herausfinden können, was Sie fühlen und wie Sie handeln müssen, um im Leben etwas zu verändern. Diese Fragen sind für die Wiederherstellung Ihrer Gesundheit, Ihres Wohlbefindens und Ihrer inneren Erfüllung außerordentlich wichtig, denn die Qualität des Lebens ist abhängig von der Qualität der Fragen, die Sie sich zu stellen bereit sind. Wenn Sie sich destruktive Fragen stellen, wie etwa »Warum nur funktioniert das nicht?« oder »Warum scheitere ich immer wieder?« oder »Warum nur habe ich immer Pech?«, dann wird das Ergebnis immer negativ sein. Sind Ihre Fragen jedoch konstruktiv, wie etwa »Wie kann ich mein Ziel erreichen?« oder »Was muss ich tun, um Erfolg zu haben?« oder »Welche Wege könnte ich beschreiten, um in möglichst kurzer Zeit gesund zu werden?«, dann werden Sie feststellen, dass das Universum Ihnen hilft, schneller und leichter heil zu werden, Ihre Ziele zu erreichen und erfolgreich zu sein.

Was Sie durch Ihre Heilarbeit gewinnen

Um Veränderungen im Körper und im Leben herbeizuführen, können Sie mit Gedanken, Worten, Gefühlen, Überzeugungen, Schwingungen, Berührungen, Bewegungen, Visualisierungen und mit dem Atem arbeiten. Denken Sie daran: Durch Schmerz und Unbehagen teilt der Körper Ihnen mit, dass etwas geändert werden muss. Je besser Sie auf Ihren Körper eingestimmt sind, umso leichter, erfreulicher und lohnenswerter wird Ihnen das Leben vorkommen. Es steht Ihnen frei, sich auf Ihre eigene göttliche Weisheit einzustimmen und von ihr alle Führung zu bekommen, die Sie für erforderlich halten. Diese Führung wirkt sich nicht nur auf die Gesundheit aus, sondern auch auf zwischenmenschliche Be-

ziehungen, berufliches Vorankommen, mentales und emotionales Wohlergehen und auf spirituelles Wachstum.
Um optimale Ergebnisse zu erzielen, rate ich Ihnen, die Übungen täglich zu machen. Gelegentlich werden Sie eine Übung für eine Woche oder länger jeden Tag mehrmals nacheinander wiederholen müssen, ein andermal verschwinden Ihre Symptome bereits innerhalb weniger Stunden.
Wie bereits erwähnt, haben Sie auch wenn es Ihnen gutgeht, die Möglichkeit, eine kleine Heilübung einzuschieben, um sich noch besser zu fühlen. Ich habe festgestellt, dass viele Menschen warten, bis es ihnen richtig schlechtgeht, bevor sie anfangen, sich um sich selbst zu kümmern. Wenn es einem gutgeht, denkt man nicht daran, etwas für sich zu tun, das einem hilft zu wachsen – bis man wieder feststeckt, krank oder unglücklich wird. Malen Sie sich einmal aus, wie viel glücklicher Sie wären, wenn es Ihnen jeden Tag immer noch ein bisschen besserginge.
Manche Menschen beginnen mit einem Heilverfahren und brechen es dann ab, weil sich nicht sofort Ergebnisse einstellen. Sie reden sich ein, dass es ja doch nicht funktionieren kann, dass es zu schwer ist oder dass sie nicht genug Zeit dafür übrig haben. Falls es Ihnen in der Vergangenheit ebenso ergangen ist, müssen Sie sich von diesen Überzeugungen befreien. Jetzt ist es für Sie an der Zeit, Gesundheit und Erfolg in Ihrem Leben willkommen zu heißen!

Verantwortung übernehmen

Um bestmögliche Heilung zu erfahren, müssen Sie sich Ihrem Erfolg verschreiben und die Verantwortung für Ihr Tun übernehmen. Verantwortung übernehmen heißt nicht, sich selbst Vorwürfe zu machen, weil Sie sich schlecht fühlen; vielmehr bedeutet es, herauszufinden, welche Ihrer Entscheidungen falsch waren und warum. Es steht Ihnen frei, neue Wege zu beschreiten und herauszufinden, was Ihre Entwicklung und Ihre Gesundheit noch mehr fördern könnte.

Laura, eine Frau in den Sechzigern, kam zu mir, weil sie Schlafstörungen hatte, unter furchtbaren Hustenanfällen und Asthma, unter Gelenkentzündung und Rückenschmerzen litt und kaum gehen konnte. Ohne größere Fortschritte zu erzielen, hatte sie bereits einen Physiotherapeuten, einen Psychologen, mehrere Ärzte, Chiropraktiker und andere Gesundheitsexperten aufgesucht. Ich half Laura, ein auf sie zugeschnittenes Heilverfahren zu entwickeln, das es ihr ermöglichte, ihre unterdrückten, angestauten Emotionen zu bearbeiten.

Als Erstes fand ich heraus, dass Laura vor mehr als zehn Jahren traumatisiert worden war, weil man sie unberechtigt des Betrugs verdächtigt hatte. Ab diesem Zeitpunkt ging es mit ihrer Gesundheit bergab. Wir begannen mit dem Heilprozess, indem wir mit ihrer Wut, ihrem Groll, ihrer Trauer und Depression arbeiteten. Laura bemühte sich darum, den damals beteiligten Personen zu vergeben. Mit ihren Fortschritten ließen die Rückenschmerzen nach, und sie fühlte sich besser.

Ich brachte Laura ein Verfahren bei, das ihr half, die negativen Gedanken und angestauten Gefühle abzustreifen, die sie schon so lange mit sich herumtrug, und sie durch positive Gedanken und Gefühle zu ersetzen. Dann vermittelte ich ihr Techniken, um ihre Atem-, Rücken-, Gelenk- und Beinbeschwerden zu heilen.

Laura machte die Übungen jeden Tag. Jedes Mal, wenn ich mit ihr sprach, wusste sie von Verbesserungen zu berichten. Als sie zum ersten Mal eine ganze Nacht ohne quälende Asthmaanfälle durchschlafen konnte, war sie außer sich vor Freude. Kurze Zeit später hörten ihre Hustenanfälle vollständig auf. Innerhalb weniger Monate konnte Laura ohne große Anstrengung laufen. Sie freute sich über ihre zunehmende Beweglichkeit und gewann ihre Lebensfreude zurück. Als es Laura gelang, die Verantwortung für sich zu übernehmen und zu verstehen, was ihr Körper ihr mitteilen wollte, konnte sie ihr Leben ändern und Heilung in Gang setzen. Statt sich darauf zu beschränken, ein Opfer ihrer Umstände zu sein, erhielt sie ihre Selbstbestimmung zurück und kämpfte um ihr Wohlbefinden.

Sind Sie bereit, die Verantwortung für Ihre Gesundheit und Ihr Wohlbefinden zu übernehmen? Haben Sie die Kraft, Ihrer Heilung die Priorität einzuräumen? Wenn Sie diese Fragen mit ja beantworten, dann sind sie so weit. Ich kann es kaum erwarten, von Ihren Erfolgen zu erfahren!

Bitte lassen Sie mich wissen, wie Sie vorankommen, damit ich Ihre Erfahrungen an andere weitergeben und sie anregen kann, sich selbst auf den Weg zur Heilung zu machen. Auch wenn Sie mehr Unterstützung brauchen, können Sie sich jederzeit an mich wenden.

Die zehn Grundprinzipien der Heilung

»Heilung« heißt heil oder ganz werden. Um auf allen Ebenen heil zu werden, müssen wir alle Aspekte berücksichtigen, die Gesundheit ermöglichen.

1. PRINZIP: MACHEN SIE GESUNDHEIT ZU IHRER PRIORITÄT

Das bedeutet, daran zu glauben, dass Sie ein wertvoller Mensch sind, der ausgezeichnete Gesundheit und Wohlbefinden verdient. Wenn Sie Ihrer Gesundheit den Vorrang

geben, sprechen Sie sich selbst das Recht zu, Ihr Denken zu überprüfen. Sind Sie für neue Sichtweisen offen und dazu bereit, die Ursachen von Krankheit oder Unwohlsein zu erforschen und an der Auflösung der Negativität zu arbeiten, die möglicherweise an Ihrem Zustand eine Mitschuld trägt? Oder bedeutet Heilung für Sie, Tabletten einzunehmen?
Wahre Heilung heißt, den Botschaften des Körpers Gehör zu schenken und dann die Veränderungen vorzunehmen, die Leichtigkeit und Fluss im Leben statt Krankheit und Festgefahrenheit bewirken.

2. PRINZIP: SPÜREN SIE IHRE EMOTIONEN, STATT SIE ZU VERGRABEN

Viele Menschen ziehen es vor, zu denken, statt zu fühlen, weil ihnen die Erfahrung des Fühlens unangenehm ist. Wenn unerwünschte Gefühle an die Oberfläche kommen, verschütten sie sie, indem sie sich ablenken, den Fernseher anschalten, sich vollfressen, Dauertelefonate führen, ein Buch lesen, Musik hören, rauchen, andere Drogen nehmen usw. Doch Ihre Gefühle sind der Schlüssel zu Ihrem Wohlbefinden. Sie sagen Ihnen, was Ihnen guttut und was nicht, ob Ihr Leben so im Fluss ist, wie es das sein soll, oder ob Sie in die falsche Richtung unterwegs sind.
Ihre Gefühle ermöglichen es Ihnen, zu wachsen, Schmerzen aufzulösen, Ihr Idealgewicht zu erreichen, Veränderung zu bewirken und die emotionale Rüstung abzulegen, die Sie daran hindert, Gesundheit, Frieden und Freude zu erfahren.

3. PRINZIP: ATMEN SIE BEWUSST

Viele Menschen atmen nur an der Oberfläche und bewirken damit, dass ihr Körper verkrampft und schwerer arbeiten muss als nötig. Wenn Sie langsamer, tiefer und bewusster atmen, können Sie Ihren Körper besser spüren, sich auf Ihre Intuition einstimmen, den Geist entspannen und zur Reinigung des Blutes beitragen. Außerdem erfahren Sie einen Energiezuwachs und erhöhtes Wohlbefinden, da Ihr Atem Energie überall im Körper verteilt.

4. PRINZIP: ERNÄHREN SIE SICH GESUND UND BEWUSST

Die meisten Menschen wissen genau, was eine gesunde Ernährung ausmacht. Doch unser angestrengtes und gestresstes Leben lässt uns trotzdem oft zu Fertigprodukten greifen, die in der Regel zu viel Fett, Zucker, Koffein oder andere ungesunde Zusatzstoffe enthalten. Oft essen wir rasch oder im Gehen, ohne uns bewusst zu machen, was wir da überhaupt essen, oder uns gar am Geschmack unserer Mahlzeit zu erfreuen. Das veranlasst uns, mehr zu essen, als unser Körper benötigt.

Gesund sein heißt, Gesundes zu essen, das unseren Körper nährt und uns Energie, Lebenskraft und Wohlbefinden schenkt. Sich die Zeit für die Zubereitung einer gesunden Mahlzeit zu nehmen, sie in Ruhe und langsam kauend zu essen, gibt dem Körper die Gelegenheit, sich rasch und leicht zu heilen und sich zu regenerieren.

5. PRINZIP: BEWEGEN SIE SICH

Viele Menschen beklagen sich darüber, dass sie sich wie gelähmt, depressiv, uninspiriert und übergewichtig fühlen. Doch jeder ist selbst dafür verantwortlich, sich das Maß an Bewegung zu verschaffen, das es ihm ermöglicht, das gewünschte Gewicht zu erlangen und zu halten, sich stark, gesund, schlank und fit zu fühlen. Regelmäßige Bewegung verbessert die Beziehung zu sich selbst, sorgt dafür, dass man sich an seinem Körper erfreuen, ihn entgiften, kräftigen und heilen kann. Stellen Sie ein Bewegungsprogramm für sich zusammen, das Ihnen Spaß macht, ob es nun Nordic Walking, Schwimmen, ein Work-out im Fitness-Zentrum um die Ecke, Tanzen, Yoga, eine Kampfkunst, Tai-Chi oder irgendetwas anderes ist.

6. PRINZIP: HÖREN SIE AUF IHREN KÖRPER

Erkennen Sie, wann Sie ruhen, sich unterhalten, Spaß haben oder arbeiten müssen. Welche Zyklen erkennen Sie bei sich? Wann erreichen Sie Ihren Leistungshöhepunkt? Was können Sie tun, um Ihr Leben produktiver zu gestalten? Erst wenn man nicht auf seinen Körper hört, können Stress, Anspannung, Angst, Frustration und Krankheit Fuß fassen. Machen Sie alle paar Stunden einige Minuten Pause. Strecken Sie sich, atmen Sie tief ein und aus oder meditieren Sie für ein paar Minuten. Diese kleinen Dinge können verhindern, dass Sie sich abgespannt, müde und gestresst fühlen.

7. PRINZIP: SEIEN SIE KREATIV

Kreativität gibt Ihnen die Möglichkeit, sich zu entspannen, Spaß zu haben und neugierig zu sein. Verschaffen Sie sich Freiräume, um zu lernen, zu wachsen und Ihre Talente zu entdecken. Wer sich kreativ betätigt, der ist oft inspirierter, phantasievoller und einfallsreicher. Spaß und Kreativität wirken lebensverlängernd. Suchen Sie sich also Aktivitäten, bei denen Sie sich kreativ zum Ausdruck bringen können.

8. PRINZIP: BRINGEN SIE MEHR FARBE IN IHR LEBEN

Farben bewirken, dass man sich entweder schwermütig, depressiv und erschöpft fühlt oder aber leicht, lebendig und fröhlich. Machen Sie sich bewusst, welche Farben positive Gefühle in Ihnen auslösen und welche Eigenschaften sie sonst noch haben. Dann geben Sie diesen Farben Raum in Ihrem Leben. Das könnte z. B. bedeuten, dass Sie Ihre Wände grün anstreichen, weil Grün Sie entspannt und beruhigt, oder dass sie häufiger orangefarbene Kleidungsstücke tragen oder Blumen auf Ihren Tisch stellen. In welcher Form auch immer, setzen Sie die Wirkung der Farben für sich ein.

9. PRINZIP: MACHEN SIE DANKBARKEIT ZU EINER GRUNDEINSTELLUNG

Konzentrieren Sie sich auf all die wunderbaren Dinge in Ihrem Leben, statt darüber nachzudenken, was Ihnen alles fehlt, und sich über Mangel und Einschränkung zu beklagen. Bedenken Sie: Es wächst das, womit Sie sich im Geiste befassen. Wenn Sie sich auf das konzentrieren, was Sie unglücklich macht, dann wird es wachsen.

10. PRINZIP: LACHEN SIE

Die meisten Menschen meinen, dass sie erst einen bestimmten Grund brauchen, um zu lachen. Doch die Vorteile des Lachens sind so groß, dass es inzwischen überall auf der Welt Klubs gibt, die das Lachen um des Lachens willen für sich zu einer Grundhaltung gemacht haben. Es gibt sogar ein Lach-Yoga, in dem spezifische Lachübungen vermittelt werden. Das Leben mit einem lächelnden Augenzwinkern zu betrachten befreit von Stress und beschleunigt die Heilung.

In meinen Workshops und Heilsitzungen kam ich zu der Schlussfolgerung, dass jeder Körperteil bestimmte Emotionen, Gedanken, Erinnerungen, Energien und Erfahrungen einlagert, je nachdem, welche Funktion er erfüllt. So ist es beispielsweise die Funktion der Augen, zu sehen. Wenn Sie also unter Sehstörungen leiden, ist anzunehmen, dass es da etwas in Ihrem Leben gibt, das Sie vielleicht nicht sehen oder wahrhaben wollen.

Ich will nun Ihre Aufmerksamkeit auf die unterschiedlichen Faktoren lenken, die an körperlichen Beschwerden oder an einer Krankheit beteiligt sein könnten. Sobald es Ihnen gelingt, Ihre schwierigen Lebensthemen, Blockierungen, Festgefahrenheiten und selbstauferlegten Einschränkungen zu erkennen, werden Sie in der Lage sein, sie aufzulösen. Mein Heilansatz beinhaltet viele verschiedene Techniken: Er nutzt Gedanken und Gefühle, den Atem, Akupressur, Körperübungen, Visualisierungen und Bewegungsabläufe, stellt tiefgründige Fragen und fordert Sie auf, Ihre fünf Sinne einzusetzen. Um Ihnen bei der Visualisierung innerer Organe oder anderer Körperteile zu helfen, von denen Sie nicht genau wissen, wie sie aussehen, können Sie die folgenden Abbildungen zu Rate ziehen.

Am Ende jeder Übung bzw. Technik finden Sie zudem Vorschläge zu Emotionen und Farben, mit denen Sie sich befassen könnten, um die Heilung zu beschleunigen. Schlagen Sie Ihre Emotionen im zweiten Kapitel nach und beginnen Sie mit derjenigen, die am meisten hervorsticht. Arbeiten Sie danach auch mit den positiven Gefühlen, die Sie gerne häufiger spüren würden. Falls Ihnen noch eine weitere Emotion wichtig sein sollte, die nicht in der Liste aufgeführt ist, machen Sie die allgemeine »Übung zur Iden-

tifizierung und Auflösung ungesunder Emotionen« (siehe Kap. III).
Vergessen Sie nicht, dass die Informationen in diesem Kapitel nur als Richtlinien gedacht sind. Es werden und können nicht alle aufgeführten Faktoren auf Sie zutreffen. Stimmen Sie sich also auf Ihren Körper ein und empfangen Sie seine Antworten. Selbst die hier aufgeführten gesunden Gedanken und Emotionen sind lediglich Vorschläge. In der Regel formuliere ich die Übungen so, dass sie sich insbesondere an diejenigen Leser richten, die gerade damit angefangen haben, angestaute negative Emotionen durch gesunde zu ersetzen. Dennoch können sie für jeden hilfreich sein, der Selbstheilung erfahren will, egal, auf welcher Stufe der Erforschung von Gedanken und Emotionen er sich befindet. Nehmen Sie also meine Anweisungen als Ausgangspunkt und passen Sie die Übungen Ihren Bedürfnissen so an, dass sie die größtmögliche Wirkung erzielen.

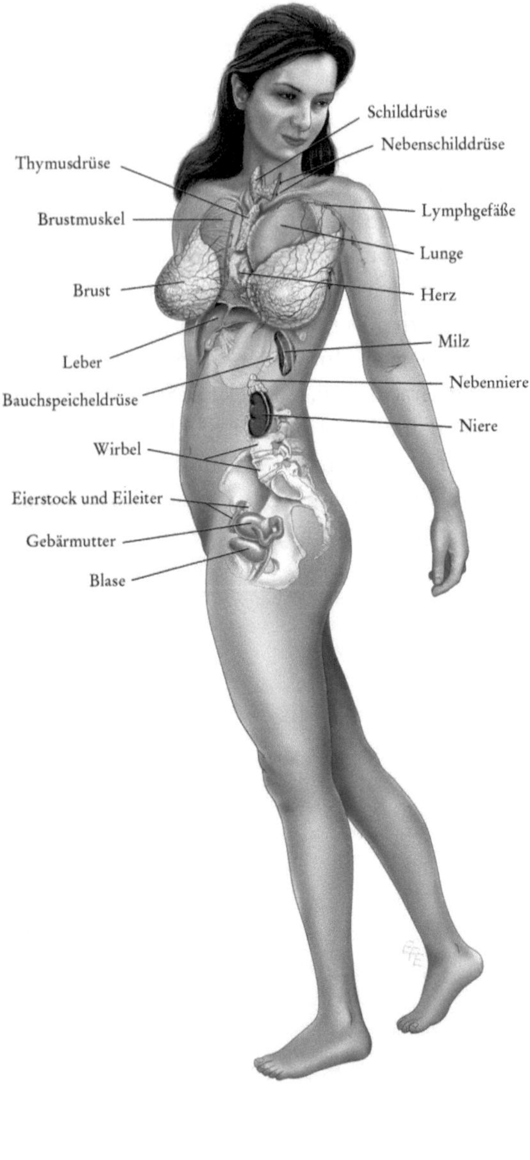
Schilddrüse
Nebenschilddrüse
Thymusdrüse
Lymphgefäße
Brustmuskel
Lunge
Brust
Herz
Milz
Leber
Nebenniere
Bauchspeicheldrüse
Niere
Wirbel
Eierstock und Eileiter
Gebärmutter
Blase

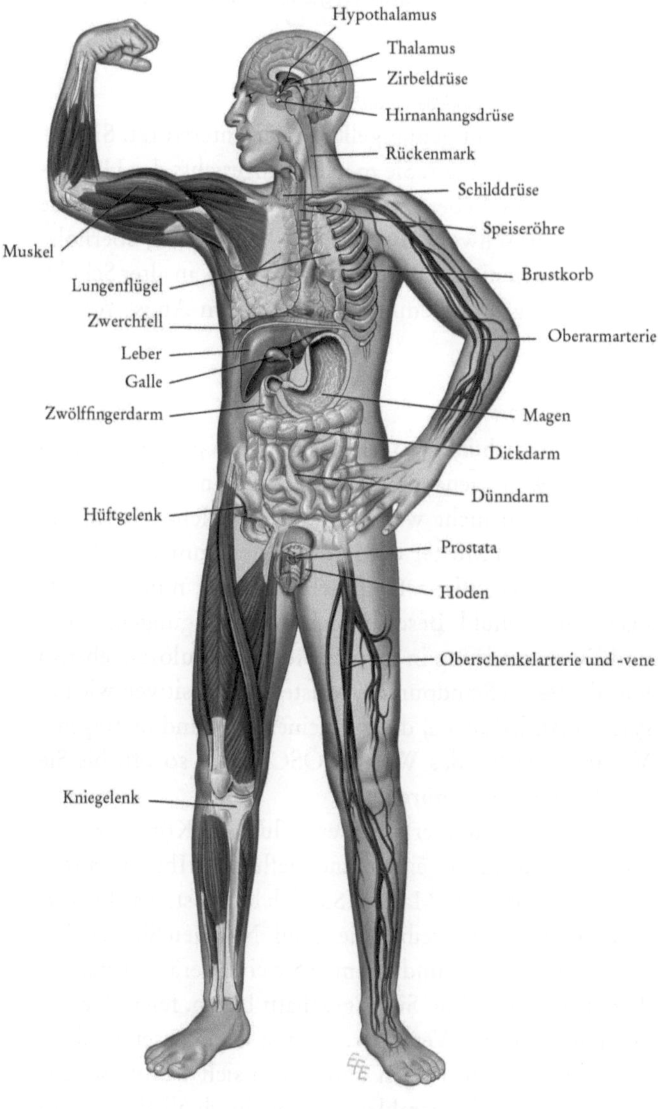
Hypothalamus
Thalamus
Zirbeldrüse
Hirnanhangsdrüse
Rückenmark
Schilddrüse
Speiseröhre
Muskel
Brustkorb
Lungenflügel
Zwerchfell
Oberarmarterie
Leber
Galle
Zwölffingerdarm
Magen
Dickdarm
Dünndarm
Hüftgelenk
Prostata
Hoden
Oberschenkelarterie und -vene
Kniegelenk

Adern

Mögliche Faktoren, die Einfluss darauf haben

Sie fühlen sich nicht genug geliebt oder unterstützt. Sie stecken fest, sind blockiert. Sie möchten angesichts der Herausforderungen des Lebens verzagen. Vergnügen und Freude können Sie nur schwer annehmen. Sie können alte, überholte Überzeugungen nicht ablegen und halten fest an alter Schuld, Zurückweisung und Demütigung. Sie haben Angst vor der Zukunft.

Was Sie tun können

- Machen Sie sich klar, was in Ihrem Leben passiert. Fragen Sie sich: »Wann genau, in welcher Situation fühle ich mich, als würde ich nicht weiterkommen? Welche Gedanken, Ereignisse und Muster wiederholen sich immer wieder?«
- Sagen Sie: »Göttliche Heilintelligenz, hilf mir, alle Entmachtung, Schuld, Beschämung, Beschuldigungen, Angst und Zurückweisung in meinen Adern aufzulösen, ebenso wie alle festen Standpunkte, Muster und positiven wie negativen Aufladungen, die zu meinem Zustand beitragen.« Wiederholen Sie das Wort »LÖSCHEN« so oft, bis Sie eine Veränderung spüren.
- Um einen ungehinderten Energiefluss im Körper zu bewirken, müssen Sie einen Energiefluss in Ihrem ganzen Leben hervorrufen. Machen Sie sich bewusst, was Sie verändern müssen. Schreiben Sie es auf. Nehmen Sie sich diese Liste täglich vor und nehmen Sie eine Veränderung pro Tag in Angriff. Wenn Sie es geschafft haben, feiern Sie.
- Nachdem Sie Ihre Veränderungen in Gang gesetzt haben, schließen Sie Ihre Augen und stellen sich wunderschöne indigofarbene Lichtstrahlen vor, die durch all Ihre Adern strömen, dort die angestaute Energie zum Fließen bringen

und Blockaden auflösen. Dann konzentrieren Sie sich auf Ihre Ziele und visualisieren, wie Sie sie erreichen.

- Sagen Sie: »Göttliche Heilintelligenz, bitte hilf mir, die Verbindung zur Quelle von Liebe, Wohlbefinden und Glück wiederherzustellen. Gestatte es mir, vertrauensvoll auf die Zukunft und die Erfüllung meiner Träume zuzugehen. Vielen Dank.«
- Sagen Sie: »Göttliche Heilintelligenz, bitte heile und regeneriere meine Adern und stelle sie in ihrer vollen Gesundheit und Lebendigkeit wieder her. Vielen Dank.«

Beschäftigen Sie sich mit den folgenden ungesunden Emotionen: Wut, Kritisieren, Verurteilung
Beschäftigen Sie sich mit den folgenden gesunden Emotionen: Liebe, Freude, Erfolg, Freiheit
Beschäftigen Sie sich mit diesen Farben: Indigo, Rot, Blau

Arme

Mögliche Faktoren, die Einfluss darauf haben

Mühe damit, sich auszudrücken. Das eigene Wesen verbergen. Das Gefühl, festzustecken, machtlos und wie erstarrt zu sein. Angst vor Veränderungen. Sie empfinden alles als Kampf und stellen sich vielen Widerständen. Daher überanstrengen Sie sich oder aber Sie fallen in Passivität. Wegen innerer Beschränkungen und Konflikte verstreichen wunderbare Gelegenheiten ungenutzt.

Rechter Arm

Stress, Schmerz, Einschränkungen oder Wut, die Ihnen die Männer in Ihrem Leben (Vater, Bruder, Onkel, Vetter, Freund, Geliebter, Ehemann, Sohn usw.) bereitet haben, bewahren Sie tief in sich. Sie fühlen sich kontrolliert oder kontrollieren andere. Hang zum Perfektionismus. Sie verpassen gute Gelegenheiten, weil kleine Probleme den Blick verstellen.

Linker Arm

Trauer, Angst und Schmerz, die Ihnen die Frauen in Ihrem Leben (Mutter, Schwester, Tochter, Freundin, Geliebte, Chefin usw.) bereitet haben, bewahren Sie tief in sich. Sie fühlen sich ausgenutzt oder nicht gewürdigt. Die Menschen in Ihrer Umgebung überfordern Sie, und Sie würden sie gerne von sich stoßen. Sie versuchen, Mitmenschen zu helfen, indem Sie deren Sorgen und Probleme schultern, fühlen sich dann jedoch müde, überfordert und entmutigt, weil Sie diese Probleme nicht lösen können.

Was Sie tun können

- Konzentrieren Sie sich auf Ihre Arme. Schütteln Sie sie sanft aus, so als würden Sie all den Stress, Ihre Angst und Negativität abschütteln wollen. Stellen Sie sich vor, dass vor Ihnen ein Mülleimer steht und dass Sie all Ihre Verkrampfungen dort hineinschütteln. Schütteln Sie ungefähr dreißig Sekunden lang. Spüren Sie in den nächsten fünfzehn Sekunden das Kribbeln in Ihren Armen und ein Gefühl der Erleichterung. Wiederholen Sie das Ausschütteln drei- bis fünfmal, bis sich Ihre Arme leichter fühlen. Sollten Sie sie nicht schütteln können, massieren Sie sie vorsichtig oder bitten Sie jemanden, sie zu massieren, bis sie sich entspannter anfühlen.
- Sagen Sie: »Göttliche Heilintelligenz, ich bitte dich, löse allen mentalen, emotionalen oder energetischen Stress und Schmerz, alle Wut, Sorge, Manipulation und Kontrolle auf. Bitte entlasse alle Angst, Traurigkeit und Verkrampfung und allen Widerstand aus meinen Armen, ebenso wie alle festen Standpunkte, Muster und positiven wie negativen Aufladungen, die zu meinem Zustand beitragen.« Wiederholen Sie das Wort »LÖSCHEN« so oft, bis Sie eine Veränderung spüren.
- Machen Sie ein paar tiefe Atemzüge und konzentrieren

sich dabei darauf, Ihre Arme, Schultern, Hände und Finger zu entspannen. Stellen Sie sich vor, dass in Ihren beiden Armen ein Strom aus orangefarbener Energie fließt. Dieser Strom fließt Ihren Arm hinauf und hinunter und sucht nach Schmerz, Spannung, Verkrampfung und angestauter Energie. Wenn er diese findet, erwärmt sich die orangefarbene Energie und löst allen Schmerz, alle Verkrampfung und Stauung auf.

- Danach stellen Sie sich vor, dass Sie Ihre Arme in ein Bad aus wonniger grüner Energie legen. Spüren Sie, wie diese warme, lebendige Energie Ihre Arme regeneriert. Gestatten Sie es sich, Ihr Leben mit mehr Kreativität und Ausdruckskraft zu bereichern.
- Sagen Sie: »Göttliche Heilintelligenz, bitte erfülle mich mit Gefühlen und Erfahrungen von Kreativität, gesundem Selbstausdruck, Gleichgewicht, Kraft und Mut.«
  Sagen Sie: »Göttliche Heilintelligenz, bitte heile meine Arme und alle angeschlossenen Organe und stelle sie in ihrer vollen Gesundheit und Lebendigkeit wieder her. Vielen Dank.«

Beschäftigen Sie sich mit den folgenden ungesunden Emotionen: Festgefahrenheit, Angst, zwanghaftes Kontrollieren, Überforderung
Beschäftigen Sie sich mit den folgenden gesunden Emotionen: Vertrauen, Unterstützung, Frieden
Beschäftigen Sie sich mit diesen Farben: Orange, Rosa, Grün

Arterien

Mögliche Faktoren, die Einfluss darauf haben

Das Gefühl, vom eigenen Herzen abgeschnitten zu sein. Sie übernehmen die Negativität und die Beschränkungen anderer. Aufgrund von früheren Verletzungen haben Sie Angst davor, zu lieben. Sie haben keine Energie, sind vom Leben nicht inspiriert, schränken sich in Selbstausdruck und Kreativität ein und müssen sich ständig zu Leistung zwingen. Zu Hause und im Beruf herrschen Konflikte. Sie fühlen sich zu kurz gekommen, verweigern es jedoch, mit anderen Menschen in Kontakt zu treten und engere Beziehungen zu knüpfen. Sie fühlen sich verloren, machtlos und teilnahmslos, ignorieren Ihre eigenen Intuitionen und Wünsche. Gelegentlich Selbsthass, Angst- und Schuldgefühle.

Was Sie tun können

- Sagen Sie: »Göttliche Heilintelligenz, ich bitte dich, löse alle Blockaden auf, die mich daran hindern, Liebe zu geben. Bitte hilf mir, alle Negativität, Konflikte, Einschränkungen, Angst, Schuldzuweisungen und allen Selbsthass aus meinen Arterien zu entlassen, ebenso wie alle festen Standpunkte, Muster und positive wie negative Aufladungen, die zu meinem Zustand beitragen.« Wiederholen Sie das Wort »LÖSCHEN« so oft, bis Sie eine Veränderung spüren.
- Reiben Sie Ihre Hände aneinander. Halten Sie sie so vor sich, dass sie sich gerade nicht mehr berühren. Stellen Sie sich rosafarbenes Licht zwischen Ihren Händen vor. Legen Sie Ihre Hände über Ihre Brust. Atmen Sie das rosafarbene Licht ein. Gestatten Sie ihm, Ihre Arterien einzuhüllen, sie zu beruhigen, weich zu machen und zu heilen.
- Sagen Sie: »Göttliche Heilintelligenz, bitte erfülle mich mit Gefühlen und Erfahrungen von Liebe. Lass mich die enge Verbindung zur Weisheit meines Herzens spüren. Ich bin nun bereit, mich selbst und andere lieben zu lernen. Ich ziehe ab sofort Beziehungen an, die liebevoll, freudig und respektvoll sind und sich lohnen. Vielen Dank.«
- Sagen Sie: »Göttliche Heilintelligenz, bitte heile meine Arterien und alle angeschlossenen Organe und stelle sie in ihrer vollen Gesundheit und Lebendigkeit wieder her. Vielen Dank.«

Siehe auch **Herz**

Beschäftigen Sie sich mit den folgenden ungesunden Emotionen: Angst, Hass, Verurteilung
Beschäftigen Sie sich mit den folgenden gesunden Emotionen: Liebe, Glück, Freude, Freiheit, Frieden
Beschäftigen Sie sich mit diesen Farben: Rosa, Grün, Malve

Augen

Mögliche Faktoren, die Einfluss darauf haben
Ihnen gefällt nicht, was Sie in Ihrem Umfeld sehen. Misstrauen gegenüber Menschen und bestimmten Ereignissen. Sie betrachten das Leben aus einem einzigen, negativen Blickwinkel, nehmen ausschließlich Hindernisse und Beschränkungen wahr. Sie hegen den Wunsch, dass alles anders sein möge oder dass Sie das haben könnten, was andere haben. Furcht vor der Zukunft, Fixierung auf das Älterwerden. Festgefahrenheit.

Rechtes Auge

Der Fluss von – materiellem wie immateriellem – Reichtum und Wohlstand ist blockiert. Beziehungsprobleme. Sie erkennen nicht, wie Sie Ihre Situation verändern können, verlegen sich auf Ausflüchte und finden Gründe, warum die Dinge nicht funktionieren. Sie klammern sich an die Schmerzen aus der Vergangenheit und projizieren sie in die Zukunft. Sie ärgern sich über sich und andere.

Linkes Auge

Sie haben Mühe damit, sich Gutes im Leben vorzustellen. Sie sehen nur die negativen oder schwierigen Bereiche, leiden unter einem Mangel an Kreativität, Freude und Spaß und konzentrieren sich stattdessen auf Schmerz, Leid und Einschränkungen. Das Leben erscheint Ihnen chaotisch, hart, schwierig und voller Kampf, und Sie suchen ständig nach Beweisen dafür, dass dies so ist. Sie verlieren das Vertrauen darauf, dass das Leben für Sie sorgt, weil Sie an Angst, Stress und Sorgen festhalten.

Was Sie tun können

- Sehen Sie Dinge, die Sie gar nicht sehen wollen, z. B. wenn Menschen, die Ihnen nahestehen, leiden oder unglücklich sind? Versuchen Sie, ihnen zu helfen, fühlen sich dann aber zurückgewiesen und entmutigt, weil sie sich nicht ändern? Wenn Sie Ihr Sehvermögen verbessern wollen, dürfen Sie sich nicht auf das konzentrieren, was Sie eigentlich gar nicht sehen wollen, sondern Sie müssen Ihren Fokus auf das richten, was Ihnen gefällt und Sie glücklich macht. Sie können Spaziergänge in der Natur machen, Zeit am Meer verbringen, Menschen besuchen, die Sie inspirieren, oder sich kreativ betätigen und schöne Bilder entweder in Ihrem Kopf oder auf dem Papier malen.
  Gehen Sie hinaus ans Licht. Schließen Sie Ihre Augen. Bedecken Sie sie mit den Handflächen. Lassen Sie es zu, dass die heilende Sonnenenergie die Regeneration Ihrer Augen unterstützt. Wiederholen Sie diese Übung zwei- bis dreimal täglich, jeweils für ein paar Minuten.
- Entspannen Sie Ihre Hände. Öffnen Sie die Augen und betrachten Sie das wunderbare Blau des Himmels. Suchen Sie auch, wenn der Himmel grau ist, den einen oder anderen Flecken blauen Lichtes. Schließen Sie die Augen erneut und visualisieren Sie blaue Lichtstrahlen, die in Ihre Augen eindringen und alle Blockierungen, Degenerationen und Verhärtungen fortspülen. Gestatten Sie es Ihren Augen, sogar noch entspannter und weicher zu werden. Öffnen Sie die Augen. Blinzeln Sie dreißig Sekunden lang so oft wie möglich, um die Augen anzufeuchten.
- Um Ihr Sehvermögen zu verbessern, müssen Sie außerdem die Flexibilität Ihrer Augen steigern. Blicken Sie weit nach links, dann nach rechts, danach nach oben und unten.

Wiederholen Sie die Übung acht- bis zehnmal. Und dann noch einmal in umgekehrter Reihenfolge – ebenfalls acht- bis zehnmal. Falls Sie unter Linsentrübung leiden, versuchen Sie es mit indigogefärbten Brillengläsern, damit das Licht in Ihre Augen eindringen und sie regenerieren kann.

- Sagen Sie: »Göttliche Heilintelligenz, ich bitte dich, entlasse aus meinen Augen alle Wut, Frustration und alles Misstrauen aus der Vergangenheit. Hilf mir, allen Stress und Ärger, alle Negativität, Härte, Angst, selbsterrichteten Hindernisse und Probleme, die ich auf meine Augen projiziert habe, aufzulösen, ebenso wie alle festen Standpunkte, Muster und positiven wie negativen Aufladungen, die zu meinem Zustand beitragen.« Wiederholen Sie das Wort »LÖSCHEN« so oft, bis Sie eine Veränderung spüren.
- Sagen Sie: »Göttliche Heilintelligenz, bitte erfülle mich mit Gefühlen und Erfahrungen von Klarheit, Vertrauen, Geduld, Entspannung, Flexibilität und Frieden. Vielen Dank.« Sagen Sie: »Göttliche Heilintelligenz, bitte heile und regeneriere meine Augen und alle angeschlossenen Organe und stelle sie in ihrer vollen Gesundheit und Lebendigkeit wieder her. Vielen Dank.«

Beschäftigen Sie sich mit den folgenden ungesunden Emotionen: Angst, Stress, Besorgnis, Eifersucht, Frustration
Beschäftigen Sie sich mit den folgenden gesunden Emotionen: Klarheit, Mitgefühl, Frieden, Versöhnlichkeit
Beschäftigen Sie sich mit diesen Farben: Lila, Blau, Indigo, Violett, Malve

Bauch

Mögliche Faktoren, die Einfluss darauf haben

Es fällt Ihnen schwer, die Ereignisse des Lebens zu verarbeiten. Neigung, an giftigen Gefühlen, Gedanken und zurückliegenden Verletzungen festzuhalten. Ständige Zukunftsängste bereiten Ihnen Qual und Leiden in der Gegenwart. Sie sind häufig unsicher und verwirrt, wissen nicht, was Sie tun oder welche Entscheidungen Sie treffen sollen. Sie sind tief davon überzeugt, dass Sie nicht gut genug sind. Sie würden gern mehr im Mittelpunkt stehen, haben aber Angst vor Beurteilung, Zurückweisung und Versagen.

Was Sie tun können

- Atmen Sie durch die Nase tief ein und durch den Mund langsam wieder aus. Lockern Sie sich, und versuchen Sie, Ihren Bauch so weit wie möglich zu entspannen. Wenn Sie Bauchschmerzen haben, stellen Sie sich vor, dass Sie einen Staubsauger in der Hand halten. Visualisieren Sie, wie Sie jegliche Verkrampfung, alles Gift und allen Schmerz aus Ihrem Bauch absaugen.
- Sagen Sie: »Göttliche Heilintelligenz, ich bitte dich, entlasse aus meinem Bauch alle giftigen Gedanken und Gefühle, alte schmerzhafte Erfahrungen, Blockierungen, Mühsal und Zurückweisungen ebenso wie alle festen Standpunkte, Muster und positiven wie negativen Aufladungen, die zu meinem Zustand beitragen.« Wiederholen Sie das Wort »LÖSCHEN« so oft, bis Sie eine Veränderung spüren.
- Reiben Sie Ihre Hände aneinander, bis sie warm werden und zu prickeln beginnen. Dann legen Sie sie auf Ihren Bauch.
- Sagen Sie: »Göttliche Heilintelligenz, bitte erfülle mich mit Gefühlen und Erfahrungen von Leichtigkeit, Entspannung und Freiheit. Ich gewähre nun heilender, liebender und stärkender Energie den Zugang zu meinem Leben. Vielen Dank.«
- Gestatten Sie es Ihrem Körper, die Energie des Wohlbefindens von Ihrer göttlichen Heilintelligenz und von Ihren Händen anzunehmen. Jetzt malen Sie sich aus, wie es sich

anfühlen würde, vollkommen gesund, zuversichtlich und sicher zu sein. Was würden Sie dann denken? Wie würden Sie sich fühlen? Welche Erfahrungen würden Sie machen? Wie wäre Ihre Haltung? Wie würden andere Menschen auf Sie reagieren? Gestatten Sie es sich, sich tatsächlich so zu fühlen, zu sehen und zu erleben.

- Wenn Sie fertig sind, dann gehen Sie hinaus und suchen einen Stein. Halten Sie den Stein in der Hand und wiederholen Sie die vorangegangene Visualisierung, in der Sie sahen, wie Sie gesünder und zuversichtlicher wurden, diesmal aber noch überzeugender. Tragen Sie den Stein den nächsten Monat über bei sich. Halten Sie sich immer dann an ihm fest, wenn es Ihnen gerade an Zuversicht fehlt oder wenn Sie zusätzliche Heilenergie benötigen.
- Sagen Sie: »Göttliche Heilintelligenz, bitte heile meinen Bauch und alle angeschlossenen Organe und stelle sie in ihrer vollen Gesundheit und Lebendigkeit wieder her. Vielen Dank.«

Beschäftigen Sie sich mit den folgenden ungesunden Emotionen: Angst, Frustration, Ablehnung
Beschäftigen Sie sich mit den folgenden gesunden Emotionen: Frieden, Entspannung, Freiheit
Beschäftigen Sie sich mit diesen Farben: Gelb, Orange

Bauchspeicheldrüse

Mögliche Faktoren, die Einfluss darauf haben

Unfähigkeit, die Süße des Lebens zu genießen. Sie fühlen sich erdrückt, zu sehr bemuttert oder aber zu wenig beachtet, machen sich ständig Sorgen, leiden unter Hoffnungslosigkeit, Hilflosigkeit und Kontrollverlust. Durch Unvorhergesehenes sind Sie leicht aus dem Gleichgewicht zu bringen. Geringes Selbstwertgefühl, Gefühle von Bitterkeit, Verwirrung und Ungerechtigkeit. Sie suchen nach Ersatzbefriedigungen, häufig in Form von Zucker und Süßem, was jedoch meist in Enttäuschung endet. Sie sind leichtgläubig und leicht beeinflussbar, gelegentlich aber auch dickköpfig und unflexibel.

Was Sie tun können

- Legen Sie die Fingerspitzen Ihrer beiden Mittelfinger aneinander und beugen Sie die übrigen Finger in Richtung Handfläche. Halten Sie Ihre Hände in dieser Geste drei bis vier Minuten vor die Region Ihres Solarplexus, während Sie tiefe, langsame Atemzüge machen.
- Sagen Sie: »Göttliche Heilintelligenz, ich bitte dich, hilf mir, Bitterkeit, Besorgnis, Verwirrung, Gefühle von Hilf- und Hoffnungslosigkeit aus meiner Bauchspeicheldrüse freizusetzen und mich von allen festen Standpunkten, Mustern und positiven wie negativen Aufladungen, die zu meinem Zustand beitragen, zu befreien.« Wiederholen Sie das Wort »LÖSCHEN« so oft, bis Sie eine Veränderung spüren.
- Schließen Sie die Augen. Richten Sie Ihre Aufmerksamkeit auf Ihre Bauchspeicheldrüse. Wie sieht sie aus? Wirkt sie klar und gesund oder dunkel und schwer?
  Wenn sie Ihnen dunkel und schwer vorkommt, malen Sie sich aus, dass Sie einen Staubsauger in der Hand halten und allen Schmutz absaugen, bis Ihre Bauchspeicheldrüse von allen Unreinheiten befreit ist.
- Reiben Sie Ihre Hände eine Minute lang aneinander. Halten Sie die Handflächen in kurzer Entfernung einander gegenüber und visualisieren Sie zwischen ihnen ein strahlend orangefarbenes Licht. Legen Sie Ihre Hände über Ihre Bauchspeicheldrüse und fühlen Sie, wie das orangefarbene Licht tief in sie eindringt, sie heilt, regeneriert und belebt. Wiederholen Sie etwa zwei Minuten lang die Aufforderung: »Heile, reinige und regeneriere dich jetzt.«

- Sagen Sie: »Göttliche Heilintelligenz, bitte hilf mir, die Süße des Lebens, Fürsorge und Freude zu erfahren. Hilf mir, stärker, selbstbewusster und kompetenter zu werden, damit ich wahrgenommen, gehört und wertgeschätzt werden kann. Vielen Dank.«
- Sagen Sie: »Göttliche Heilintelligenz, bitte heile und regeneriere meine Bauchspeicheldrüse und alle angeschlossenen Organe und stelle sie in ihrer vollen Gesundheit und Lebendigkeit wieder her. Vielen Dank.«

Beschäftigen Sie sich mit den folgenden ungesunden Emotionen: Traurigkeit, Hoffnungslosigkeit, Schuld, Wertlosigkeit, zwanghaftes Kontrollieren, Ablehnung
Beschäftigen Sie sich mit den folgenden gesunden Emotionen: Klarheit, Vertrauen, Freiheit, Freude
Beschäftigen Sie sich mit diesen Farben: Orange, Gelb

Beine

Mögliche Faktoren, die Einfluss darauf haben
Sie fühlen sich vom Druck, der Anstrengung und den Anforderungen des Lebens überwältigt. Sie fürchten sich vor allem, was Sie als Hindernis wahrnehmen. Die schwere Last ungelöster Dinge aus der Vergangenheit drückt Sie zu Boden. Sie meinen, zu wenig Unterstützung zu erfahren, und überlassen sich Selbstzweifeln und Unsicherheit.

Rechtes Bein

Es fällt Ihnen schwer, eine Sache in die Hand zu nehmen. Sie fühlen sich schwach, eingeengt, unsicher und nicht unterstützt. Sie haben die falsche Richtung eingeschlagen, sabotieren sich selbst und stellen sich dem Fluss des Lebens entgegen. Sie geben sich nicht genug Zeit, um sich auf den Zweck Ihres Daseins einzustimmen.

Linkes Bein

Sie sind verletzlich, wütend, überempfindlich, zu selbstkritisch, belastet, besorgt. Nicht zum Abschluss gebrachte Angelegenheiten aus der Vergangenheit bremsen Sie in Ihrer Entwicklung. Sie trauen sich nicht, voranzugehen und Verantwortung für eigenes Tun zu übernehmen, und haben Angst davor, wie andere Ihre Entscheidungen beurteilen. Sie tun Dinge, die Sie nicht mögen, um der Anerkennung und des Geldes willen.

Was Sie tun können

- Danken Sie Ihren Beinen dafür, dass sie Sie tragen. Betrachten Sie sie aufmerksam. Würdigen Sie sie. Denken Sie an all die wunderbaren Dinge, die Ihre Beine Ihnen ermöglichen: stehen, gehen, laufen, springen, tanzen, fahren, sich bewegen. Was sind sie Ihnen wert? Würden Sie sie für eine Million verkaufen? Unwahrscheinlich. Machen Sie sich bewusst, dass Ihre Beine unbezahlbar sind. Sie sind reich.
- Spüren Sie bewusst, wie sich Ihre Beine anfühlen. Fühlen sie sich gefesselt, schwer und schwach an oder leicht, frei und stark? Wenn Ersteres zutrifft, bitten Sie die göttliche Heilintelligenz Ihres Körpers, Fesseln und Lasten abzustreifen.
- Sagen Sie: »Göttliche Heilintelligenz, ich bitte dich, befreie meine Beine von allen Lasten, Hindernissen, Einschränkungen, von aller Schwere, Verletzung, Wut, Angst, Schwäche und von allem Druck ebenso wie von allen festen Standpunkten, Mustern und positiven wie negativen Aufladungen, die zu meinem Zustand beitragen.« Wiederholen Sie das Wort »LÖSCHEN« so oft, bis Sie eine Veränderung spüren.
- Wenden Sie Ihre Aufmerksamkeit dem Druck und der Festgefahrenheit in Ihren Beinen zu. Schütteln Sie sie heraus. Stehen Sie auf und schütteln Sie die Beine nacheinander oder gleichzeitig kräftig aus. Falls Sie nicht aufstehen

können, schütteln Sie sie im Sitzen. Tun Sie dies dreißig Sekunden lang, dann entspannen Sie sich genauso lang und spüren das energetische Kribbeln in Ihren Beinen. Wiederholen Sie den Vorgang mehrmals. Tanzen Sie zu Musik. Damit stimulieren Sie die Durchblutung Ihrer Beine.

- Atmen Sie tief ein und aus. Konzentrieren Sie sich auf die Wärme und das Kribbeln in Ihren Beinen und verstärken Sie es. Sorgen Sie mit der Macht Ihres Geistes dafür, dass sich Wärme und Kribbeln überall in Ihren Beinen ausbreiten. Erwärmen Sie die Energie dreißig Sekunden lang und lassen Sie sie für dreißig Sekunden kühler werden, immer im Wechsel. Machen Sie dies für mindestens fünf Minuten. Wärme erzeugen Sie, indem Sie sich auf die Farben Rot und Orange konzentrieren, Kühle, indem Sie Türkis und Blau visualisieren.
- Streichen Sie mit den Händen von den Knöcheln bis zu den Oberschenkeln sanft an den Beinen entlang. Stellen Sie sich dabei vor, dass Ihre Hände wie die Borsten zweier großer Pinsel sind, die Ihre Beine mit rosa Farbe bemalen. Wenn Sie sich irgendwelcher Blockaden bewusst werden, gestatten Sie es der rosa Farbe, sie zu durchdringen und aufzulösen.
- Sagen Sie: »Göttliche Heilintelligenz, bitte steigere mein Selbstvertrauen, Klarheit, Selbstbestärkung und Kreativität. Hilf mir, Leichtigkeit, sanften Fluss und Gleichgewicht in meinem Leben zu erfahren. Gib mir die Kraft, meine Träume mit der vollen Unterstützung meiner Mitmenschen zu verwirklichen. Vielen Dank.«
- Massieren Sie Ihre Beine und konzentrieren Sie sich dabei selbstbewusst und klar auf das, was Sie in Ihrem Leben erfahren möchten, auf Ihr Vorankommen und Ihre Erfolge. Stellen Sie sich vor, dass sich Ihre Beine mit Leichtigkeit und Grazie bewegen. Dann stehen Sie auf und bewegen sich selbstbewusst.

- Falls Sie Probleme mit der Durchblutung haben, möchten Sie vielleicht Ihre Beine mit einer festen Bürste dreißig Sekunden lang kräftig schrubben (verzichten Sie jedoch darauf, wenn Sie leicht unter Hautreizungen leiden). Nach einer Pause von zwanzig Sekunden wiederholen Sie den Vorgang noch drei- bis fünfmal.
- Sagen Sie: »Göttliche Heilintelligenz, bitte heile und regeneriere meine Beine, Knie und Knöchel und stelle sie in ihrer vollen Gesundheit und Lebendigkeit wieder her. Vielen Dank.«

Beschäftigen Sie sich mit den folgenden ungesunden Emotionen: Stress, Angst, Schmerz, Wut, Überforderung
Beschäftigen Sie sich mit den folgenden gesunden Emotionen: Beweglichkeit und Bewegung, Klarheit, Vertrauen, Erfolg
Beschäftigen Sie sich mit diesen Farben: Rot, Orange, Blau, Türkis, Rosa

Blut

Mögliche Faktoren, die Einfluss darauf haben

Innere Spannungen, Traurigkeit, Zurückweisung, Schuld- und Schamgefühle, Misstrauen und Widerstände. Schwierigkeiten in der Kommunikation mit einem Partner, Familienmitglied, nahen Freund oder Mitarbeiter. Sie unterdrücken Ihre Kreativität, missachten Ihre Träume und Wünsche. Die Ängste Ihrer Vorfahren beeinflussen Sie, verstärken Ihren eigenen Stress und tragen damit möglicherweise zur Verschlimmerung einer bereits vorhandenen Störung des Blutes bei. Ihnen mangelt es an Selbstachtung. Aufgrund eines Traumas oder eines schweren Verlusts möchten Sie am Leben verzweifeln. Wenn Kinder betroffen sind, leiden sie womöglich unter inneren Konflikten oder sie fühlen sich zu wenig unterstützt und übernehmen Verantwortung für die Auseinandersetzungen und Streitereien der Eltern.

Was Sie tun können

- Um Ihr Blut zu regenerieren und zu reinigen, konzentrieren Sie sich auf die Farbe Rot. Stellen Sie sich vor, dass Sie Ihren ganzen Körper mit einem gleißenden roten Lichtstrahl durchdringen. Beginnen Sie bei den Zehen, fahren fort über die Füße, Beine, Oberschenkel, durch den Rumpf, den Kopf und über den Rücken wieder zurück. Stellen Sie fest, wo der Blutfluss stockt oder unterbrochen ist. Intensivieren Sie das rote Licht in diesen Bereichen. Möglicherweise spüren Sie dort dann Wärme oder ein Kribbeln. Verwandeln Sie den gleißenden roten Lichtstrahl in ein Vakuum, das alle Blockierungen aufspürt, aufsaugt und auflöst. Wenn sich das Blut in Ihren Armen, Händen, Beinen oder Füßen staut, dann schütteln Sie Arme und Beine aus, um den Blutfluss vorsichtig in Gang zu bringen. Oder aber Sie massieren den blockierten Bereich und bearbeiten ihn, wenn Sie wollen, mit einer Haarbürste, bis er sich rötet und kribbelt.
- Sagen Sie: »Göttliche Heilintelligenz, ich bitte dich, entlasse aus meinem Blut alle Anspannung und Gefühle von Traurigkeit, innerem Widerstand und Zurückweisung, alle Ängste und allen Stress ebenso wie alle festen Standpunkte, Muster und positiven wie negativen Aufladungen, die zu meinem Zustand beitragen.« Wiederholen Sie das Wort »LÖSCHEN« so oft, bis Sie eine Veränderung spüren.
- Sagen Sie: »Göttliche Heilintelligenz, bitte steigere meine Fähigkeit, mit anderen Menschen klar und offen zu kommunizieren. Hilf mir, Freude, Fröhlichkeit, Glück und Frieden zu erfahren. Gestatte mir, mich ungehemmt auszudrücken, und lass meine Kreativität erblühen. Vielen Dank.«
- Konzentrieren Sie sich weiter darauf, Ihr Blut aufzuwecken, indem Sie die Hitze des roten Lichtstrahls intensivieren und dann mit einem blauen Lichtstrahl die Temperatur senken.

- Sagen Sie: »Göttliche Heilintelligenz, bitte heile mein Blut und stelle es in seiner vollen Gesundheit und Lebendigkeit wieder her. Vielen Dank.«

Beschäftigen Sie sich mit den folgenden ungesunden Emotionen: Ablehnung, Schuld, Scham, Angst, Stress, Minderwertigkeitskomplexe
Beschäftigen Sie sich mit den folgenden gesunden Emotionen: Versöhnlichkeit, Freude, Mitgefühl, Vertrauen
Beschäftigen Sie sich mit diesen Farben: Rot, Blau, Violett, Grün, Indigo

Brüste

Mögliche Faktoren, die Einfluss darauf haben
Sich selbst bringen Sie zu wenig nährende, sanfte Liebe entgegen, während Sie zugleich andere damit überschütten. Sie sind überzeugt, dass Sie diese Liebe von anderen nicht verdienen oder keine Unterstützung erwarten dürfen.

Rechte Brust

Sie haben keine Ruhe, sind immer mit irgendetwas beschäftigt. Tendenz zur Arbeitssucht. Sie können nicht nein sagen und möchten es allen recht machen, weil Sie meinen, dass die Welt sonst aus den Fugen gerät. Dann fühlen Sie sich jedoch zwischen allen hin und her gerissen und als »Sklave«. Sie finden sich oft in der Opferrolle wieder und stellen sich die Frage: »Warum stößt das ausgerechnet mir zu?« Verletzungen aus der Kindheit, die durch die eigene Familie verursacht wurden, wirken in die Gegenwart nach. Sie fühlen sich von anderen überfordert und überwältigt, suchen Zuflucht in zwanghaftem Kontrollieren, um nicht am Leben zu zerbrechen. Außerdem geraten Sie leicht in missbräuchliche Beziehungen. Häufig Wut auf Männer, weil sie Ihnen Schmerz zugefügt haben. Sie halten an Trauer über eine zerbrochene Beziehung fest. Bei Eltern: Sie sind enttäuscht und verletzt, weil die Beziehung zu den Kindern nicht so ist, wie erhofft.

Linke Brust

Schwierigkeit mit der eigenen Weiblichkeit und damit, Liebe, Zuneigung und Freundlichkeit anzunehmen. Sie sind gefangen von der Vorstellung, keine Hilfe von anderen annehmen zu müssen, weil Sie alles alleine schaffen möchten. Daher reißen Sie zu viele Aufgaben an sich und zwingen sich dann, über Ihre Grenzen zu gehen, die Sie nicht klar erkennen. Sie werden dabei von Ängsten getrieben und sind schnell erschöpft. Sie klammern sich an Zurückweisung, Scham, Enttäuschung, Unsicherheit und Angst. Sie sorgen sich um alles und jeden. Sie haben ein tiefes Bedürfnis nach Zustimmung durch andere und sind immer bemüht, es allen recht zu machen. Tiefe Angst vor Verlusten. Sie bedauern bereits getroffene Entscheidungen, leben in der Vergangenheit und wünschen, alles wäre anders.

Was Sie tun können

- Fokussieren Sie sich auf Ihre Brüste. Wissen Sie sie zu schätzen? Kümmern Sie sich um sie? Lieben Sie sie? Oder haben Sie etwas an ihnen auszusetzen? Machen Sie sich über sie lustig? Haben Sie in ihnen und in Ihrem gesamten Brustraum Enttäuschung, Verletzung und Scham abgelagert? Stellen Sie sich vor den Spiegel, machen Sie den Oberkörper frei und betrachten Sie Ihre Brüste. Konzentrieren Sie sich darauf, alle Kritik an ihnen fahren zu lassen und sie aus einer neuen Perspektive der Wertschätzung und Liebe zu sehen.
- Entfernen Sie mit den Händen Blockierungen, energetische Messer, Stricke oder alle Formen von Missbrauch aus Ihren Brüsten und werfen Sie sie in ein imaginäres Feuer.

Erlauben Sie es Ihren Brüsten, auf allen Ebenen Ballast abzuwerfen, bis sie sich schön und leicht anfühlen.

- Sagen Sie: »Göttliche Heilintelligenz, ich bitte dich, hilf mir, alle Härte, Enttäuschung, Gefühle von Zurückweisung, Müdigkeit und Verlust aus meinen Brüsten zu entlassen. Lass mich meine Bedürfnisse klar erkennen und befreie mich von jeglichem Drang, mich für andere zu opfern, sowie von allen festen Standpunkten, Mustern und positiven wie negativen Aufladungen, die zu meinem Zustand beitragen.« Wiederholen Sie das Wort »LÖSCHEN« so oft, bis Sie eine Veränderung spüren.
- Umfassen Sie Ihre Brüste mit den Händen und konzentrieren Sie sich darauf, ihnen grünes, heilendes, verjüngendes Licht zu senden.
- Vervollständigen Sie den Satz: »Ich liebe meine Brüste, weil ...« Tun Sie dies fünfmal und geben jedes Mal einen anderen Grund an, z. B.:
  - Ich liebe meine Brüste, weil sie mir Lust bereiten.
  - Ich liebe meine Brüste, weil sie dafür sorgen, dass ich mich femininer fühle.
  - Ich liebe meine Brüste, weil ich mit ihnen meine Kinder ernähren kann oder konnte.
- Sagen Sie: »Göttliche Heilintelligenz, bitte hilf mir, mich selbst zu lieben und zu pflegen und besser auf mich zu hören. Hilf mir, ein ausgewogeneres Weltbild zu entwickeln, meine innere Kraft zu steigern und mir die Freiheit zu gestatten, ich selbst zu sein. Vielen Dank.«
- Tun Sie jeden Tag etwas Liebevolles für sich, und wenn es nur einen Augenblick lang ist. Schenken Sie sich im Spiegel ein Lächeln, machen Sie sich ein Kompliment, gönnen Sie sich einen Moment Ruhe, lesen Sie, tanzen Sie oder tun Sie das, was sich für Sie richtig anfühlt.
- Sagen Sie: »Göttliche Heilintelligenz, bitte heile und regeneriere meine Brüste und alle mit ihnen verbundenen Or-

gane und stelle sie in ihrer vollen Gesundheit und Lebendigkeit wieder her. Vielen Dank.«

Beschäftigen Sie sich mit den folgenden ungesunden Emotionen: Festgefahrenheit, Angst, Kritisieren, Ablehnung, Abwehr/Angriff, zwanghaftes Kontrollieren, Verurteilung, Schuld, Minderwertigkeitskomplexe
Beschäftigen Sie sich mit den folgenden gesunden Emotionen: Versöhnlichkeit, Unterstützung, Unschuld, Vertrauen, Liebe
Beschäftigen Sie sich mit diesen Farben: Grün, Rosa, Gold, Orange

Brust

Mögliche Faktoren, die Einfluss darauf haben

Niedergeschlagenheit, als laste großer Druck auf der Brust. Sie geben anderen zu viel der eigenen Energie, ohne dass es Ihnen vergolten wird. Sie fühlen sich schwach, müde, leer, ängstlich, verunsichert und ausgelaugt und haben Mühe damit, Ihre Gefühle auszudrücken. Um sich sicherer fühlen zu können, versuchen Sie, Ihre Mitmenschen und Situationen zu kontrollieren. Trotzdem empfinden Sie nur Enge und Einschränkung. Ihnen mangelt es an Selbstvertrauen, Spontaneität und Kreativität.

Was Sie tun können

- Setzen oder legen Sie sich hin. Atmen Sie langsam und tief ein und aus und gestatten Sie es Ihrem Körper, sich vollständig zu entspannen. Stellen Sie sich vor, Sie liegen in einer mit orangefarbener Heilflüssigkeit gefüllten Wanne. Lassen Sie Ihren Körper weich und geschmeidig werden und genießen Sie die Erfahrung. Stellen Sie sich einen Trichter mitten in Ihrer Brust vor.
- Sagen Sie: »Göttliche Heilintelligenz, ich bitte dich, entlasse aus meiner Brust alle Last, Machtlosigkeit, geringe Selbstachtung, den Drang, Gefühle zu unterdrücken, und

Ängste ebenso wie alle festen Standpunkte, Muster und positiven wie negativen Aufladungen, die zu meinem Zustand beitragen.« Wiederholen Sie das Wort »LÖSCHEN« so oft, bis Sie eine Veränderung spüren.

- Sagen Sie: »Ich gestatte es allen Zellen in meinem Körper, die durch ein Gefühl der Schwere, durch Verfall, Erkrankung oder Stress beeinträchtigt werden, sich jetzt durch den Trichter in meiner Brust in einer lila Flamme aufzulösen.«
- Sehen Sie zu, wie die giftige und schwere Energie Ihren Körper durch den Trichter verlässt und in der Flamme verschwindet. Massieren Sie dabei mit dem Daumen der linken Hand vorsichtig die Stelle zwischen dem Ring- und dem Mittelfinger der rechten Hand. Erhalten Sie die sanfte kreisförmige Bewegung ein bis zwei Minuten aufrecht. Während Sie massieren, machen Sie langsame, tiefe Atemzüge, gestatten es Ihrer Brust, sich mit frischem Sauerstoff zu füllen, und entlassen mit dem Ausatmen alle Unreinheit aus Brust und Lungen. Massieren Sie danach die gleiche Stelle an Ihrer linken Hand.
- Sagen Sie: »Göttliche Heilintelligenz, bitte hilf mir, mein Leben in Leichtigkeit, Freiheit, Kreativität und Liebe zu führen. Hilf mir, in meinem Herzen und in meiner Seele Ruhe und Frieden zu finden. Vielen Dank.«
- Sagen Sie: »Göttliche Heilintelligenz, bitte heile und regeneriere meine Brust, meine Lungen und mein Herz und stelle sie in ihrer vollen Gesundheit und Lebendigkeit wieder her. Vielen Dank.«

Beschäftigen Sie sich mit den folgenden ungesunden Emotionen: Angst, zwanghaftes Kontrollieren, Minderwertigkeitskomplexe
Beschäftigen Sie sich mit den folgenden gesunden Emotionen: Frieden, Entspannung, Vertrauen, Freiheit
Beschäftigen Sie sich mit diesen Farben: Orange, Türkis, Gold

Brustkorb

Mögliche Faktoren, die Einfluss darauf haben

Festgefahrenheit. Überlastung. Ständige Selbstzweifel, die Ihre Pläne untergraben, fressen Sie auf. Angst, Einschränkungen und das Gefühl, die Kontrolle über alles zu verlieren, bestimmen Ihr Leben.

Was Sie tun können

- Reiben Sie Ihre Handflächen aneinander. Wenn Sie merken, dass sie anfangen zu kribbeln, legen Sie sie auf Ihren Brustkorb und stellen sich vor, dass aus Ihrer rechten Hand wunderbares grünes Heillicht hervortritt und aus Ihrer linken weißes, reinigendes Licht. Konzentrieren Sie sich auf Ihre Atmung. Bei jedem Ausatmen richten Sie Ihre Aufmerksamkeit auf die Auflösung aller Blockierungen und Anspannungen im Brustkorb. Seien Sie offen für neue Möglichkeiten.
- Sagen Sie: »Göttliche Heilintelligenz, ich bitte dich, hilf mir, alle Gefühle von Blockiertheit, Angst, Kontrollverlust, Belastung, Einschränkung, Selbstzweifel und Selbstsabotage aus meinem Brustkorb zu entlassen, ebenso wie alle festen Standpunkte, Muster und positiven wie negativen Aufladungen, die zu meinem Zustand beitragen.« Wiederholen Sie das Wort »LÖSCHEN« so oft, bis Sie eine Veränderung spüren.
- Sagen Sie: »Göttliche Heilintelligenz, bitte hilf mir, mein spontanes, freies und bewegliches Wesen zu entdecken. Lass es zu, dass ich mir neue Denkweisen erschließe und alle Zweifel in Glauben und Zuversicht verwandle. Vielen Dank.«
- Sagen Sie: »Göttliche Heilintelligenz, bitte heile und regeneriere meinen Brustkorb und stelle ihn in seiner vollen Gesundheit und Lebendigkeit wieder her. Vielen Dank.«

Beschäftigen Sie sich mit den folgenden ungesunden Emotionen: Festgefahrenheit, Minderwertigkeitskomplexe, Angst, zwanghaftes Kontrollieren
Beschäftigen Sie sich mit den folgenden gesunden Emotionen: Freiheit, Vertrauen, Klarheit
Beschäftigen Sie sich mit diesen Farben: Weiß, Grün, Gelb

Darmausgang

Mögliche Faktoren, die Einfluss darauf haben

Schwierigkeiten, sich von althergebrachten Familienmeinungen und -ängsten zu befreien. Neigung zu Reue, Schuldgefühlen und Zweifeln an Entscheidungen in der Vergangenheit. Wut gegen sich selbst und andere können Sie nur schwer loslassen. Angst vor Verlust und davor, verlassen zu werden. Unfähigkeit, aus der Vergangenheit zu lernen. Ständige Kritik an sich selbst und anderen. Sie sind mit sich selbst und dem eigenen Leben unglücklich. Was Sie auch tun, Sie glauben immer, es sei nicht genug, und versuchen, das Leben unter Kontrolle zu bekommen. Sie haben das Gefühl, betrogen worden zu sein, weil Sie falsche Erwartungen hatten. Sie sind überzeugt, dass Sie die guten Dinge im Leben nicht wert seien.

Was Sie tun können

- Richten Sie Ihre Aufmerksamkeit auf Ihren After. Atmen Sie tief ein und aus. Lassen Sie Ihren Atem den gesamten Körper durchströmen. Konzentrieren Sie sich darauf, loszulassen. Wenn Sie etwas bezahlen, geben Sie Ihr Geld fort und erhalten im Gegenzug etwas dafür; wenn Sie umziehen, verabschieden Sie sich von Ihrem alten Zuhause, damit Sie sich im neuen wohl fühlen können; und wenn Sie den Schmerz loslassen, dann heißen Sie das Wohlbefinden in Ihrem Leben willkommen.
- Atmen Sie langsam ein und spannen Sie dabei Ihren After-

muskel an. Entspannen Sie ihn beim Ausatmen. Während Sie den Muskel anspannen, konzentrieren Sie sich auf die negativen Gefühle oder Überzeugungen, an denen Sie festhalten. Wenn Sie ausatmen, konzentrieren Sie sich auf das Loslassen.

- Sagen Sie: »Göttliche Heilintelligenz, ich bitte dich, löse alle Schuldgefühle, Schuldzuweisungen, Kritik, Wut, Blockiertheit und überholten Ängste aus meinem After, ebenso wie alle festen Standpunkte, Muster und positiven wie negativen Aufladungen, die zu meinem Zustand beitragen.« Wiederholen Sie das Wort »LÖSCHEN« so oft, bis Sie eine Veränderung spüren.
- Reiben Sie Ihre Hände aneinander. Halten Sie sie so vor sich, dass sie sich gerade nicht mehr berühren. Konzentrieren Sie sich auf das kribbelnde Gefühl in ihnen. Stellen Sie sich orangefarbenes Licht zwischen Ihren Händen vor. Legen Sie Ihre Hände über Ihren After. Atmen Sie das orangefarbene Licht ein und gestatten Sie es ihm, alles Gift aus ihrem After zu entfernen. Möglicherweise spüren Sie nun auch im Inneren ein Kribbeln. Erhalten Sie währenddessen Ihre Tiefenatmung eine Weile aufrecht.
- Sagen Sie: »Göttliche Heilintelligenz, bitte erfülle mich mit Gefühlen und Erfahrungen von Weisheit, Vertrauen und Selbstachtung. Vielen Dank.«
- Gestatten Sie es sich, vorwärtszukommen. Treffen Sie selbstbewusste Entscheidungen, die Glück und Wohlergehen in Ihr Leben tragen.
- Sagen Sie: »Göttliche Heilintelligenz, bitte heile meinen After und alle angeschlossenen Organe und stelle sie in ihrer vollen Gesundheit und Lebendigkeit wieder her. Vielen Dank.«

Beschäftigen Sie sich mit den folgenden ungesunden Emotionen: Angst, Schuld, Wut

Beschäftigen Sie sich mit den folgenden gesunden Emotionen: Versöhnlichkeit, Freiheit, Liebe
Beschäftigen Sie sich mit diesen Farben: Orange, Braun, Grün

Därme

Mögliche Faktoren, die Einfluss darauf haben
Festgefahrenheit. Ihnen fällt es schwer, alte bzw. veraltete Überzeugungen loszulassen, denn Sie fürchten sich vor Veränderung und allem Unbekannten. Sie möchten immer recht haben, wähnen andere im unrecht und weigern sich, deren Vorschläge anzuhören. Sie möchten die Kontrolle über andere haben, mit dem Hintergedanken: »Wenn sie sich doch nur ändern würden, dann erginge es mir besser.« Sie sagen anderen ständig, was sie tun oder lassen sollen, und wie sie ihr Leben am besten in den Griff bekommen. Perfektionismus. Eine »Alles-oder-nichts«-Einstellung.

Was Sie tun können

- Falls Sie immer wieder unter Verstopfung oder Durchfall leiden, massieren Sie die Zeigefinger beider Hände, indem Sie mit dem Zeigefinder und Daumen der jeweils anderen Hand langsam von der Fingerwurzel bis zur Fingerspitze hin massieren, und zwar bei beiden Fingern mehrere Minuten lang. Atmen Sie während der Massage tief ein und aus.
- Schließen Sie die Augen und stellen sich einen gelben Lichtstrahl vor, der in Ihre Därme dringt und sie von allen Ablagerungen und Giften befreit.
- Um sich bewusst zu machen, was genau Sie nicht loslassen können, stellen Sie sich folgende Fragen:
  - Klammere ich mich an eine Beziehung, deren Ende ich akzeptieren sollte?
  - Klammere ich mich an einen Job, aus dem ich mich verabschieden sollte?

- Halte ich an einer schmerzlichen Erfahrung aus der Vergangenheit fest?
- Halte ich an einem starken Gefühl der Wut aus der Vergangenheit fest?

- Stellen Sie sich weitere ähnliche Fragen. Wenn Sie feststellen, dass Sie an einem destruktiven Muster, einer zerstörerischen Gewohnheit oder Situation festhalten, ballen Sie die Fäuste und lassen es zu, genau zu spüren, wie es sich anfühlt, sich an etwas zu klammern. Überlegen Sie: »Kann ich irgendetwas anderes zulassen und erfahren, wenn ich an der Negativität festhalte?«
- Sagen Sie: »Göttliche Heilintelligenz, ich bitte dich, hilf mir alle Verurteilungen, Kritik, Rechthaberei, Angst vor Veränderung, allen Perfektionismus und meine Festgefahrenheit aus meinen Därmen zu lösen, ebenso wie alle festen Standpunkte, Muster und positiven wie negativen Aufladungen, die zu meinem Zustand beitragen.« Wiederholen Sie das Wort »LÖSCHEN« so oft, bis Sie eine Veränderung spüren.
- Öffnen Sie die Fäuste und gestatten Sie es Ihren Händen, sich zu entspannen. Wenn Sie bereit sind loszulassen, blasen Sie alle Verkrampfungen und Blockierungen aus Ihren Handflächen fort. Fragen Sie sich: »Welche erstaunlichen Möglichkeiten stehen mir nun offen?«
- Sagen Sie: »Göttliche Heilintelligenz, bitte steigere meine Fähigkeit, mein Leben zum Besseren hin zu verändern. Hilf mir, Heilung, Erbauung und göttlichen Erfahrungen Zutritt zu meinem Leben zu gewähren. Vielen Dank.«
- Wenn Sie immer noch Probleme mit Verstopfung haben, dann versuchen Sie es mit folgendem Verfahren: Suchen Sie die kleine Delle in der Mitte Ihres Kinns. Legen Sie Ihren Mittelfinger auf die Stelle. Lassen Sie Ihren Finger ungefähr fünfundvierzig Sekunden lang mit festem Druck auf der Stelle kreisen. Ruhen Sie einen Moment und

wiederholen Sie den Prozess zwei- oder dreimal. Stellen Sie sich dabei vor, wie Ihre Därme von belebendem grünem Licht umspült werden.

- Sagen Sie: »Göttliche Heilintelligenz, bitte heile meine Därme und alle mit ihnen verbundenen Organe und stelle sie in ihrer vollen Gesundheit und Lebendigkeit wieder her. Vielen Dank.«

Beschäftigen Sie sich mit den folgenden ungesunden Emotionen: Festgefahrenheit, Verurteilung, zwanghaftes Kontrollieren, Angst
Beschäftigen Sie sich mit den folgenden gesunden Emotionen: Beweglichkeit und Bewegung, Freiheit, Entspannung
Beschäftigen Sie sich mit diesen Farben: Braun, Gelb, Grün

Dickdarm

Mögliche Faktoren, die Einfluss darauf haben

Weinkrämpfe, Verwirrung, Gereiztheit, Frustration, Stagnation und Ärger. Sie haben das Gefühl, nichts richtig machen zu können, und hegen den Wunsch, fortzulaufen und sich vor der Welt zu verbergen. Sie meinen, irgendwie anders zu sein und deshalb nicht verstanden zu werden. Es fällt Ihnen schwer, den Standpunkt anderer Leute nachzuvollziehen, und Sie verteidigen in einer Diskussion die eigene Position dogmatisch. Sie sind äußerst sensibel und dünnhäutig.
Siehe auch **Därme**

Was Sie tun können

- Sagen Sie: »Göttliche Heilintelligenz, ich bitte dich, löse alle Verletzung, Verärgerung, Frustration, Verwirrung und Stagnation in meinem Dickdarm auf, ebenso wie alle festen Standpunkte, Muster und positiven wie negativen Aufladungen, die zu meinem Zustand beitragen.« Wiederholen Sie das Wort »LÖSCHEN« so oft, bis Sie eine Veränderung spüren.

- Sagen Sie: »Göttliche Heilintelligenz, bitte unterstütze mich darin, an meinen Ideen festzuhalten und sie auch umzusetzen. Hilf mir, unvoreingenommen und nachgiebig zu sein und meine Mitmenschen mit ihrer Individualität und Kreativität anzunehmen. Vielen Dank.«
- Sagen Sie: »Göttliche Heilintelligenz, bitte heile und regeneriere meinen Dickdarm und alle angeschlossenen Organe und stelle sie in ihrer vollen Gesundheit und Lebendigkeit wieder her. Vielen Dank.«

Beschäftigen Sie sich mit den folgenden ungesunden Emotionen: Stress, Frustration, Wut, Verurteilung
Beschäftigen Sie sich mit den folgenden gesunden Emotionen: Freiheit, Ermutigung, Glück
Beschäftigen Sie sich mit diesen Farben: Orange, Gelb, Braun, Blau

Dünndarm

Mögliche Faktoren, die Einfluss darauf haben
Sie fühlen sich alleingelassen, unsicher, verletzlich, verwirrt. Sie sabotieren sich gerne selbst und schieben die Dinge auf. Sie sind zerstreut, lassen sich leicht ablenken, verlieren sich in Kleinigkeiten und stecken fest. Sie sehnen sich nach einer unerwiderten Liebe.
Siehe auch **Därme**

Was Sie tun können
- Sagen Sie: »Göttliche Heilintelligenz, bitte hilf mir, meine Gefühle von Unsicherheit, Einsamkeit und Verwirrung abzubauen. Befreie meinen Dünndarm von meiner Selbstsabotage, Ablenkbarkeit, Festgefahrenheit und von meinen Aufschiebetaktiken ebenso wie von allen festen Standpunkten, Mustern und positiven wie negativen Aufladungen, die zu meinem Zustand beitragen.« Wiederholen Sie das Wort »LÖSCHEN« so oft, bis Sie eine Veränderung spüren.

- Sagen Sie: »Göttliche Heilintelligenz, bitte hilf mir, Gefühle der Sicherheit, Leichtigkeit, des Wohlbefindens und der klaren Ausrichtung in mir zu entwickeln. Hilf mir, klar, entschlossen und zentriert zu werden. Gestatte es mir, mich und meine Mitmenschen zu lieben und zu würdigen. Vielen Dank.«
- Sagen Sie: »Göttliche Heilintelligenz, bitte heile und regeneriere meinen Dünndarm und alle angeschlossenen Organe und stelle sie in ihrer vollen Gesundheit und Lebendigkeit wieder her. Vielen Dank.«

Beschäftigen Sie sich mit den folgenden ungesunden Emotionen: Festgefahrenheit, Wertlosigkeit, Angst
Beschäftigen Sie sich mit den folgenden gesunden Emotionen: Klarheit, Freiheit, Vertrauen
Beschäftigen Sie sich mit diesen Farben: Orange, Grün, Braun, Gelb

Eierstöcke

Mögliche Faktoren, die Einfluss darauf haben

Sie halten an alten Verletzungen fest, insbesondere an solchen, die durch Männer verursacht wurden. Sie misstrauen der eigenen Intuition, leiden unter Minderwertigkeitskomplexen, vernachlässigen sich und sehen sich oft in der Opferrolle. Sie neigen dazu, sich über alles und jeden Sorgen zu machen. Ihre Weiblichkeit oder Ihr weibliches Wesen lehnen Sie ab, da Sie davon überzeugt sind, dass »Frausein« »Schwachsein« bedeutet. Sie sind auf das Älterwerden fixiert, das Sie mit dem Verlust von Vitalität, Schönheit und Attraktivität gleichsetzen. Sie verbieten es sich selbst, die eigene Weiblichkeit und Sinnlichkeit zu genießen. In manchen Fällen Probleme mit der Fruchtbarkeit.

Was Sie tun können

- Wie geht es Ihnen mit Ihrer Weiblichkeit? Haben Sie das

Gefühl, sie ganz und gar anzunehmen und mit ihr Ihre Sinnlichkeit? Oder versuchen Sie, eine »Superfrau« zu sein, die alles für andere tut und die eigenen Bedürfnisse ignoriert?

Wenn Sie losgehen, um für sich einzukaufen, denken Sie dann: »O nein, für mich selbst würde ich das nicht anschaffen, doch für meinen Mann, mein Kind, meine Freundin, meinen Hund, meine Katze würde ich ohne Zögern so viel Geld ausgeben.«

Machen Sie sich Ihre eigenen Bedürfnisse und Wünsche bewusst. Welche wunderbaren Dinge verdienen Sie? Wenn Sie sie jetzt nicht haben können, wann dann? Wenn *Sie* nicht auf sich achtgeben und Ihre Bedürfnisse berücksichtigen, wer soll es dann tun?

Gestatten Sie es sich, Freude an Ihrer Weiblichkeit, Ihrer Sinnlichkeit und Ihrem Körper zu haben. In welchen Kleidungsstücken fühlen Sie sich besonders weiblich und schön? Kaufen Sie sie und tragen Sie sie. Welche Worte, Vorstellungen, Gefühle oder Handlungen machen Sie stark und selbstbewusst? Denken, sagen, spüren und tun Sie dies alles. Erlauben Sie sich, Freude an Ihrer Weiblichkeit zu empfinden. Machen Sie sich klar, dass es wunderschön, mutig und kraftvoll ist, wenn Sie sich in Ihrer Rolle als Frau entfalten.

- Sagen Sie: »Göttliche Heilintelligenz, hilf mir, damit aufzuhören, mich selbst zu vernachlässigen, zu entwerten und zurückzuweisen oder mich als Selbstverständlichkeit hinzunehmen. Gestatte es mir, meine Gefühle von Wertlosigkeit, Schwäche, Machtlosigkeit und Verlorenheit, die ich in den Eierstöcken eingelagert habe, abzubauen, ebenso wie alle festen Standpunkte, Muster und positiven wie negativen Aufladungen, die zu meinem Zustand beitragen.« Wiederholen Sie das Wort »LÖSCHEN« so oft, bis Sie eine Veränderung spüren.

- Legen Sie Ihre Hände auf den Unterbauch über die Eierstöcke. Konzentrieren Sie sich darauf, Ihren Eierstöcken Ihre tiefste und intensivste Liebe und Anerkennung zu schicken. Danken Sie ihnen für den wunderbaren Beitrag, den sie leisten. Wenn Sie Kinder haben oder sich welche wünschen, dann danken Sie Ihren Eierstöcken dafür, dass sie Leben schenken. Wenn Sie noch menstruieren, dann danken Sie ihnen dafür, dass sie Sie mit dem Rhythmus des Mondes verbinden und für Ihren natürlichen Zyklus sorgen.
- Falls Sie sich Kinder wünschen, aber keine haben können, dann vergeben Sie Ihren Eierstöcken dafür, dass sie Ihren Wunsch nicht erfüllen können. Bitten Sie die göttliche Intelligenz des Universums, Sie zu unterstützen und auf anderem Weg Kinder in Ihr Leben zu führen, damit Sie sich dennoch am Zusammenleben mit ihnen erfreuen können.
- Hüllen Sie Ihre Eierstöcke in ein heilendes gelbes Sonnenlicht. Veranlassen Sie das Licht, alle Energiestaus und -blockaden aufzulösen und Ihre Eierstöcke so tief wie möglich zu durchdringen, um sie in ihrer Gesundheit und Lebenskraft wiederherzustellen.
- Sagen Sie: »Göttliche Heilintelligenz, bitte hilf mir, meine Intuition und göttliche Führung wertzuschätzen, zu achten und auf sie zu hören. Gestatte es mir, mich an meiner Weiblichkeit, Sinnlichkeit und an meinem Körper zu erfreuen. Vielen Dank.«
- Sagen Sie: »Göttliche Heilintelligenz, bitte heile und regeneriere meine Eierstöcke und alle angeschlossenen Organe und stelle sie in ihrer vollen Gesundheit und Lebendigkeit wieder her. Vielen Dank.«

Beschäftigen Sie sich mit den folgenden ungesunden Emotionen: Wut, Verurteilung, Traurigkeit, Groll, Festgefahrenheit

Beschäftigen Sie sich mit den folgenden gesunden Emotionen: Versöhnlichkeit, Mitgefühl, Ehrhaftigkeit
Beschäftigen Sie sich mit diesen Farben: Gelb, Orange, Gold

Eileiter

Mögliche Faktoren, die Einfluss darauf haben

Es fällt Ihnen schwer, sich auf Veränderungen einzustellen. Scham- und Schuldgefühle, Traurigkeit, Verlust, Trauer, Depression. Angst vor Kindern oder der Geburt. Furcht vor dem Verlust der Weiblichkeit oder davor, für ein Kind bereits zu alt zu sein.

Was Sie tun können

- Stimmen Sie sich auf Ihre Eileiter ein. Wenn es Ihnen möglich wäre, sie zu sehen, wirkten sie dann kräftig und gesund oder matt und ungesund? Stellen Sie sich folgende Fragen:
  - Was versuche ich zu unterdrücken? Was will ich vermeiden oder nicht wahr werden lassen?
  - Wie fühle ich mich mit meiner Weiblichkeit?
  - Inwieweit lasse ich mich von den negativen Äußerungen anderer über das Altern oder meine Fähigkeit, gesunde Kinder zu haben, beeindrucken?
  - Wo und wann bin ich in meiner Entwicklung steckengeblieben?
  - Welche Entscheidungen muss ich treffen, wie muss ich handeln und welche Maßnahmen ergreifen, um wieder voranzukommen?

  Indem Sie die richtigen Fragen stellen, können Sie stagnierende oder blockierte Energie in Bewegung setzen.
- Stellen Sie sich einen orangefarbenen Lichtstrahl vor. Machen Sie sich ein Bild davon, wie er sich in Ihren Eileitern ausbreitet und dort alle Blockierungen auflöst. Fokussieren Sie dann einen gelben Lichtstrahl, der Ihre Eileiter reinigt

und ihnen ihre vollständige Gesundheit und Lebenskraft zurückgibt.

- Wenn Sie sich Kinder wünschen, dann erteilen Sie sich selbst die Erlaubnis, fruchtbarer und weiblicher zu sein. Wenn Sie Kinder haben möchten, aber keine haben können, dann vergeben Sie Ihrem Körper dafür, dass er Ihnen diese Erfahrung versagt. Stellen Sie eine Verbindung zu Ihren Geschlechtsorganen her und baden Sie sie im rosafarbenen Licht der Liebe. Bitten Sie die göttliche Heilintelligenz, auf anderem Wege Kinder in Ihr Leben zu holen.
- Sagen Sie: »Göttliche Heilintelligenz, ich bitte dich, löse alle Stagnation, Einsamkeit, Scham, Trauer, Depression und Verlustgefühle in meinen Eileitern auf, ebenso wie alle festen Standpunkte, Muster und positiven wie negativen Aufladungen, die zu meinem Zustand beitragen.« Wiederholen Sie das Wort »LÖSCHEN« so oft, bis Sie eine Veränderung spüren.
- Sagen Sie: »Göttliche Heilintelligenz, bitte hilf mir, im Leben mühelos voranzukommen, meine weibliche Natur uneingeschränkt zum Ausdruck zu bringen, und meine Fähigkeit, Leben zu schenken, anzunehmen. Hilf mir, damit ich mich wieder jung, lebendig und vital fühle. Vielen Dank.«
- Sagen Sie: »Göttliche Heilintelligenz, bitte heile und regeneriere meine Eileiter und alle angeschlossenen Organe und stelle sie in ihrer vollen Gesundheit und Lebendigkeit wieder her. Vielen Dank.«

Beschäftigen Sie sich mit den folgenden ungesunden Emotionen: Traurigkeit, Scham, Depression, Groll, Festgefahrenheit
Beschäftigen Sie sich mit den folgenden gesunden Emotionen: Versöhnlichkeit, Ehre, Frieden, Mitgefühl
Beschäftigen Sie sich mit diesen Farben: Orange, Lila, Silber, Gelb

Ellbogen

Mögliche Faktoren, die Einfluss darauf haben

Stagnation, Beschränkung, Frustration, Wut, Eifersucht. Sie kennen Ihre eigenen Bedürfnisse nicht. Ihr Geist und Ihr Körper sind wie erstarrt. Sie glauben, dass das Leben ein endloser, anstrengender Kampf ist, und wissen nicht, wohin es führen soll.

Rechter Ellbogen

Sie fühlen sich von anderen beiseitegestoßen. Andere mischen sich in Ihr Leben ein. Sie fühlen sich gepeinigt, gemobbt, ausgenutzt, ausgelacht, verschaukelt. Alte Verletzungen und alte Wut können Sie nur schwer loslassen.

Linker Ellbogen

Sie fühlen sich nicht unterstützt und schwach, verlassen sich zu sehr auf andere und haben Schwierigkeiten damit, eigene Entscheidungen zu treffen. Sie sind leicht gestresst und überfordert. Sie reagieren entweder sehr emotional oder unterdrücken Ihre Gefühle.

Was Sie tun können

- Sagen Sie: »Göttliche Heilintelligenz, ich bitte dich, löse alle Stagnation, Steifheit, Schwäche, Anspannung, Verletzung, Wut und alles Ringen in meinen Ellbogen auf, ebenso wie alle festen Standpunkte, Muster und positiven wie negativen Aufladungen, die zu meinem Zustand beitragen.« Wiederholen Sie das Wort »LÖSCHEN« so oft, bis Sie eine Veränderung spüren.
- Reiben Sie die Handflächen fünfundvierzig Sekunden lang aneinander. Halten Sie sie so vor sich, dass sie sich gerade nicht mehr berühren. Stellen Sie sich einen grünen Energieball zwischen Ihren Händen vor. Legen Sie sie dann auf den betroffenen Ellbogen. Malen Sie sich dabei aus, wie

grünes Licht in das Gelenk eindringt und es heilt. Sagen Sie: »Heile jetzt«, etwa zwei oder drei Minuten lang, bis Sie sich leichter fühlen.

- Sagen Sie: »Göttliche Heilintelligenz, bitte erfülle mich mit Selbstbewusstsein und Selbstvertrauen, lass mich Orientierung finden und gib mir innere Kraft, Frieden sowie das Gefühl, dass ich unterstützt werde. Vielen Dank.«
- Sagen Sie: »Göttliche Heilintelligenz, bitte heile und regeneriere meine Ellbogen, Arme, Hände und Knochen und stelle sie in ihrer vollen Gesundheit und Lebendigkeit wieder her. Vielen Dank.«

Siehe auch **Arme**

Beschäftigen Sie sich mit den folgenden ungesunden Emotionen: Frustration, Wut, Eifersucht
Beschäftigen Sie sich mit den folgenden gesunden Emotionen: Beweglichkeit und Bewegung, Glaube, Anerkennung, Vertrauen
Beschäftigen Sie sich mit diesen Farben: Grün, Gelb, Silber

Fersen

Mögliche Faktoren, die Einfluss darauf haben

Zweifel an und Verwirrung über Ihren Lebensweg. Konflikte tragen Sie oft mit sich selbst aus. Sie stellen sich in Ihrem Kern in Frage, zweifeln im Nachhinein Ihre Entscheidungen an und haben ein großes Bedürfnis danach, innezuhalten und das Leben neu einzuordnen. Sie sind aus dem Fluss und dem Gleichgewicht des Lebens geraten und fühlen sich, als hätten Sie Ihre Kraft und Erdung verloren. Sie reden eher um den Brei herum, statt direkt zu sagen, was los ist.

Was Sie tun können

- Massieren Sie Ihre Fersen eine Weile. Erlauben Sie es sich selbst, sich zu behaupten, Platz für sich zu beanspruchen und Ihr Selbstvertrauen wiederzugewinnen. Wenn Sie wirklich von einer Sache überzeugt sind, dann setzen Sie sich selbstbewusst dafür ein.

- Sagen Sie: »Göttliche Heilintelligenz, ich bitte dich, löse allen Selbstzweifel, alle Verwirrung, Schwäche, Unentschlossenheit und Angst in meinen Fersen auf, ebenso wie alle festen Standpunkte, Muster und positiven wie negativen Aufladungen, die zu meinem Zustand beitragen.« Wiederholen Sie das Wort »LÖSCHEN« so oft, bis Sie eine Veränderung spüren.
- Ziehen Sie Schuhe und Strümpfe aus. Stellen Sie sich aufrecht hin und konzentrieren sich darauf, alles aus Ihren Fersen zu entlassen, was sich darin festgesetzt hat. Malen Sie sich aus, wie alle Festgefahrenheit, Negativität und aller Schmerz aus Ihren Fersen in den Boden fließen und dort umgewandelt werden.
- Sagen Sie: »Göttliche Heilintelligenz, bitte erfülle mich mit Selbstvertrauen, Klarheit, Gleichgewicht und Kraft. Gestatte es mir, mit Mut, Kreativität und Vertrauen voranzugehen. Trage Synchronizität und Fluss in mein Leben. Vielen Dank.«
- Reiben Sie die Hände aneinander und halten Sie sie in geringem Abstand voneinander vor sich. Stellen Sie sich Lichtenergie in erdigen und grünen Farbtönen zwischen Ihren Händen vor. Legen Sie sie dann auf Ihre Fersen. Gestatten Sie es ihnen, erdende, klarheitschaffende Schwingungen aufzunehmen. Lassen Sie Ihre Hände ein paar Minuten lang auf Ihren Fersen liegen.
- Sagen Sie: »Göttliche Heilintelligenz, bitte heile und regeneriere meine Fersen und stelle sie in ihrer vollen Gesundheit und Lebendigkeit wieder her. Vielen Dank.«

Beschäftigen Sie sich mit den folgenden ungesunden Emotionen: Minderwertigkeitskomplexe, Stress, Angst

Beschäftigen Sie sich mit den folgenden gesunden Emotionen: Vertrauen, Klarheit, Respekt
Beschäftigen Sie sich mit diesen Farben: Braun, Grün, Rosa

Finger

Mögliche Faktoren, die Einfluss darauf haben
Es fällt Ihnen schwer, zu berühren, festzuhalten, loszulassen, zu geben und zu empfangen. Sie haben keinen Zugang zu den fünf Hauptchakras des Körpers (Wurzel-, Sakral-, Solarplexus-, Herz- und Halschakra).

Rechte Hand

Daumen: Er ist mit der Zirbeldrüse und der Hirnanhangsdrüse im Gehirn verbunden. Ein gesunder Daumen ist in der Lage, das innere Gleichgewicht wiederherzustellen.
Haben Sie hier Beschwerden, deutet das auf mangelnde Kreativität, geringen Antrieb und sexuelle Energie. Sie fühlen sich verloren, ohne Schwung und teilnahmslos. Ihnen fehlen Lebens- und Willenskraft. Blut und Blutkreislauf machen Probleme. Stress und Sorgen belasten Sie.
Zeigefinger: Er steht in Beziehung zum Intellekt und dazu, wie Sie über sich selbst, Ihr Dasein und Ihre Umwelt denken. Von diesem Finger geht Ihr Machtstreben aus.
Sie leiden unter dem Gefühl, kontrolliert zu werden oder selbst kontrollierend zu sein, sowie unter einer gewissen Angst, Zurückweisung und Schrecken. Auf der physischen Ebene zeigen sich Magen- oder Herzprobleme, weil es Ihnen schwerfällt, gewisse Dinge zu verarbeiten.
Mittelfinger: Er ist mit der Stärke Ihrer Persönlichkeit verbunden sowie mit Ihrer Fähigkeit, die Herausforderungen des Lebens zu meistern. Damit ist er der Schlüssel dazu, wie Sie lernen, die Verantwortung für das eigene Tun zu übernehmen. Emotionaler Schmerz, Traurigkeit, Wut, Angst und Groll können durch Übergewicht verdeckt sein. Sie haben die

Kontrolle verloren, fühlen sich erschöpft, ausgepumpt und verwirrt.

Ringfinger: Er symbolisiert Ihre Beziehung zu anderen Menschen und steht im Zusammenhang mit diesbezüglichen Überzeugungen und Versprechen, insbesondere in sehr wichtigen Beziehungen.

Sie haben Schwierigkeiten mit dem Geben und Nehmen in Beziehungen. Es können Komplikationen mit Thymusdrüse, Schilddrüse und Nebennieren auftreten.

Kleiner Finger: Hier lagern Überlebenswille und Sicherheitsgefühl sowie die Vorstellungen von Familie und Zusammengehörigkeit. Was immer Sie sich in der Kindheit angeeignet haben, ist im kleinen Finger gespeichert.

Sie haben Schwierigkeiten damit, sich selbst und anderen zu vertrauen. Sie meinen, nicht gut, stark oder mutig genug zu sein.

Linke Hand

Daumen: Er ist mit dem Halschakra verknüpft. Ein gesunder Daumen ist Ausdruck guter kommunikativer Fähigkeiten.

Sie haben Probleme, sich durchzusetzen und Ihren eigenen Wert einzuschätzen. Mangelnde Bereitschaft, für sich selbst einzustehen. Sie unterdrücken Ihre Gefühle. Atembeschwerden, Nebenhöhlenentzündungen, Erkältungen und Halsschmerzen, Einsamkeit, emotionale Kälte und Abgeschnittenheit.

Zeigefinger: Dieser steht in Beziehung zum Herzchakra. Er birgt Ihre Vorstellung von Individualität und Zugehörigkeit sowie das Bild, das Sie sich von sich selbst machen. Außerdem steht er für Ihren Zugang zu Intuition und Inspiration.

Es können Komplikationen mit dem Dickdarm auftreten, unter anderem in Form von Bauchschmerzen, Durchfall und Verstopfung.

Mittelfinger: Er ist mit dem Solarplexuschakra verbunden und steht für Ihre Vorstellung davon, wie Sie sich entfalten, aktiv werden und Ergebnisse erzielen können.
Schmerzhafte Erfahrungen, Beurteilungen, Kritik und vermeintliche Begrenzungen bereiten Ihnen Schwierigkeiten. Auf der physischen Ebene gibt es Probleme mit dem Blutkreislauf und der Sexualität.
Ringfinger: Er steht in Beziehung zum Sakralchakra und ist Ihr Zugang zu Ihrem inneren Kind. Fragen Sie sich: »Höre ich auf mich, gebe ich mir selbst genug Zeit, gönne ich mir ausreichend Spaß und Freude?« Oder: »Welche Art von Beziehung habe ich zu mir und zu anderen?«
Sie leiden unter Schuld- und Schamgefühlen oder unter Wut. Sie sind aus dem Gleichgewicht geraten, unter Druck, labil oder überfordert. Probleme mit Suchtverhalten, mit dem unteren Rücken, der Fruchtbarkeit und unaufgelösten Schmerzen aus der Kindheit.
Kleiner Finger: Dieser ist mit dem Wurzelchakra verknüpft. Ein gesunder kleiner Finger wirkt sich günstig auf Ihr Selbstwertgefühl aus und hat Einfluss darauf, wie Sie Ihren Platz in der Welt und Ihre Rechte wahrnehmen.
Sie fühlen sich nicht geerdet, unsicher und unwohl in der eigenen Haut. Sie sind unfähig zu schöpferischer Tätigkeit und Leistung und ringen mit Süchten, Depression, Rückenschmerzen im Lendenwirbelbereich oder mit Hautproblemen.

Was Sie tun können

- Um negative oder angestaute Energie aus Ihren Fingern zu entfernen, schließen Sie die Augen und stellen sich vor, dass Sie vor einem Feuer sitzen. Mit den Fingern der jeweils anderen Hand ziehen Sie vorsichtig alle Ablagerungen, die wie grauer Rauch, Unkraut oder Ketten aussehen können, aus den betroffenen Fingern und werfen sie ins

Feuer. Um den natürlichen Energiefluss in den betroffenen Fingern wiederherzustellen, arbeiten Sie mit den entsprechend zugeordneten Farben:

- Daumen (Halschakra): Blau
- Zeigefinger (Herzchakra): Grün
- Mittelfinger (Solarplexuschakra): Gelb
- Ringfinger (Sakralchakra): Orange
- Kleiner Finger (Wurzelchakra): Rot

Um positive Energie einzubringen, reiben oder halten Sie jeden einzelnen Finger und konzentrieren sich darauf, gesunde Emotionen zu verstärken. Dann baden Sie den Finger in der ihm zugehörigen Farbe. Lassen Sie sich dabei Zeit. Wenn Sie massieren, fangen Sie immer an der Fingerwurzel an und bewegen sich langsam hoch zur Fingerspitze. Spüren Sie die positive Energie, die Sie dabei einarbeiten.

- Sagen Sie: »Göttliche Heilintelligenz, bitte heile und regeneriere meine Finger und stelle sie in ihrer vollen Gesundheit und Lebendigkeit wieder her. Vielen Dank.«

Beschäftigen Sie sich mit den folgenden ungesunden Emotionen: Alle, die in Beziehung zu dem jeweiligen Finger stehen, an dem Sie arbeiten.

Beschäftigen Sie sich mit den folgenden gesunden Emotionen: Alle, die in Beziehung zu dem jeweiligen Finger stehen, an dem Sie arbeiten.

Beschäftigen Sie sich mit diesen Farben: Alle, die im Zusammenhang mit den Chakras stehen oder die Ihnen zum jeweiligen Zeitpunkt angemessen erscheinen.

Fingernägel

Mögliche Faktoren, die Einfluss darauf haben

Sie haben Schwierigkeiten, mit den Herausforderungen des Alltags fertig zu werden. Nervtötende, lästige, ärgerliche Überzeugungen, Gedanken und Erfahrungen lagern sich ein und setzen sich fest. Sie haben das Gefühl, in Ihrer Entwicklung zu stagnieren oder gegen Wände zu rennen. Stress und Sorgen, mit denen Sie sich nicht beschäftigen wollen, kommen immer wieder an die Oberfläche und verschlingen zu viel Zeit. Sie sind wütend auf einen engen Freund, ein Familienmitglied oder einen Lebenspartner. Sie fühlen sich überanstrengt und überfordert, so als dränge Sie jemand, die Grenzen zu überschreiten, die Sie zu Ihrem Schutz errichtet haben.

Was Sie tun können

- Machen Sie sich bewusst, was oder wer Ihnen unter den Nägeln brennt. Wen ignorieren Sie? Welchem Problem weichen Sie aus? Was ärgert Sie? Statt Ihre Gefühle unter den Teppich zu kehren, müssen Sie lernen, sich mit ihnen auseinanderzusetzen. Der erste Schritt ist es, ihre Existenz anzuerkennen.

  Richten Sie Ihre Aufmerksamkeit auf den betroffenen Fingernagel. Finden Sie heraus, welche Emotion dort eingelagert ist und ziehen Sie mit den Fingern der anderen Hand diese Emotion aus Ihrem Nagel. Benennen Sie jedes herausgezogene Gefühl laut und deutlich: »Angst«, »Wut«, »Schuld« usw. Dann legen Sie die Emotion in ein rotglühendes Feuer und sehen zu, wie sie sich auflöst, bis das Rot der Flammen zu Weiß oder sogar Grün wird. Stellen Sie sich vor, dass Sie Ihren Nagel mit einer klaren, heilenden, regenerativen Flüssigkeit anstreichen.
- Sagen Sie: »Göttliche Heilintelligenz, ich bitte dich, hilf mir, alle Gefühle aus meinen Fingernägeln abzustreifen, durch die ich mich unbeschützt, überwältigt, festgefahren und unfähig fühle, mit meinen Gedanken und Emotionen fertig zu werden, ebenso wie alle festen Standpunkte, Muster und positiven wie negativen Aufladungen, die zu meinem Zustand beitragen.« Wiederholen Sie

das Wort »LÖSCHEN« so oft, bis Sie eine Veränderung spüren.
- Sagen Sie: »Göttliche Heilintelligenz, bitte hilf mir, dem Leben und seinen Herausforderungen kompetent, positiv und auf gesunde Weise entgegenzutreten. Gib mir die richtigen Worte ein, damit ich mich klar, angemessen und geschickt ausdrücken kann und die Menschen mich wirklich hören und verstehen. Vielen Dank.«
- Sagen Sie: »Göttliche Heilintelligenz, bitte heile und regeneriere meine Fingernägel und stelle sie in ihrer vollen Gesundheit und Lebendigkeit wieder her. Vielen Dank.«

Beschäftigen Sie sich mit den folgenden ungesunden Emotionen: Gereiztheit, Frustration, Besorgnis, Stress
Beschäftigen Sie sich mit den folgenden gesunden Emotionen: Frieden, Unterstützung, Klarheit
Beschäftigen Sie sich mit diesen Farben: Rot, Weiß, Grün

Füße

Mögliche Faktoren, die Einfluss darauf haben
Sie sind in die falsche Richtung unterwegs, weil Sie die eigene Intuition ignorieren. Sie fühlen sich verwirrt, verloren, festgefahren, entwurzelt oder der Wirklichkeit entfremdet. Sie haben den Überblick verloren, weil zu viele Verpflichtungen Sie erdrücken. In einer bestimmten Situation bekommen Sie »kalte Füße«.

Rechter Fuß

Zu viele Verpflichtungen. Sie sind zornig, genervt oder frustriert. Materielle Bedürfnisse und persönliche Vorteile sind Ihnen am wichtigsten. Sie versuchen, einen Durchbruch mit Gewalt zu erzwingen, statt sich zurückzunehmen, um das Gewünschte eintreten zu lassen, schneiden sich damit aber ins eigene Fleisch.

Linker Fuß

Ihre Bedürfnisse sind Ihnen nicht bewusst. Sie sind zu stark auf die Außenwelt konzentriert und darauf, was Sie für andere tun müssen. Hindernisse auf Ihrem Weg sorgen dafür, dass die Dinge sich nicht so entwickeln, wie Sie sich das vorstellen. Sie schleppen Schmerzen aus der Vergangenheit oder Verletzungen aus schwierigen Beziehungen mit. Es herrscht Ungleichgewicht zwischen Geben und Empfangen.

Was Sie tun können

- Sie haben die Gelegenheit, Ihr Leben zu überprüfen und Veränderungen einzuleiten. Konzentrieren Sie sich darauf, die Vergangenheit loszulassen und voranzugehen. Kümmern Sie sich um sich selbst und wertschätzen Sie Ihre Füße, denn sie arbeiten schwer, indem sie Sie sicher tragen.
  Nehmen Sie Ihren linken Fuß in die Hand und massieren Sie ihn so, als sei er Ihr kostbarster Besitz. Würden Sie Ihren Fuß für eine Million Euro verkaufen? Wohl kaum. Nehmen Sie ihn jetzt genau wahr und behandeln Sie ihn als den äußerst wichtigen Körperteil, der er ist. Dann verfahren Sie auf die gleiche Weise mit Ihrem rechten Fuß.
- Die Füße tragen einen den ganzen Tag lang umher. Sie sorgen dafür, dass man aufrecht stehen kann, und stützen den Körper. Die Füße sind die Verbindung zur Erde. Als solche sind sie fähig, blockierte Energien an die Erde abzuleiten.
  Richten Sie sich auf und stellen Sie sich vor, dass sich Rohre in Ihren Füßen befinden, durch die Sie aufgestaute Gefühle in die Erde ableiten können, wo sie umgewandelt werden. Nun richten Sie Ihre Aufmerksamkeit auf das, was Sie durch Ihre Füße freisetzen möchten.
- Sagen Sie: »Göttliche Heilintelligenz, ich bitte dich, hilf mir, alle Blockierungen, Einschränkungen, Lasten, Wut,

Frustration, Vernachlässigung und allen Ärger aus meinen Füßen freizusetzen, ebenso wie alle festen Standpunkte, Muster und positiven wie negativen Aufladungen, die zu meinem Zustand beitragen.« Wiederholen Sie das Wort »LÖSCHEN« so oft, bis Sie eine Veränderung spüren.

- Stellen Sie sich aufrecht hin. Stellen Sie sich vor, wie Sie auf die Erfüllung Ihres Traumes zugehen. Malen Sie sich aus, dass es konkrete Schritte gibt, die Sie auf dem Weg zum Erfolg tun können. Geben Sie sich die Erlaubnis, erfolgreich zu sein. Nun schreiten Sie voran. Nach jedem Schritt halten Sie an und holen tief Luft. Rufen Sie sich ins Bewusstsein, wie viel leichter es jetzt nach dem letzten Schritt ist, erfolgreich zu sein, als noch nach dem vorhergehenden. Spüren Sie den Erfolg, dem Sie immer näher kommen, ob im Hinblick auf die Gesundheit, die Arbeit, die Familie, Liebe, Geld usw. Dann setzen Sie sich wieder in Bewegung.
- Sagen Sie: »Göttliche Heilintelligenz, bitte hilf mir, mit Leichtigkeit und in Würde voranzukommen und mich dabei von göttlicher Weisheit führen zu lassen. Gestatte es mir, geerdet, glücklich, klar und ausgeglichen zu sein. Vielen Dank.«
- Sagen Sie: »Göttliche Heilintelligenz, bitte heile und regeneriere meine Füße, Beine und Zehen und stelle sie in ihrer vollen Gesundheit und Lebendigkeit wieder her. Vielen Dank.«

Beschäftigen Sie sich mit den folgenden ungesunden Emotionen: Wut, Gereiztheit, Frustration, Schmerz, Festgefahrenheit
Beschäftigen Sie sich mit den folgenden gesunden Emotionen: Beweglichkeit und Bewegung, Klarheit, Unterstützung, Freiheit
Beschäftigen Sie sich mit diesen Farben: Rosa, Grün, Braun

Galle

Mögliche Faktoren, die Einfluss darauf haben

Groll und Kummer, weil Sie von Männern, dem männlichen Teil in Ihnen oder von Ihren bisherigen Leistungen enttäuscht sind. Sie sind ärgerlich, deprimiert, unentschlossen, verwirrt, wütend, verletzt. Sie halten sich für einen Versager und untergraben somit Ihre Aussichten auf Erfolg. Sie meinen, benachteiligt, vernachlässigt, unwichtig und in die Opferrolle gedrängt zu sein. Sie klammern sich an Traumata und Schmerzen aus der Vergangenheit, die Sie noch immer herausfordern und belasten.

Was Sie tun können

- Richten Sie Ihre ganze Aufmerksamkeit auf Ihre Galle. Welche Farbe hat sie Ihrer Meinung nach? Sieht sie gesund oder eher ungesund aus?
  Die Gallenblase ist ein kleiner Sack, in dem die im Körper entstandenen Gifte und Verhärtungen verarbeitet werden. Machen Sie sich ein inneres Bild von diesem Organ und stellen Sie fest, ob es voll oder leer ist.
  Ist Ihre Galle voll, dann konzentrieren Sie sich darauf, sie zu leeren. Stellen Sie sich vor, dass Sie all die Gifte und Steine in ein lila Feuer werfen. Sind bei Ihnen Gallensteine diagnostiziert, dann malen Sie sich aus, wie Sie sie mit einem roten oder orangefarbenen Lichtstrahl auflösen. Rot löst auf; Orange beseitigt alle Überreste.
- Sagen Sie: »Göttliche Heilintelligenz, ich bitte dich, hilf mir, allen Groll und Kummer, alle Selbstsabotage, Verwirrung, Vernachlässigung, Wut und Verletzung aus meiner Galle freizusetzen, ebenso wie alle festen Standpunkte, Muster und positiven wie negativen Aufladungen, die zu meinem Zustand beitragen.« Wiederholen Sie das Wort »LÖSCHEN« so oft, bis Sie eine Veränderung spüren.
- Umhüllen Sie Ihre Galle in der Vorstellung mit grünem

Licht. Geben Sie dem grünen Licht die Erlaubnis, Ihre Galle zu durchdringen und zu regenerieren. Legen Sie Ihre Hände auf den Oberbauch, wo sich die Galle befindet, und atmen Sie langsam und tief, um sich so weit wie möglich zu entspannen. Dann reiben Sie den Bereich mit sanften, kreisförmigen Bewegungen. Sagen Sie dabei: »Werde jetzt heil und ganz.« Machen Sie die Übung ungefähr drei Minuten lang.

- Sagen Sie: »Göttliche Heilintelligenz, bitte verstärke meine Fähigkeit, klare, starke und erfolgreiche Entscheidungen zu treffen. Gestatte es meinem Geist, sich zu öffnen, damit ich Fülle, Leichtigkeit, Fluss und Selbstliebe erfahren kann. Vielen Dank.«
- Sagen Sie: »Göttliche Heilintelligenz, bitte heile und regeneriere meine Galle und alle angeschlossenen Organe und stelle sie in ihrer vollen Gesundheit und Lebendigkeit wieder her. Vielen Dank.«
- Trinken Sie in den nächsten Tagen viel klares Wasser und essen Sie gesunde Speisen, damit Ihre Galle sich entgiften und regenerieren kann.

Beschäftigen Sie sich mit den folgenden ungesunden Emotionen: Traurigkeit, Festgefahrenheit, Groll, Depression
Beschäftigen Sie sich mit den folgenden gesunden Emotionen: Mitgefühl, Versöhnlichkeit, Ehre, Glaube, Erfolg
Beschäftigen Sie sich mit diesen Farben: Orange, Rot, Grün

Gebärmutter

Mögliche Faktoren, die Einfluss darauf haben

Sie ignorieren den weiblichen Aspekt Ihrer Persönlichkeit, halten an alten Verletzungen, Zurückweisungen und den Konflikten mit Ihrer Mutter fest. Sie fühlen sich ausgelaugt, entwurzelt, vernachlässigt und haben Ihr inneres Gleichgewicht verloren. Sie beschäftigen sich zu sehr mit den Problemen anderer. Statt sich selbst wertzuschätzen und etwas Gutes zu tun, suchen Sie ständig nach Anerkennung von außen.

Was Sie tun können

- Was können Sie tun, um sich selbst mehr Anerkennung zu schenken? Welche Entscheidungen müssen Sie treffen, damit Ihr Leben glücklicher und harmonischer wird?
- Schließen Sie die Augen. Stimmen Sie sich auf Ihre Gebärmutter ein. Wenn Sie sie sehen könnten, würde sie gesund aussehen? Falls sie Ihnen ungesund und verstopft vorkommt, dann stellen Sie sich einen Staubsauger vor, mit dem Sie alle Verunreinigung, Verstopfung und jegliche Beeinträchtigung absaugen.
- Sagen Sie: »Göttliche Heilintelligenz, bitte hilf mir, alte Verletzungen, Zurückweisungen, Gefühle von Unzulänglichkeit und Missbilligung aus meiner Gebärmutter zu entfernen, ebenso wie alle festen Standpunkte, Muster und positiven wie negativen Aufladungen, die zu meinem Zustand beitragen.« Wiederholen Sie das Wort »LÖSCHEN« so oft, bis Sie eine Veränderung spüren.
- Malen Sie sich aus, wie Sie einen heilsamen orangefarbenen Lichtball in Ihre Gebärmutter legen. Beobachten Sie, wie er sich dreht, die verbliebenen Blockierungen auflöst und Ihre Gebärmutter heilt und regeneriert.
- Falls Sie sich Kinder wünschen, legen Sie die Hand auf Ihren Unterbauch über die Gebärmutter und bitten sie, die bestmögliche Umgebung für ein Kind zu schaffen. Schicken Sie Ihrer Gebärmutter sanfte und liebevolle Energie. Stellen Sie sich vor, wie darin ein Baby freudig und glücklich heranwächst.
- Falls Sie keine Kinder haben können, dann legen Sie die Hände auf Ihren Unterbauch und atmen in diesen Bereich ein. Sagen Sie Ihren Fortpflanzungsorganen, dass Sie ihnen dafür vergeben, dass sie Ihren Traum nicht unterstützen.

Visualisieren Sie, wie Ihre Gebärmutter von einem weichen gelben Heillicht umgeben wird.

- Sagen Sie: »Göttliche Heilintelligenz, bitte hilf mir, ein dynamischer, kraftvoller und ausgeglichener Mensch zu werden. Hilf mir, mich selbst und meine Weiblichkeit zu lieben und zu achten. Vielen Dank.«
- Sagen Sie: »Göttliche Heilintelligenz, bitte heile und regeneriere meine Gebärmutter und alle angeschlossenen Organe und stelle sie in ihrer vollen Gesundheit und Lebendigkeit wieder her. Vielen Dank.«

Beschäftigen Sie sich mit den folgenden ungesunden Emotionen: Ablehnung, Schmerz, Schuld, Traurigkeit
Beschäftigen Sie sich mit den folgenden gesunden Emotionen: Anerkennung, Respekt, Mitgefühl, Versöhnlichkeit
Beschäftigen Sie sich mit diesen Farben: Gelb, Orange, Rosa

Gebärmutterhals

Mögliche Faktoren, die Einfluss darauf haben

Sie haben Ihren Lebensrhythmus noch nicht gefunden und spüren die Verbindung zu Ihrer weiblichen Energie nicht. Sie fühlen sich zum Opfer gemacht, überfordert, angegriffen, manipuliert, missbraucht oder als selbstverständlich hingenommen. In wichtigen Beziehungen gibt es Konflikte. Alte Sicht- und Herangehensweisen können Sie nur schwer loslassen und versagen es sich damit, neue Erfahrungen zu machen. Sie erleben mangelnde Zuneigung, Liebe und Fürsorge und trauern Träumen nach, die nicht wahr geworden sind. Etwas, das Ihnen wichtig ist, können oder dürfen Sie nicht tun.

Was Sie tun können

- Um Heilung zu ermöglichen, müssen Sie in den Fluss des Lebens zurückfinden. Fragen Sie sich: »In welcher Hinsicht habe ich mich von meinem wahren Wesen abgeschnitten? In welcher Hinsicht höre ich nicht auf meine innere Stimme, sondern gebe mein Leben in die Hände anderer?« Machen Sie sich bewusst, wann und wo Sie zu kritisch, hart und lieblos mit sich sind. Machen Sie langsame, tiefe Atemzüge und stellen sich dabei orangefarbenes, gleißendes Sonnenlicht vor. Malen Sie sich aus, wie die Härte, Kritik und der Widerstand, die Sie in Ihren Fortpflanzungsorganen, in Ihrem Herzen und in anderen Teilen des Körpers eingelagert haben, darin schmelzen.

- Sagen Sie: »Göttliche Heilintelligenz, ich bitte dich, hilf mir, allen Widerstand und Missbrauch, alle Manipulation, Angst, Ignoranz, Konflikte und alle Neigung zu Opferrollen aus meinem Gebärmutterhals zu löschen, ebenso wie alle festen Standpunkte, Muster und positiven wie negativen Aufladungen, die zu meinem Zustand beitragen.« Wiederholen Sie das Wort »LÖSCHEN« so oft, bis Sie eine Veränderung spüren.
- Reiben Sie die Hände aneinander. Halten Sie sie so vor sich, dass sie sich gerade nicht mehr berühren. Stellen Sie sich zwischen Ihren Händen ein wundervolles rosafarbenes Licht vor. Legen Sie die Hände auf Ihren Unterbauch. Atmen Sie langsam und tief ein. Spüren Sie, wie das rosa Licht in Ihren Körper eindringt und ihn weich macht. Wenn Sie sich damit wohl fühlen, summen Sie ein paar Minuten lang die Silbe »WAM« (Waaaaammmmmmmm).
- Sagen Sie: »Göttliche Heilintelligenz, bitte erfülle mich mit einem Gefühl von Sanftheit, Unterstützung und Freude an meiner Sinnlichkeit und Lust. Gestatte es mir, wieder auf meinen Weg zurückzufinden und auf meine innere Stimme zu hören. Vielen Dank.«
- Setzen Sie sich aufrecht hin. Verschränken Sie die Finger Ihrer beiden Hände miteinander; dabei sollen sich die beiden Daumenspitzen berühren. Legen Sie die Hände in dieser Haltung auf Ihren Unterbauch. Verharren Sie so für

fünf Minuten, während Sie die Eigenschaften Vertrauen, Freude, Kreativität und Selbstliebe in Ihr Inneres atmen. Seien Sie dabei so entspannt wie möglich.

- Sagen Sie: »Göttliche Heilintelligenz, bitte heile und regeneriere meinen Gebärmutterhals und alle angeschlossenen Organe und stelle sie in ihrer vollen Gesundheit und Lebendigkeit wieder her. Vielen Dank.«

Beschäftigen Sie sich mit den folgenden ungesunden Emotionen: Angst, Trauer, Schmerz, Kritisieren
Beschäftigen Sie sich mit den folgenden gesunden Emotionen: Mitgefühl, Versöhnlichkeit, Liebe, Freude
Beschäftigen Sie sich mit diesen Farben: Orange, Rosa, Gelb

Gehirn

Mögliche Faktoren, die Einfluss darauf haben
Das Gehirn ist der zentrale Computer des Körpers. Sie vernachlässigen ihn, weil Sie mentale Viren in Form von negativen Gedanken, Sorgen und Stressfaktoren herunterladen. Es folgen Kontrollverlust, Depression, Langeweile, Desinteresse, Entmutigung, Mattigkeit und Schläfrigkeit. Ihr Kopf fühlt sich an wie benebelt; Sie sind verwirrt, zerstreut oder im Konflikt mit sich selbst.
Siehe auch **Hypothalamus**

Was Sie tun können

- Schließen Sie die Augen. Konzentrieren Sie sich auf Ihr Gehirn. Versuchen Sie bewusst, den Kopf zu entspannen. Summen Sie ein bis zwei Minuten lang stimmhaft den Vokal »Iiii«, wie in dem Wort »ich«. Dieser Klang wird Ihnen helfen, das Gehirn zu entspannen, die Gedanken ruhen zu lassen, klarer und empfänglicher zu werden. Diese Übung ist sehr sinnvoll vor einer Lernphase, einer Prüfung oder wichtigen Entscheidungen.

- Stellen Sie sich vor, dass Ihr Gehirn ein Computer ist, auf dem mehrere Programme gleichzeitig laufen. Richten Sie Ihre Aufmerksamkeit auf Glaubenssätze oder Programme, die Ihnen nicht mehr länger dienlich sind. Dann stellen Sie sich in Ihrem Kopf einen Computerbildschirm vor, auf dem gerade die Maske dieser Glaubenssätze bzw. dieses Programms zu sehen ist. Stellen Sie sich die »Entfernen«-Taste vor und drücken Sie sie. Lassen Sie es zu, dass das wertlose Programm vollständig gelöscht wird.
- Sagen Sie: »Göttliche Heilintelligenz, ich bitte dich, hilf mir, alle negativen Gedanken und Programme, Sorgen, Stressfaktoren, Depressionen, Langeweile und Unklarheit aus meinem Gehirn zu löschen, ebenso wie alle festen Standpunkte, Muster und positiven wie negativen Aufladungen, die zu meinem Zustand beitragen.« Wiederholen Sie das Wort »LÖSCHEN« so oft, bis Sie eine Veränderung spüren.
- Wenn Sie jetzt die gelöschten Programme durch neue ersetzen wollen, stellen Sie sich vor, wie Sie neue positive Überzeugungen eintippen, die auf dem Bildschirm erscheinen und auf Ihrer Festplatte gespeichert werden.
- Sagen Sie: »Göttliche Heilintelligenz, bitte erfülle mich mit Gefühlen und der Erfahrung von Klarheit, Vertrauen, Frieden, Kreativität und Selbstausdruck. Gestatte es mir, Entscheidungen rasch, leicht und mühelos zu treffen. Vielen Dank.«
- Machen Sie ein paar tiefe Atemzüge und stellen sich vor, dass Ihr Gehirn von der Farbe Lila eingehüllt wird. Gestatten Sie es dieser Farbe, Reste von Ablagerungen aufzulösen und Ihnen Klarheit, Mut und Erfolg zu bringen.
- Um Ihr Gedächtnis und Ihre Konzentration zu verbessern und Ihren Geist zu schärfen, versuchen Sie Folgendes: Berühren Sie mit der Fingerspitze Ihres Zeigefingers die Fingerspitze Ihres Daumens, die anderen Finger spreizen Sie

ab. Halten Sie diese Stellung mit beiden Händen zwei bis fünf Minuten mehrmals täglich.

- Sagen Sie: »Göttliche Heilintelligenz, bitte heile und regeneriere mein Gehirn und alle angeschlossenen Organe und stelle sie in ihrer vollen Gesundheit und Lebendigkeit wieder her. Vielen Dank.«

Beschäftigen Sie sich mit den folgenden ungesunden Emotionen: Kritisieren, Verurteilung, zwanghaftes Kontrollieren, Festgefahrenheit

Beschäftigen Sie sich mit den folgenden gesunden Emotionen: Klarheit, Entspannung, Freiheit

Beschäftigen Sie sich mit diesen Farben: Lila, Violett, Gelb

Gelenke

Mögliche Faktoren, die Einfluss darauf haben

Sie unterdrücken oder verdrängen Schmerz aus der Vergangenheit, insbesondere Schuld, Groll und Wut. Sie sind davon überzeugt, dass es nicht genug Geld, Liebe, Glück, Freude, Spaß und gute Gelegenheiten für Sie gibt. Sie haben sich festgefahren, sind unflexibel und üben häufig Kritik an sich und anderen.

Siehe auch **Ellbogen, Finger, Handgelenke, Hüften, Knie, Knöchel**

Was Sie tun können

- Schließen Sie die Augen. Konzentrieren Sie sich auf die Gelenke, die Ihnen Schwierigkeiten bereiten. Fragen Sie sich: »Was hindert mich daran, beweglich zu sein und voranzukommen? Wann, in welchen Situationen übernehme ich von anderen die Überzeugung, dass in dieser Welt Mangel und Einschränkung herrschen?« Seien Sie empfänglich für eine Antwort. Je besser es Ihnen gelingt, sich zu entspannen und in den Schmerz in Ihren Gelenken hineinzuatmen, desto unmissverständlicher wird die Antwort ausfallen. Vielleicht ist es erforderlich, dass Sie Ihr Bild von Mangel und Einschränkung ändern und mehr darüber lernen, was es bedeutet, beweglich und im Fluss zu sein.

- Sagen Sie: »Göttliche Heilintelligenz, ich bitte dich, entlasse aus meinen Gelenken alle Blockierungen und Einschränkungen, meinen Glauben an Mangel, meine unterdrückten Emotionen und meine Gefühle von Schuld und Wut ebenso wie alle festen Standpunkte, Muster und positiven wie negativen Aufladungen, die zu meinem Zustand beitragen.« Wiederholen Sie das Wort »LÖSCHEN« so oft, bis Sie eine Veränderung spüren.
- Stellen Sie sich vor, dass Sie eine kleine Flasche mit einem Heilöl halten. Gießen Sie das Öl auf das betroffene Gelenk. Sehen Sie zu, wie das Heilöl in das Gelenk eindringt und dort Leichtigkeit und Beweglichkeit herstellt. Stellen Sie sich vor, wie es wohl wäre, das Gelenk ohne Schmerzen zu bewegen. Dann bewegen Sie es und machen sich den Unterschied bewusst.
- Sagen Sie: »Göttliche Heilintelligenz, bitte erfülle mich mit Gefühlen und der Erfahrung von Beweglichkeit, Bewegung und Freude, vom Fluss der Liebe und Glück. Gestatte es mir, mit Leichtigkeit und Anmut voranzugehen. Vielen Dank.«
- Sagen Sie: »Göttliche Heilintelligenz, bitte heile und regeneriere meine Gelenke und stelle sie in ihrer vollen Gesundheit und Lebendigkeit wieder her. Vielen Dank.«

Beschäftigen Sie sich mit den folgenden ungesunden Emotionen: Schuld, Wut, Festgefahrenheit, Kritisieren
Beschäftigen Sie sich mit den folgenden gesunden Emotionen: Versöhnlichkeit, Frieden, Respekt, Unterstützung
Beschäftigen Sie sich mit diesen Farben: Grün, Rosa, Orange

Gesicht

Mögliche Faktoren, die Einfluss darauf haben

Sie wiederholen die immer gleichbleibenden alten, destruktiven Muster, durch die Sie sich unter Druck setzen, einschränken, missbilligen, bekämpfen und von Ihrem Herzen und Ihrer Seele abspalten. Sie haben Angst vor Zurückweisung und Gesichtsverlust. Die Gelegenheit, sich selbst wirklich kennenzulernen, lassen Sie ungenutzt und schränken sich darin ein, sich einer Herausforderung erfolgreich stellen zu können.

Was Sie tun können

- Betrachten Sie Ihr Gesicht im Spiegel. Nehmen Sie sich fünf Minuten Zeit, um in Ihrem Gesicht alles zu sehen, was Ihnen gefällt und was Sie zu schätzen wissen.
- Nun blicken Sie unter die Oberfläche und ergründen, was Ihr Gesicht Ihnen mitteilen möchte. Stellen Sie sich Herausforderungen mutig oder verstecken Sie sich hinter einer Maske? Erzählt Ihr Gesicht eine Geschichte von Unbeschwertheit oder von Kampf, Angst und Anstrengung? Stellen Sie sich Herausforderungen von Angesicht zu Angesicht, statt sich vor ihnen zu verbergen oder so zu tun, als seien sie nicht da? Das könnte bedeuten, dass Sie sich jemandem entgegenstellen, dem Sie bisher aus dem Weg gegangen sind, dass Sie Ihre Schulden abzahlen oder endlich ein Projekt in Angriff nehmen, das Sie auf die lange Bank geschoben haben. Was immer es ist, tun Sie jetzt den ersten Schritt, um Konflikte und festgefahrene Situationen aufzulösen.
- Investieren Sie ein paar Minuten, um Ihr Gesicht sanft und liebevoll zu massieren. Sie können hierzu, wenn Sie wollen, ein Öl oder eine natürliche Hautcreme verwenden. Dann schließen Sie die Augen und stellen sich vor, dass ein Abfalleimer vor Ihnen steht. Malen Sie sich aus, wie Sie all die falschen Masken, mit denen Sie sich schützen, von

Ihrem Gesicht nehmen und in den Abfalleimer werfen, bis endlich das wunderschöne, strahlende Gesicht zum Vorschein kommt, das Sie der Welt zeigen möchten. Wiederholen Sie diese Übung zwei Wochen lang zweimal täglich.

- Sagen Sie: »Göttliche Heilintelligenz, ich bitte dich, entlasse aus meinem Gesicht alle Anstrengung, falschen Masken, alten nutzlosen Überzeugungen, allen Stress und Kampf ebenso wie alle festen Standpunkte, Muster und positiven wie negativen Aufladungen, die zu meinem Zustand beitragen.« Wiederholen Sie das Wort »LÖSCHEN« so oft, bis Sie eine Veränderung spüren.
- Sagen Sie: »Göttliche Heilintelligenz, bitte hole meine Fähigkeit ans Licht, mich dem Leben mutig, voller Glauben und innerer Kraft zu stellen. Gestatte es mir, das Leben leichter zu nehmen, auf meine innere Stimme zu hören und neue, konstruktive Herangehensweisen zu finden. Fördere meine Unschuld, Reinheit und meine glänzenden Möglichkeiten zutage. Vielen Dank.«
- Falls Sie etwas für Ihr Aussehen tun möchten oder unter einer Gesichtslähmung leiden, planen Sie die folgende Übung täglich ein: Berühren Sie mit dem rechten Daumen die Spitze des rechten Zeigefingers. Die anderen Finger spreizen Sie ab. Auf gleiche Weise verfahren Sie mit der linken Hand. Atmen Sie tief ein und aus. Bewahren Sie diese Haltung für etwa fünf Minuten. Falls Sie an einer Gesichtslähmung leiden, sollten Sie die Geste fünfundvierzig Minuten halten.
- Sagen Sie: »Göttliche Heilintelligenz, bitte heile und regeneriere mein Gesicht und alle angeschlossenen Organe und stelle sie in ihrer vollen Gesundheit und Lebendigkeit wieder her. Vielen Dank.«

Beschäftigen Sie sich mit den folgenden ungesunden Emotionen: Angst, Ablehnung, Versagen, Stress, Festgefahrenheit

Beschäftigen Sie sich mit den folgenden gesunden Emotionen: Entspannung, Zufriedenheit, Vertrauen, Erfolg, Freude
Beschäftigen Sie sich mit diesen Farben: Blau, Indigo, Lila, Rosa

Haare

Mögliche Faktoren, die Einfluss darauf haben

Sie fühlen sich isoliert und unsicher, haben wenig Selbstwertgefühl und Selbstliebe und erkennen Ihre Schönheit und Kreativität nicht. Ihre Kopfhaut ist vor lauter Besorgnis, Angst, Grübelei, Wut, Frustration, Schuld, Groll oder Traurigkeit verspannt, was zu Haarausfall oder einer Farbveränderung führt – so zeigt Ihnen der Körper, dass das, was Sie tun, nicht gut für Sie ist.

Was Sie tun können

- Beginnen Sie die Übung, indem Sie mit kreisenden Bewegungen Ihre Kopfhaut massieren. Stellen Sie sich dabei vor, dass Lichtstrahlen in allen Regenbogenfarben aus Ihren Fingern dringen, die das Wachstum Ihrer Haare stimulieren. Massieren Sie mit der Intention, Ihre Haare kräftiger, gesünder und vitaler zu machen. Dann stellen Sie sich vor, dass wunderbares goldenes Sonnenlicht über Ihrem Kopf ausgegossen wird, Ihre Haare durchdringt und sie weicher, glatter und glänzender macht.
- Sagen Sie: »Göttliche Heilintelligenz, ich bitte dich, entferne all die angestrengten Gedanken, Sorgen und Ängste, Ärger, Frustration, Schuld, Groll und Traurigkeit aus meinen Haaren, da sie sie nur schwächen, und verfahre ebenso mit all meinen festen Standpunkten, Mustern und positiven wie negativen Aufladungen, die zu meinem Zustand beitragen.« Wiederholen Sie das Wort »LÖSCHEN« so oft, bis Sie eine Veränderung spüren.
- Ziehen Sie vorsichtig an allen Haaren, um ihr Wachstum zu stimulieren.

- Sagen Sie: »Göttliche Heilintelligenz, bitte hilf mir, Selbstvertrauen, Mut und innere Ruhe zu erlangen und darauf zu vertrauen, dass das Leben für mich nur das Beste im Sinn hat. Gestatte es mir, meine Schönheit und Großartigkeit zu erkennen und mich an den Gaben, die ich mitbekommen habe, zu erfreuen. Vielen Dank.«
- Sagen Sie: »Göttliche Heilintelligenz, bitte stärke und regeneriere meine Haare und meine Kopfhaut und stelle sie in ihrer vollen Gesundheit und Lebendigkeit wieder her. Vielen Dank.«

Beschäftigen Sie sich mit den folgenden ungesunden Emotionen: Stress, Angst, Kritisieren, Schuld
Beschäftigen Sie sich mit den folgenden gesunden Emotionen: Entspannung, Frieden, Ehre, Vertrauen
Beschäftigen Sie sich mit diesen Farben: Weiß, Lila, Grün, Magenta

Hals

Mögliche Faktoren, die Einfluss darauf haben

Sie haben Mühe mit der Kommunikation, ein geringes Selbstwertgefühl, Selbstzweifel und betreiben Selbstsabotage. Sie fühlen sich ausgeschlossen, missverstanden, ausgebremst, ängstlich, frustriert, festgefahren, guter Dinge nicht wert. Sie tragen innere Konflikte aus und wechseln deshalb ständig die Meinung. Zu anderen fassen Sie nur schwer Vertrauen. Sie sind oft depressiv, traurig, ohne Hoffnung, unkreativ, einfallslos und schicksalsergeben.

Siehe auch **Nacken**

Was Sie tun können

- Richten Sie die Aufmerksamkeit auf Ihren vorderen Hals. Atmen Sie in die Gurgel. Stellen Sie sich nun vor, dass hinter Ihrer Gurgel ein Feuer brennt. Konzentrieren Sie sich auf dieses Feuer und werfen Sie all Ihren Schmerz, Ihre inneren Verletzungen, Misstrauen, Angst, Minderwertigkeitskomplexe, Selbstverurteilungen und Gefühle der Unzulänglichkeit in diese Flammen, um sie dort zu verbrennen.

- Sagen Sie: »Göttliche Heilintelligenz, bitte hilf mir, meine Gefühle von Wertlosigkeit, Traurigkeit, Selbstzweifeln und Mangel aus meinem Hals freizusetzen, ebenso wie all meine festen Standpunkte, Muster und positiven wie negativen Aufladungen, die zu meinem Zustand beitragen.« Wiederholen Sie das Wort »LÖSCHEN« so oft, bis Sie eine Veränderung spüren.
- Nun malen Sie sich aus, wie Ihr Hals an der Vorderseite von einer großen blauen Blase umgeben wird. Fokussieren Sie diese Blase. Umhüllen Sie Ihren Hals damit wie mit einer weichen blauen Wolke. Lassen Sie es zu, dass die Wolke ihn durchdringt und Sie erfüllt mit Vertrauen in Ihre Fähigkeit, bestimmt, ehrlich, liebevoll, klar und ausdrucksstark zu sprechen.
- Sagen Sie: »Göttliche Heilintelligenz, bitte stärke und verbessere meine Kommunikationsfähigkeiten. Hilf mir, mich für neue, wunderbare Möglichkeiten, bessere Beziehungen und größeres Selbstvertrauen zu öffnen. Vielen Dank.«
- Beobachten Sie, wie sich die Wolke in ein Megaphon vor Ihrem Hals verwandelt und wie alles, was Sie sagen, von Ihren Mitmenschen auch wirklich vernommen wird. Nun ist es an Ihnen, aussagekräftige Botschaften aus Ihrem Herzen zu kommunizieren, die anderen und Ihnen nützen.
- Wenn Sie häufiger unter Halsschmerzen leiden, dann möchten Sie es vielleicht mit der Löwen-Übung aus dem Yoga versuchen, um die Heilung zu beschleunigen. Gehen Sie auf alle viere und setzen sich dann auf Ihre Fersen. Pressen Sie die Handflächen fest auf die Knie und spreizen dabei die Finger so weit wie möglich auseinander. Atmen

Sie durch die Nase ein. Dann öffnen Sie den Mund wo weit wie möglich und strecken die Zunge in Richtung Kinn heraus. Öffnen Sie die Augen und spannen die Muskulatur in den Fingern an. Atmen Sie langsam durch den geöffneten Mund mit einem stimmhaften »Ha!« aus. Wiederholen Sie die Übung fünf- bis sechsmal.

- Sagen Sie: »Göttliche Heilintelligenz, bitte heile und regeneriere meinen Hals und stelle ihn in seiner vollen Gesundheit und Lebendigkeit wieder her. Vielen Dank.«

Beschäftigen Sie sich mit den folgenden ungesunden Emotionen: Stress, Besorgnis, Angst, Überforderung
Beschäftigen Sie sich mit den folgenden gesunden Emotionen: Ermutigung, Vertrauen, Klarheit
Beschäftigen Sie sich mit diesen Farben: Türkis, Blau, Orange

Hände

Mögliche Faktoren, die Einfluss darauf haben

Sie wissen das Leben nicht richtig handzuhaben und sagen sich immer wieder: »Ich werde damit nicht fertig.« Jedem anderen gehen Sie hilfreich zur Hand, nur nicht sich selbst. Sie sind häufig verkrampft und ballen die Fäuste. Zu viel Kritik und Sorgen führen zu Gelenkentzündung in den Händen. Angst vor der Zukunft bewirkt, dass Sie zu beharrlich an etwas festhalten und Ihrer Schöpferkraft misstrauen. Sie können Ihren Mitmenschen helfen und sie unterstützen, bedenken Sie aber, dass derjenige auch offen dafür sein muss; die Welt können Sie nicht retten.

Rechte Hand

Für viele Menschen ist die rechte Hand die dominierende, mit der sie schöpferisch tätig sind. Wenn Sie sich verloren fühlen, unter mangelnder Kreativität oder Zukunftsangst leiden, häufig mit sich ringen und frustriert sind, kommen diese

Probleme hier zum Vorschein. Sie stellen Ihre Fähigkeit in Frage, Geld zu verdienen und eine Familie zu ernähren. Sie fühlen sich von einem Menschen enttäuscht oder verraten, den Sie für Ihre rechte Hand hielten. Oder Sie fühlen sich von jemandem, der Sie um Unterstützung bat, zurückgewiesen, obwohl Sie hilfsbereit und vertrauensvoll waren.

Linke Hand

Die linke Hand trägt mehr weibliche Energie. Komplikationen entstehen, wenn Sie an Verletzungen durch die eigene Familie, Mutter, Schwester, Ehefrau, Tochter usw. festhalten. Sie fühlen sich isoliert und einsam, ohne zu wissen, wie Sie für sich sorgen sollen oder wie Sie Ihren Weg finden. Sie wehren sich gegen die Anforderungen des Lebens und warten, bis Ihnen etwas zugeteilt wird, statt die Dinge selbst in die Hand zu nehmen. Sie vermeiden Fehler, aus denen Sie lernen, durch die Sie stärker und kompetenter werden könnten.

Was Sie tun können

- Die Handflächen besitzen die Gabe, göttliche Heilenergie und die Heilenergie des eigenen Körpers zu erschließen. Reiben Sie die Hände aneinander, um Zugang zur natürlichen Heilenergie Ihres Körpers zu erlangen. Nun halten Sie Ihre Hände in kurzem Abstand voneinander vor sich, um das Kribbeln zu spüren.
- Sagen Sie: »Ich aktiviere jetzt meine göttliche Heilenergie.«
  Stellen Sie sich vor, dass Sie in Ihren Handflächen goldenes, heilendes Licht zum Leben erwecken. Beobachten Sie, wie sich dieses strahlende Licht ausdehnt, Ihre Hände vollständig einhüllt, dabei Blockierungen und Gifte aus dem Blut filtert und Ihre Hände regeneriert.
- Sagen Sie: »Göttliche Heilintelligenz, ich bitte dich, hilf mir, alle Sorgen und Widerstände, alle Starrheit, Kontroll-

sucht, Einsamkeit, Isolation und Anspannung aus meinen Händen zu entlassen, ebenso wie alle festen Standpunkte, Muster und positiven wie negativen Aufladungen, die zu meinem Zustand beitragen.« Wiederholen Sie das Wort »LÖSCHEN« so oft, bis Sie eine Veränderung spüren.

- Schütteln oder massieren Sie Ihre Hände für ein oder zwei Minuten, um sie von allen angestauten Energien zu befreien.
- Falten Sie die Hände, damit sich Ihre Handflächen berühren. Bleiben Sie ein paar Augenblicke in dieser Haltung, damit die Heilenergie sich anreichern kann, um Ihre Hände zu regenerieren.
- Sagen Sie: »Göttliche Heilintelligenz, bitte hilf mir, jeglicher Situation mit Leichtigkeit und Anmut zu begegnen, während ich zugleich die volle Verantwortung für mein Tun übernehme. Hilf mir, aus meinen Erfahrungen zu lernen und kompetenter zu werden. Vielen Dank.«
- Je beweglicher und entspannter die Hände sind, desto gesünder ist der gesamte Körper. In den Händen befinden sich zahlreiche Meridianpunkte, die eine Verbindung zu jedem Körperteil oder Organ herstellen.
- Sagen Sie: »Göttliche Heilintelligenz, bitte heile und regeneriere meine Hände, Finger und Handgelenke und stelle sie in ihrer vollen Gesundheit und Lebendigkeit wieder her. Vielen Dank.«

Beschäftigen Sie sich mit den folgenden ungesunden Emotionen: Zwanghaftes Kontrollieren, Festgefahrenheit, Angst, Frustration
Beschäftigen Sie sich mit den folgenden gesunden Emotionen: Beweglichkeit und Bewegung, Freiheit, Vertrauen, Zufriedenheit
Beschäftigen Sie sich mit diesen Farben: Rosa, Gold, Grün

Handgelenke

Mögliche Faktoren, die Einfluss darauf haben

Sie fühlen sich gebunden, überarbeitet und stecken fest. Sie haben Mühe damit, Ihre Meinung zu ändern, andere Standpunkte zu sehen oder Schmerzen, Stress und Angst, die Sie fesseln, loszulassen. Sie müssen immer recht und die Kontrolle behalten.

Was Sie tun können

- Wenn Sie normalerweise eine Armbanduhr oder Armbänder tragen, verzichten Sie ein paar Tage darauf, damit sich die Handgelenke entspannen können.
- Richten Sie die Aufmerksamkeit auf Ihre Handgelenke. Fühlen sie sich frei oder gebunden an? Schütteln Sie sie dreißig Sekunden lang kräftig aus und befreien Sie sie von allen Blockierungen. Dann machen Sie dreißig Sekunden lang Pause. Wiederholen Sie diesen Ablauf fünfmal.
- Schließen Sie die Augen und stimmen Sie sich auf Ihre Handgelenke ein. Fühlt es sich an, als würden Sie Ketten oder Handschellen an den Gelenken tragen? Womit sind diese Ketten verbunden? Ist es Ihre Arbeit, Ihre Familie, Ihr Freundeskreis, oder sind es andere Verpflichtungen, die Sie eingegangen sind?
- Sagen Sie: »Göttliche Heilintelligenz, bitte hilf mir, alle Ketten, Festgefahrenheiten, Überanstrengungen, Ängste, Rechthaberei und Kontrollsucht aus meinen Handgelenken abzuwerfen, ebenso wie alle festen Standpunkte, Muster und positiven wie negativen Aufladungen, die zu meinem Zustand beitragen.« Wiederholen Sie das Wort »LÖSCHEN« so oft, bis Sie eine Veränderung spüren.
- Visualisieren Sie die Befreiung Ihrer Hände von Ketten und Fesseln. Dann entspannen Sie die Handgelenke vollständig und malen sich aus, wie Sie sie in einer wunder-

baren warmen und gelben Flüssigkeit baden. Erlauben Sie es Ihren Handgelenken, kräftiger zu werden.

- Sagen Sie: »Göttliche Heilintelligenz, bitte hilf mir, mich von allen Energien zu befreien, die mich fesseln. Gestatte es mir, zu entspannen, friedlicher, beweglicher und toleranter zu werden. Vielen Dank.«
- Sagen Sie: »Göttliche Heilintelligenz, bitte heile meine Handgelenke und stelle sie in ihrer vollen Gesundheit und Lebendigkeit wieder her. Vielen Dank.«

Beschäftigen Sie sich mit den folgenden ungesunden Emotionen: Stress, Angst, zwanghaftes Kontrollieren
Beschäftigen Sie sich mit den folgenden gesunden Emotionen: Beweglichkeit und Bewegung, Entspannung, Freiheit
Beschäftigen Sie sich mit diesen Farben: Gelb, Rosa, Grün

Harnblase

Mögliche Faktoren, die Einfluss darauf haben

Sie sind schüchtern, unentschlossen, leistungsschwach, gelangweilt, verdrießlich, reizbar und traurig. Sie haben Gefühle von Machtlosigkeit, Schuld und Frustration. Sie ärgern sich über Ihren Partner oder einen Ihnen nahestehenden Menschen, möchten womöglich gar eine Weile ihre Ruhe vor ihm haben. Sie wären lieber an einem anderen Ort als da, wo Sie sich augenblicklich befinden. Sie halten sich an Sorgen der Vergangenheit fest, die Sie daran hindern, voranzukommen. Klare Grenzen fehlen Ihnen. Sie brauchen viel Raum für sich.

Was Sie tun können

- Atmen Sie mehrmals tief ein. Legen Sie die Hände über Ihre Harnblase und öffnen Sie sich für das, was Sie fühlen. Sind Sie genervt, wütend oder sauer auf jemanden oder etwas in Ihrem Leben?

- Sagen Sie: »Göttliche Heilintelligenz, ich bitte dich, hilf mir, alle Gefühle von Zorn, Unentschlossenheit, Schwäche, Reizbarkeit, Machtlosigkeit und Sorge aus meiner Blase zu entlassen, ebenso wie alle festen Standpunkte, Muster und positiven wie negativen Aufladungen, die zu meinem Zustand beitragen.« Wiederholen Sie das Wort »LÖSCHEN« so oft, bis Sie eine Veränderung spüren.
- Reiben Sie die Hände aneinander. Halten Sie sie so vor sich, dass sie sich gerade nicht mehr berühren. Spüren Sie, wie sie kribbeln. Stellen Sie sich vor, dass Sie in Ihren Händen einen Ball aus gelber Heilenergie halten. Bitten Sie die göttliche Heilintelligenz, diese Energie noch zu verstärken. Vielleicht sehen oder spüren Sie sogar, wie goldene Sonnenstrahlen den Ball energetisch aufladen und ihn wirkungsvoller und stärker machen.
- Legen Sie die Hände über Ihre Harnblase. Gestatten Sie dem Ball, tief in das Organ einzudringen. Konzentrieren Sie sich auf die Wärme, die von dem goldenen Ball ausstrahlt, während er den physischen, emotionalen und mentalen Energiestau und die Anspannung in Ihrer Blase auflöst. Beobachten Sie den Vorgang, bis Ihre Blase gereinigt ist und zu vollkommener Gesundheit und Lebenskraft zurückgefunden hat.
- Sagen Sie: »Göttliche Heilintelligenz, bitte erfülle mich mit Gefühlen und Erfahrungen von Vertrauen, Sicherheit, Entschlossenheit, Harmonie, Glück, Humor und Freude. Vielen Dank.«
- Um den Prozess noch wirkungsvoller zu machen, können Sie dabei den Vokal »Uuuu« summen und den Klang in Ihre Blase lenken. Gestatten Sie es dem Klang, Ihre Harnblase mit heilender und ausgleichender Energie zu durchdringen. Summen Sie eine oder zwei Minuten lang.
- Sagen Sie: »Göttliche Heilintelligenz, bitte heile meine Harnblase und alle angeschlossenen Organe und stelle sie

in ihrer vollen Gesundheit und Lebendigkeit wieder her. Vielen Dank.«

Beschäftigen Sie sich mit den folgenden ungesunden Emotionen: Wut, Groll, Traurigkeit, Frustration
Beschäftigen Sie sich mit den folgenden gesunden Emotionen: Versöhnlichkeit, Glück, Vertrauen
Beschäftigen Sie sich mit diesen Farben: Gelb, Grün

Haut

Mögliche Faktoren, die Einfluss darauf haben
Sie können sich weder selbst schützen noch möchten Sie sich beschützen lassen. Sie sind verärgert, wütend, frustriert. Eine Person oder eine Ereignis geht Ihnen »unter die Haut«. Sie sind erfüllt von Missbilligung, Kritik, Entwertung oder sogar Selbsthass, sind schüchtern, zurückgezogen und unsicher. Sie haben das Gefühl, zweite Wahl zu sein, entwertet zu werden und nicht dazuzugehören. In Ihrer eigenen Haut fühlen Sie sich unwohl und errichten Barrieren, um sich zu schützen.

Was Sie tun können

- Wer oder was geht Ihnen unter die Haut? Was ist es, das Sie nicht zum Ausdruck bringen, aber dringend sagen müssten? Stellen Sie sich vor einen Spiegel. Schließen Sie die Augen und stellen Sie sich vor, dass Sie neben einem Menschen stehen, der Sie liebt. Wenn Sie in seine Haut schlüpfen könnten, wie würden Sie sich dann sehen? Sobald Sie von einem positiven Gefühl durchdrungen sind, öffnen Sie die Augen und betrachten sich selbst aus der Perspektive der Liebe. Auf welche Weise sehen Sie sich jetzt anders? Was sieht ein Mensch, der Sie liebt? Bekräftigen Sie, dass Sie liebenswert sind.
- Legen oder setzen Sie sich hin und schließen Sie die Augen. Stellen Sie sich vor, dass Sie in Ihren Händen einen Laser-

strahl halten, der sich aus verschiedenen Farben zusammensetzt. Malen Sie sich aus, dass Sie diesen Laser auf alle Bereiche richten, an denen Ihre Haut juckt, gerötet, gereizt, geschwollen, trocken oder fleckig ist. Beobachten Sie, wie der Laser, je nachdem, auf welchen Körperteil Sie ihn richten, die Farbe verändert. Wenn die Haut beispielsweise gerötet ist, dann nimmt der Laser eine blaue Farbe an, um die Stelle zu kühlen. Ist die Haut trocken, wird er rosa, um den Bereich zu regenerieren. Orangefarbene Strahlen heilen Hautschwellungen, während gelbe Strahlen Juckreiz lindern. Konzentrieren Sie sich darauf, alle Wut, Frustration, Selbstkritik, Selbstentwertung und Unsicherheit loszulassen.

- Sagen Sie: »Göttliche Heilintelligenz, bitte entferne allen Ärger, alle Wut, Frustration, Kritik, Entwertung und Unsicherheit aus meiner Haut, ebenso wie alle festen Standpunkte, Muster und positiven wie negativen Aufladungen, die zu meinem Zustand beitragen.« Wiederholen Sie das Wort »LÖSCHEN« so oft, bis Sie eine Veränderung spüren.
- Beobachten Sie vor Ihrem inneren Auge, wie Ihre Haut sich klärt, wie sie ihr strahlendes und weiches Aussehen zurückerhält. Wie fühlen Sie sich mit dieser neuen Haut? Machen Sie langsame, tiefe Atemzüge und erfreuen Sie sich an Ihrer erneuerten Haut.
- Sagen Sie: »Göttliche Heilintelligenz, bitte gestatte mir, mich wohl, glücklich und sicher in meiner Haut zu fühlen. Hilf mir, zu lernen, mich selbst zu lieben und wertzuschätzen. Vielen Dank.«
- Fokussieren Sie, wie sicher und gut Sie sich mit Ihrer neuen Haut fühlen.

Um die Beschaffenheit der Haut zu verbessern, berühren Sie mit den Daumenspitzen die Fingerspitzen Ihrer Ringfinger; die übrigen Finger spreizen Sie gerade ab. Halten

Sie diese Geste zwei bis drei Minuten lang aufrecht, während Sie tief ein- und ausatmen. Wiederholen Sie die Übung zwei- oder dreimal täglich.

- Sagen Sie: »Göttliche Heilintelligenz, bitte entferne alle Gifte, Bakterien, Unreinheiten und die Auswirkungen von Stress aus meiner Haut, regeneriere sie und alle angeschlossenen Organe und stelle sie in ihrer vollen Gesundheit und Lebendigkeit wieder her. Vielen Dank.«
- Auch wenn Sie nicht unmittelbare Ergebnisse sehen, wiederholen Sie die Übung langfristig und lernen Sie, sich mit sich wohl zu fühlen. Mit der Zeit werden Sie Veränderungen Ihrer Haut und in Ihrem Selbstvertrauen wahrnehmen.

Beschäftigen Sie sich mit den folgenden ungesunden Emotionen: Stress, Besorgnis, Angst, Überforderung, Schmerz
Beschäftigen Sie sich mit den folgenden gesunden Emotionen: Frieden, Zufriedenheit, Vertrauen, Glück
Beschäftigen Sie sich mit diesen Farben: Gelb, Blau, Weiß, Indigo, Lila, Türkis

Herz

Mögliche Faktoren, die Einfluss darauf haben

Sie sind blockiert, lust- und schwunglos, leer, deprimiert, niedergeschlagen, gelangweilt, gestresst. Sie meinen, das Leben sei zu schwer, und Sie wollen sich nicht mehr damit abmühen. Sie fühlen sich emotional unzugänglich, verletzt, abgewiesen, verhärtet und kalt. Sie glauben nicht, dass Sie das Leben verdienen, und wären bereit, es aufzugeben. Häufige Selbstkritik und Selbstentwertung. Wut und Verbitterung. Sie warten darauf, dass eine schwierige Situation eskaliert, damit Sie Ihren Gefühlen Luft machen können. Sie übernehmen zu große Verantwortungen und leiden dann unter Stress und Ängsten. Sie geben zu viel von sich selbst und zwingen sich, die eigenen Grenzen zu überschreiten. Sie hören nicht auf Ihr Herz. Sehnsüchte werden nicht erfüllt, Sie fühlen sich enttäuscht, beiseitegeschoben und einsam. Sie halten an einer tiefsitzenden Angst davor fest, dass Sie verletzt werden könnten oder jemand Ihnen Ihr Herz bricht. Manchmal sind Sie neidisch oder eifersüchtig auf den Erfolg anderer.

Was Sie tun können

- Schließen Sie die Augen. Stimmen Sie sich auf das Herz ein. Imaginieren Sie vor Ihrem inneren Auge ein Bild Ihres Herzens. Wie sieht es aus? Ist es glücklich und weit, gibt es und empfängt es Liebe freudig? Oder ist es eingeengt, überanstrengt und müde?
  Stellen Sie sich vor, dass Sie einen Schlauch in den Händen halten, durch den eine klare Heilflüssigkeit fließt. Verwenden Sie den Schlauch, um alles Trübe, Angestaute und Überanstrengte aus dem Herzen zu waschen.
- Sagen Sie: »Göttliche Heilintelligenz, ich bitte dich, entferne alle Blockierungen, Depression, Langeweile, meine Neigung zur Opferrolle, Wut, Verletzung, Gefühle von Zurückweisung, Erstarrung und alles Niederdrückende aus meinem Herzen, ebenso wie alle festen Standpunkte, Muster und positiven wie negativen Aufladungen, die zu meinem Zustand beitragen.« Wiederholen Sie das Wort »LÖSCHEN« so oft, bis Sie eine Veränderung spüren.
- Malen Sie sich ein wunderschönes rosafarbenes Licht aus, das die Energie bedingungsloser Liebe, von Zärtlichkeit und Freundlichkeit in sich trägt. Gestatten Sie es diesem einzigartigen Licht, sich in Ihr Herz zu ergießen. Spüren Sie, wie Ihr Herz weicher wird, wie die Verhärtungen und sein Schutzpanzer schmelzen. Lassen Sie es zu, dass die bedingungslose Liebe Ihres Herzens Sie schützt. Auch wenn es bereits Verletzungen hinnehmen musste, vertrauen Sie darauf, dass es Weisheit entwickelt hat und Sie nun zur Liebe führen wird.

- Sagen Sie: »Liebes Herz, ich möchte, dass du weißt, wie wichtig du mir bist. Du arbeitest ohne Unterlass, um mich am Leben zu erhalten. Du lässt mich tiefe Gefühle, wie Liebe, Freude und Glück, empfinden und mein Leben wertschätzen. Ich möchte mich sehr herzlich bei dir bedanken für all die wunderbare Arbeit, die du für mich leistest.«
- Um die Liebe in Ihrem Herzen zu steigern, reiben Sie die Hände aneinander und stellen sich vor, dass ihnen ein wunderbares magentafarbenes Licht entströmt. Dann entspannen Sie die Hände, und sobald Sie ein Kribbeln spüren, legen Sie sie über Ihr Herz. Gestatten Sie es ihrer Wärme und dem magentafarbenen Licht, Ihr Herz einzuhüllen.
- Sagen Sie: »Göttliche Heilintelligenz, bitte verstärke meine Fähigkeit, auf die Stimme meines Herzens zu hören und ihrem Rat zu folgen. Gestatte es meinem Herzen, sich für Liebe, Freundlichkeit, Zuneigung, Leidenschaft, Spaß und tiefempfundene Freude zu öffnen. Vielen Dank.«
- Sagen Sie: »Göttliche Heilintelligenz, bitte heile und regeneriere mein Herz und alle angeschlossenen Organe und stelle sie in ihrer vollen Gesundheit und Lebendigkeit wieder her. Vielen Dank.«

Beschäftigen Sie sich mit den folgenden ungesunden Emotionen: Depression, Festgefahrenheit, Verurteilung, Eifersucht, Hass, Angst
Beschäftigen Sie sich mit den folgenden gesunden Emotionen: Liebe, Glück, Freude, Freiheit, Frieden
Beschäftigen Sie sich mit diesen Farben: Malve, Magenta, Rosa, Grün

Hirnanhangsdrüse (Hypophyse)

Mögliche Faktoren, die Einfluss darauf haben

Sie fühlen sich leer, unterdrückt, entmutigt, gefühllos, verwirrt und wie fremdgesteuert. Ihre Gedächtnisleistung ist verlangsamt. Sie haben Ängste und fühlen sich bedroht. Es fällt Ihnen schwer, Entscheidungen zu treffen, Sie sind wankelmütig und ändern ständig Ihre Meinung.

Was Sie tun können

- Richten Sie die Aufmerksamkeit auf Ihre Hirnanhangsdrüse. Legen Sie Zeige- und Mittelfinger der linken Hand auf die Stelle zwischen Ihren Augenbrauen, wo sich das »dritte Auge« befindet. Fühlt sich der Bereich klar oder blockiert an? Falls er blockiert ist, entspannen Sie Ihre Stirn und stellen sich vor, dass Sie mit einer lila Flamme (der Farbe des Stirnchakras) alle Anspannung auflösen. Oder aber Sie reiben die Handflächen aneinander und erzeugen zwischen ihnen eine lila Flamme. Legen Sie dann die Hände auf oder unmittelbar über die Hirnanhangsdrüse mit der Absicht, alle Anspannung aufzulösen. Danach beklopfen Sie Ihre Stirn über den Augenbrauen zart mit den Mittelfingern.
- Sagen Sie: »Göttliche Heilintelligenz, bitte hilf mir, alle Erschöpfung, emotionale Instabilität, Angst und Verwirrung aus meiner Hirnanhangsdrüse freizusetzen, ebenso wie alle festen Standpunkte, Muster und positiven wie negativen Aufladungen, die zu meinem Zustand beitragen.« Wiederholen Sie das Wort »LÖSCHEN« so oft, bis Sie eine Veränderung spüren.
- Konzentrieren Sie sich beim Einatmen auf die Hirnanhangsdrüse; lassen Sie beim Ausatmen allen Stress und Druck los. Machen Sie diese Übung drei bis fünf Minuten lang.
- Sagen Sie: »Göttliche Heilintelligenz, bitte erfülle mich mit Kraft, Klarheit und Leben. Verbessere mein Gedächtnis und erfülle mich mit einem Gefühl von Stabilität, Sicherheit und Seelenfrieden. Vielen Dank.«
- Konzentrieren Sie sich auf die Aktivierung Ihrer Hirnanhangsdrüse und massieren Sie dabei mit der linken Hand

den Daumen der rechten von der Fingerwurzel bis zur Fingerspitze. Umhüllen Sie im Geiste die Hirnanhangsdrüse mit violettem Licht und stellen sich dabei vor, wie die Heilenergie die Drüse belebt.

- Sagen Sie: »Göttliche Heilintelligenz, bitte heile und regeneriere meine Hirnanhangsdrüse und alle angeschlossenen Drüsen und stelle sie in ihrer vollen Gesundheit und Lebendigkeit wieder her. Vielen Dank.«

Beschäftigen Sie sich mit den folgenden ungesunden Emotionen: Angst, Depression, Minderwertigkeitskomplexe
Beschäftigen Sie sich mit den folgenden gesunden Emotionen: Frieden, Klarheit, Liebe, Vertrauen
Beschäftigen Sie sich mit diesen Farben: Orange, Gelb, Indigo

Hoden

Mögliche Faktoren, die Einfluss darauf haben

Gefühl von Bedrohung, Ungeschütztheit und Unsicherheit. Sie sind unfähig, mit den Anforderungen des Lebens fertig zu werden. Sie fühlen sich unwohl mit Ihrer Sexualität. Sie halten an Schuld, Scham und Ärger fest. Es fällt Ihnen schwer, zu vergeben und nach vorne zu schauen.

Was Sie tun können

- Auf wen sind Sie wütend? Was müsste passieren, damit Sie Ihren Ärger über Bord werfen? Welche Maßnahmen müssen Sie ergreifen, um Ihr Leben voranzubringen? Falls Sie bereit sind, Schmerz und Wut loszulassen, machen Sie die Übung für Versöhnlichkeit (Kap. III, S. 355 f.), auch wenn Sie nur sich selbst vergeben möchten.
- Sagen Sie: »Göttliche Heilintelligenz, bitte hilf mir, alle Gefühle von Negativität, Unsicherheit, Schuld, Wut, Bedrohung und Scham aus meinen Hoden freizusetzen, ebenso wie alle festen Standpunkte, Muster und positiven

wie negativen Aufladungen, die zu meinem Zustand beitragen.« Wiederholen Sie das Wort »LÖSCHEN« so oft, bis Sie eine Veränderung spüren.

- Stellen Sie sich aufrecht hin. Reiben Sie die Handflächen aneinander. Halten Sie sie in geringer Entfernung voneinander vor sich und stellen Sie sich vor, dass grünes Licht aus ihnen hervortritt. Lassen Sie die Hände sinken, mit den Handflächen nach unten gerichtet und den Fingern dicht beieinander, und berühren Sie mit den Mittelfingern leicht Ihre Hoden. Während Sie die Hoden mit grünem Licht energetisch aufladen und regenerieren, atmen Sie langsam und tief ein und aus. Diese Übung soll drei bis fünf Minuten dauern.
- Sagen Sie: »Göttliche Heilintelligenz, bitte hilf mir, mich mit meiner Sexualität und Männlichkeit wohl zu fühlen. Gestatte es mir, mit Leichtigkeit, Würde und Vertrauen durch mein Leben zu gehen. Vielen Dank.«
- Sagen Sie: »Göttliche Heilintelligenz, bitte heile und regeneriere meine Hoden und alle angeschlossenen Organe und stelle sie in ihrer vollen Gesundheit und Lebendigkeit wieder her. Vielen Dank.«

Beschäftigen Sie sich mit den folgenden ungesunden Emotionen: Scham, Schuld, Angst, Wut
Beschäftigen Sie sich mit den folgenden gesunden Emotionen: Versöhnlichkeit, Ehre, Frieden, Freiheit
Beschäftigen Sie sich mit diesen Farben: Grün, Orange, Gelb

Hüften

Mögliche Faktoren, die Einfluss darauf haben

Familiäre Probleme und Meinungsverschiedenheiten. Sie fühlen sich ausgenutzt, nicht ausreichend wertgeschätzt oder anerkannt, wütend, betrogen, manipuliert, irregeleitet, im Stich gelassen, entfremdet. Sie leiden unter Druck, Frustration, Schuld, mangelnder Unterstützung und zu viel Verantwortung.

Was Sie tun können

- Wen oder was tragen Sie auf Ihren Hüften? Wessen Verantwortung haben Sie sich aufgebürdet? Wen unterstützen Sie? Stehen Sie auf und schütteln Sie Ihre Hüften aus. Stellen Sie sich dabei vor, dass Sie auch Ihre alten familiären Überzeugungen und Programmierungen abschütteln. Falls es Ihnen Schwierigkeiten bereitet, Ihre Hüften zu schütteln, massieren Sie sie mit kreisförmigen Handbewegungen.
- Schließen Sie die Augen und stellen Sie sich vor, dass vor Ihnen ein Abfalleimer steht, der alle angestaute und negative Energie umwandelt. Holen Sie mit den Händen die angestaute Negativität – Angst, Frustration, Schuld und alte Glaubensmuster – aus Ihren Hüften und geben Sie sie in den Eimer, wo sie aufgelöst werden. Vielleicht spüren Sie, wie Sie die verdichtete Energie herausziehen, oder Sie sehen graue Rauchwolken, Messer oder sogar Personen als innere Bilder, die Ihren Hüften entsteigen.
- Sagen Sie: »Göttliche Heilintelligenz, bitte löse alle meine Familienprobleme, Auseinandersetzungen, widerstreitenden Gefühle, Schuld, Traurigkeit, Trauer, Wut, allen Schmerz und allen Verrat in meinen Hüften auf, ebenso wie alle festen Standpunkte, Muster und positiven wie negativen Aufladungen, die zu meinem Zustand beitragen.« Wiederholen Sie das Wort »LÖSCHEN« so oft, bis Sie eine Veränderung spüren.
- Legen Sie Musik auf und schütteln Sie Ihre Hüften wie beim Bauchtanz. Spüren Sie, wie befreiend diese Übung ist. Je mehr Ihre Hüften im Gleichgewicht und je beweglicher sie sind, desto ausgeglichener, beweglicher und kreativer sind auch Sie selbst.

- Sagen Sie: »Göttliche Heilintelligenz, bitte bereichere mich mit Gefühlen von Frieden, Klarheit, Erfüllung, Dankbarkeit, Entspannung und Gelassenheit. Gestatte es mir, Harmonie, Einheit und Unterstützung in meiner Umgebung und in meiner Familie zu erfahren. Vielen Dank.«
- Sagen Sie: »Göttliche Heilintelligenz, bitte heile und regeneriere meine Hüften und stelle sie in ihrer vollen Gesundheit und Lebendigkeit wieder her. Vielen Dank.«

Beschäftigen Sie sich mit den folgenden ungesunden Emotionen: Kritisieren, Verurteilung, Frustration, Festgefahrenheit
Beschäftigen Sie sich mit den folgenden gesunden Emotionen: Klarheit, Frieden, Zufriedenheit, Anerkennung
Beschäftigen Sie sich mit diesen Farben: Orange, Grün, Silber

Hypothalamus

Mögliche Faktoren, die Einfluss darauf haben

Sie haben Ihr Gleichgewicht verloren, fühlen sich gestresst, ängstlich, emotional und wie von den Hormonen gesteuert. Sie erleben die Abtrennung von Ihrem göttlichen, spirituellen Selbst. Sie erkennen Ihre Rolle im Leben nicht und wissen nicht, was die Zukunft bringen soll.
Siehe auch **Gehirn**

Was Sie tun können

- Sagen Sie: »Göttliche Heilintelligenz, bitte entferne das mentale und emotionale Ungleichgewicht, allen Stress, alle Angst, Abgeschnittenheit vom Göttlichen, Verwirrung und Frustration aus meinem Hypothalamus, ebenso wie alle festen Standpunkte, Muster und positiven wie negativen Aufladungen, die zu meinem Zustand beitragen.« Wiederholen Sie das Wort »LÖSCHEN« so oft, bis Sie eine Veränderung spüren.

- Sagen Sie: »Göttliche Heilintelligenz, bitte hilf mir, emotionales, mentales und spirituelles Gleichgewicht und Wohlbefinden zu erlangen. Gestatte es mir, meinen Geist für eine neue, glücklichere und positivere Vision von der Zukunft zu öffnen. Vielen Dank.«
- Visualisieren Sie, wie Ihr Hypothalamus sich mit glitzerndem goldenem Licht füllt, das ihn aktiviert und neu belebt.
- Sagen Sie: »Göttliche Heilintelligenz, bitte heile und regeneriere meinen Hypothalamus und stelle ihn in seiner vollen Gesundheit und Lebendigkeit wieder her. Vielen Dank.«

Beschäftigen Sie sich mit den folgenden ungesunden Emotionen: Stress, Angst, Frustration
Beschäftigen Sie sich mit den folgenden gesunden Emotionen: Entspannung, Frieden, Klarheit
Beschäftigen Sie sich mit diesen Farben: Gold, Gelb, Weiß

Immunsystem

Mögliche Faktoren, die Einfluss darauf haben

Unsicherheit, innerer Konflikt, Stress. Sie vernachlässigen sich und Ihre Bedürfnisse, fühlen sich unter Druck gesetzt, ausgenutzt, bedroht, verletzlich, manipuliert, vernachlässigt und ungeliebt. Sie scheuen Konfrontationen. Sie sind zu sehr auf die Außenwelt fixiert. Statt Dinge einfach zuzulassen, wollen Sie sie erzwingen. Sie können nicht nein sagen. Sie denken oft: »Es hat ja doch alles keinen Zweck.« Sie glauben, ständig zu kämpfen, ohne das zu bekommen, was Sie sich wünschen, und überanstrengen sich damit.
Siehe auch **Thymusdrüse**

Was Sie tun können

- Schließen Sie die Augen. Machen Sie sich all die Probleme bewusst, die Sie auf dem Rücken, in der Brust und im gesamten Körper tragen. Erkennen Sie mit jedem Einatmen eines Ihrer Probleme an. Gestatten Sie es sich, beim Ausatmen die Anspannung, die Sie wegen dieses Problems in sich aufgebaut haben, aus Ihrem Körper zu entlassen. Bitten Sie um eine göttliche Lösung. Wiederholen Sie dies mehrmals, bis Sie sich freier fühlen.

- Sagen Sie: »Göttliche Heilintelligenz, bitte entferne allen Stress, Konflikt, Widerstand, alle Unsicherheit, Manipulation, Frustration und alle Selbstvernachlässigung aus meinem Immunsystem, ebenso wie alle festen Standpunkte, Muster und positiven wie negativen Aufladungen, die zu meinem Zustand beitragen.« Wiederholen Sie das Wort »LÖSCHEN« so oft, bis Sie eine Veränderung spüren.
- Befreien Sie Ihren Körper von all seinem Stress, aller Unterdrückung und Anspannung, indem Sie ihn dreißig Sekunden lang kräftig ausschütteln. Dann machen Sie für fünfzehn Sekunden Pause, atmen langsam und tief ein und aus. Wiederholen Sie den Vorgang noch drei- oder viermal. Legen Sie sich Tanzmusik auf, damit es mehr Spaß macht.
- Sagen Sie: »Göttliche Heilintelligenz, bitte erfülle mich mit Gefühlen von Sicherheit, Stabilität, Klarheit, Leichtigkeit und Freude. Verleihe mir den Mut, mein Leben nach meinen Vorstellungen zu führen. Vielen Dank.«
- Um die Funktionsfähigkeit Ihres Immunsystems zu verbessern, legen Sie die Spitze von Ringfinger und kleinem Finger auf die Fingerspitze des Daumens und strecken die beiden anderen Finger vom Daumen fort. Halten Sie diese Geste zwischen fünf und fünfzehn Minuten lang aufrecht. Wenn Ihr Immunsystem sehr schwach ist, dann wiederholen Sie die Übung dreimal täglich.
- Sagen Sie: »Göttliche Heilintelligenz, bitte heile und regeneriere mein Immunsystem und stelle es in seiner vollen Gesundheit und Lebendigkeit wieder her. Vielen Dank.«

Beschäftigen Sie sich mit den folgenden ungesunden Emotionen: Stress, Schuld, Frustration, Ablehnung
Beschäftigen Sie sich mit den folgenden gesunden Emotionen: Frieden, Versöhnlichkeit, Entspannung, Freude
Beschäftigen Sie sich mit diesen Farben: Grün, Blau, Orange, Lila

Kiefer

Ständige Anspannung und Stress. Sie unterdrücken sich und Ihre Bedürfnisse. Es fällt Ihnen schwer, Ihre Gefühle mitzuteilen. Verurteilung, Kritisieren, Vorwürfe, Angst, Schuldgefühle. Sie können nicht für sich selbst eintreten und die eigenen Wünsche äußern. Sie fühlen sich eingezwängt, klammern sich an Wut und Groll. Sie stecken in einem Verhaltensmuster fest und wissen nicht, wie Sie sich daraus befreien und vorwärtskommen sollen.

Was Sie tun können

- Reiben Sie die Hände aneinander. Halten Sie sie in geringer Entfernung voneinander vor sich. Stellen Sie sich zwei orangefarbene Lichtbälle in Ihren Händen vor. Legen Sie die Handflächen auf Ihre Kiefer. Bewegen Sie die Hände auf beiden Seiten in einer langsamen Kreisbewegung, während Sie tief und langsam atmen. Konzentrieren Sie sich darauf, mit dem orangefarbenen Licht die Anspannung in Ihren Kiefern zu schmelzen. Machen Sie diese Übung für zwei bis drei Minuten.
- Sagen Sie: »Göttliche Heilintelligenz, bitte hilf mir, allen Stress, alle Anspannung, Unterdrückung, Verurteilung, Kritik, Einschränkung und Angst aus meinen Kiefern zu entlassen, ebenso wie alle festen Standpunkte, Muster und positiven wie negativen Aufladungen, die zu meinem Zustand beitragen.« Wiederholen Sie das Wort »LÖSCHEN« so oft, bis Sie eine Veränderung spüren.
- Konzentrieren Sie sich darauf, Finger und Zehen, Nacken,

Kopf und Kiefer zu entspannen. Gestatten Sie es Ihrem Körper, weich zu werden und loszulassen. Legen Sie Ihre Zungenspitze an den Gaumen. Atmen Sie langsam und tief ein und aus. Denken Sie an etwas Positives, während Sie im Inneren lächeln. Lassen Sie das Lächeln dann ins Gesicht wandern, in dem Wissen, dass die göttliche Intelligenz auf Ihrer Seite ist und Ihnen hilft, alle Herausforderungen zu meistern.

- Sagen Sie: »Göttliche Heilintelligenz, bitte hilf mir, mit meinen Mitmenschen auf eine Weise zu kommunizieren, dass sie mich hören und verstehen, was ich sage. Schenke mir das Selbstvertrauen, um das zu bitten, was ich mir wünsche, und lass mich kreativer und spontaner werden. Vielen Dank.«
- Um Ihre Kiefer zu kräftigen, knicken Sie den Mittelfinger ab und pressen den Daumen darauf. Die übrigen Finger spreizen Sie ab. Halten Sie diese Geste drei bis fünf Minuten aufrecht, während Sie zugleich tief ein- und ausatmen. Achten Sie darauf, dass Ihre Kiefermuskulatur entspannt ist.
- Sagen Sie: »Göttliche Heilintelligenz, bitte heile und regeneriere meine Kiefer und stelle sie in ihrer vollen Gesundheit und Lebendigkeit wieder her. Vielen Dank.«

Beschäftigen Sie sich mit den folgenden ungesunden Emotionen: Stress, Wut, Schuld, Angst, Festgefahrenheit, Verurteilung
Beschäftigen Sie sich mit den folgenden gesunde Emotionen: Entspannung, Frieden, Versöhnlichkeit, Liebe
Beschäftigen Sie sich mit diesen Farben: Silber, Orange, Grün, Rosa

Knie

Mögliche Faktoren, die Einfluss darauf haben

Kontrollbedürfnis, Vorwürfe, Verurteilung, Wut, Groll, Frustration, Unbeweglichkeit, Festgefahrenheit. Ihnen fällt es schwer, eine problematische Beziehung oder Situation aus der Vergangenheit zu verarbeiten. Verwirrung. Sie plagen sich mit starren Wünschen, unerfüllten Träumen und nicht gelösten familiären Problemen. Sie haben Mühe damit, Entscheidungen zu treffen und Ihre Verpflichtungen zu erfüllen. Sie haben Angst davor, voranzugehen, und das große Bedürfnis, vorher zu wissen, was als Nächstes geschieht.

Rechtes Knie

Eine wichtige männliche Person – z. B. Vater, Bruder, Onkel – ist Dauerthema in Ihrem Leben. Sie haben Schwierigkeiten, beruflich voranzukommen, denken in engen Grenzen und haben Versagensängste. Sie fragen sich: »An welchem Punkt in meinem Leben will ich auf keinen Fall nachgeben?«

Linkes Knie

Eine wichtige weibliche Person – z. B. Mutter, Schwester, Tante – ist Dauerthema in Ihrem Leben. Sie klammern sich an Traurigkeit, Verletztheit und Verlusten aus der Vergangenheit fest, fühlen sich oft in der Opferrolle und kritisieren und bremsen sich ständig selbst.

Was Sie tun können

- Stellen Sie sich aufrecht hin. Fragen Sie sich: »Bin ich bereit, damit aufzuhören, mich und andere zu kontrollieren, zu verurteilen und mit Vorwürfen zu quälen? Ist es mir möglich, mir selbst zu gestatten, mit Vertrauen, Liebe und Bestimmtheit vorwärtszugehen?« Wenn die Antwort ja lautet, malen Sie sich aus, wie Sie alle Ängste, Schuldzuweisungen und Unbeweglichkeit abwerfen. Vielleicht stellen Sie sich vor, wie Sie sich selbst von den schweren Stricken der Kontrolle losschneiden und die Gewichte der Angst, die überall in Ihrem Körper lagern, herausschälen und ins Meer werfen.

- Sagen Sie: »Göttliche Heilintelligenz, ich bitte dich, hilf mir, alle Schuldzuweisungen, Verurteilungen, Ängste, Wut, Verwirrung, Verletzung, Verlustgefühle, Traurigkeit und Erstarrung aus meinen Knien zu lösen, ebenso wie alle festen Standpunkte, Muster und positiven wie negativen Aufladungen, die zu meinem Zustand beitragen.« Wiederholen Sie das Wort »LÖSCHEN« so oft, bis Sie eine Veränderung spüren.
- Fragen Sie sich: »Welche Möglichkeiten stehen mir jetzt offen?« Malen Sie sich ein Leben mit unendlich vielen Optionen aus, um flexibler zu werden, in Fluss zu geraten und Zufriedenheit zu erlangen. Atmen Sie tief ein und aus und genießen Sie das Gefühl der Erweiterung.
- Sagen Sie: »Göttliche Heilintelligenz, bitte erfülle mich mit einem geschärften Bewusstsein, Beweglichkeit, Bestimmtheit und einem Gefühl von Freiheit. Lass mich für mein Tun Verantwortung übernehmen und mich den unendlich vielen Möglichkeiten und Erfahrungen öffnen. Vielen Dank.«
- Nun setzen Sie sich hin und reiben die Hände aneinander. Nehmen Sie die Wärme und das Kribbeln in den Fingern wahr. Stellen Sie sich ein starkes grünes Licht vor, das von ihnen ausgeht. Legen Sie Ihre Hände auf die Knie und spüren Sie, wie die grünen Lichtstrahlen in Ihre Gelenke eindringen, Blockierungen auflösen und sie regenerieren. Lassen Sie die Hände auf den Knien liegen, bis Sie das Gefühl haben, dass der Prozess abgeschlossen ist.
- Sagen Sie: »Göttliche Heilintelligenz, bitte heile und regeneriere meine Knie und stelle sie in ihrer vollen Gesundheit und Lebendigkeit wieder her. Vielen Dank.«

Beschäftigen Sie sich mit den folgenden ungesunden Emotionen: Wut, zwanghaftes Kontrollieren, Kritik, Groll, Festgefahrenheit
Beschäftigen Sie sich mit den folgenden gesunden Emotionen: Beweg-

lichkeit und Bewegung, Ermutigung, Vertrauen, Frieden, Versöhnlichkeit

Beschäftigen Sie sich mit diesen Farben: Grün, Rosa, Orange

Knöchel

Mögliche Faktoren, die Einfluss darauf haben

Die Last der Verantwortung drückt Sie nieder. Sie haben sich zu stark auf etwas festgelegt und meinen nun, Fußfesseln zu tragen. Sie fühlen sich in einer destruktiven Beziehung, Freundschaft, Situation oder in einem destruktiven Job gefangen, ohne zu wissen, wie Sie da wieder herauskommen sollen. Sie glauben, keine andere Wahl zu haben. Sie sind unfähig, selbstbewusst Ihre Träume zu verfolgen, aus Angst, Fehler zu machen. Sie wollen es allen recht machen. Sie sind aus dem Gleichgewicht geraten, haben die Orientierung verloren und wissen nicht, welcher Schritt als nächster zu tun ist.

Rechter Knöchel

Sie fühlen sich von einer männlichen Autoritätsfigur herausgefordert: Sie möchten in die Fußstapfen des Vaters treten oder stellen Ihre ganze Kraft oder eigene Ideen etwa einem Geliebten, einem Vorgesetzten oder einer Vaterfigur zur Verfügung. Sie möchten es immer erst anderen recht machen, können nicht nein sagen oder für sich selbst einstehen und laden sich damit zu viel Verantwortung auf.

Linker Knöchel

Sie tun sich schwer, sich auf sich selbst einzulassen und auf den eigenen, intuitiven Rat zu hören. Sie meinen, dass Sie sich für andere aufopfern müssten, insbesondere für die Kinder, den Partner oder den Beruf. Sie verbringen zu wenig Zeit damit, sich um sich selbst zu kümmern und herauszufinden, was Ihnen eigentlich wichtig ist.

Was Sie tun können

- Konzentrieren Sie sich auf die Knöchel. Atmen Sie tief ein und aus und gestatten Sie es der Atemluft, Ihren gesamten Körper zu durchströmen. Wie fühlen sich Ihre Knöchel an? Sind sie verkrampft oder steif? Schmerzen sie? Was drückt Sie nieder oder hält Sie zurück?
- Spannen Sie die Muskulatur um die Knöchel an und entspannen Sie sie wieder. Massieren Sie sie ein paar Augenblicke lang, bis sie sich entspannter anfühlen. Überprüfen Sie, ob Sie energetische oder emotionale Fußfesseln tragen. Falls ja, streifen Sie sie ab. Dies kann geschehen, indem Sie die Augen schließen, Ihre Fußfesseln im Geiste sehen oder spüren, sie mit den Händen abnehmen und in ein lila Feuer legen.
- Sagen Sie: »Göttliche Heilintelligenz, ich bitte dich, hilf mir, alle mentalen, emotionalen oder energetischen Fesseln an meinen Knöcheln zu lösen und alle Schwäche, Verwirrung und Unordnung ebenso wie alle Standpunkte, Muster und positiven wie negativen Aufladungen, die zu meinem Zustand beitragen, aus meinem Leben zu entlassen.« Wiederholen Sie das Wort »LÖSCHEN« so oft, bis Sie eine Veränderung spüren.
- Sagen Sie: »Göttliche Heilintelligenz, bitte erfülle mich mit Gefühlen und der Erfahrung von wachsender Kraft, Stärke, Ordnung und Selbstachtung. Ich entscheide mich, meinen Weg von nun an mit Selbstvertrauen, Zuversicht und Klarheit zu gehen. Vielen Dank.«
- Malen Sie sich aus, wie Sie selbstbewusst, ohne Zögern und zielgerichtet voranschreiten. Stellen Sie sich jetzt aufrecht hin und gehen Sie ein paar Schritte. Konzentrieren Sie sich darauf, der Erfüllung Ihrer Wünsche immer näher zu kommen. Wie fühlt es sich an, ohne das Gewicht der Ketten an den Knöcheln voranzugehen? Welche Möglichkeiten eröffnen sich Ihnen? Ergreifen Sie die positiven

Chancen, die sich Ihnen bieten. Sagen Sie sich, dass Sie sich dabei sehen und spüren können, wie Sie ein Leben erschaffen, das Sie lieben. Tragen Sie über Ihren Atem Gefühle der Freude und des Glücks in sich hinein, weil Sie eine gute Entscheidung getroffen haben.

- Sagen Sie: »Göttliche Heilintelligenz, bitte heile meine Knöchel und alle angeschlossenen Bereiche und stelle sie in ihrer vollen Gesundheit und Lebendigkeit wieder her. Vielen Dank.«

Beschäftigen Sie sich mit den folgenden ungesunden Emotionen: Festgefahrenheit, Angst, Überforderung
Beschäftigen Sie sich mit den folgenden gesunden Emotionen: Mitgefühl, Frieden, Versöhnlichkeit
Beschäftigen Sie sich mit diesen Farben: Rosa, Grün

Knochen

Mögliche Faktoren, die Einfluss darauf haben

Selbstauferlegte Beschränkungen, Groll, Bitterkeit und Schuld. Mangelnde Selbstachtung und Verachtung des eigenen Körpers verursachen Degeneration der Knochen. Verkalkung der Knochen wegen zu großer Härte und zu hohen Erwartungen an sich selbst und andere. Eine Schwächung der Knochen ist auch auf Orientierungsverlust, Machtlosigkeit, Isolation, Besorgnis, Stress, Scham oder Unfreundlichkeit zurückzuführen. Knochenbrüche treten vor allem dann auf, wenn Sie sich an einem Wendepunkt im Leben befinden, tiefsitzenden Schmerz in sich tragen oder wenn Sie den Drang spüren, sich selbst zu verletzen oder zu bestrafen.

Was Sie tun können

- Nehmen Sie ein Trinkglas zur Hand und umwickeln Sie es mit orangefarbener Zellophanfolie. Füllen Sie es mit Wasser und halten Sie die Hände über das Wasser.

- Sagen Sie: »Göttlicher Geist, bitte reichere dieses Wasser mit bindender, heilender und regenerierender Energie an. Bitte belebe die Kristalle in diesem Wasser mit ausbessernder und reparierender Kraft, damit meine Knochen heilen können, damit sie stärker und widerstandsfähiger werden. Vielen Dank.«
- Gestatten Sie es dem Wasser, das orangefarbene Licht aufzunehmen. Stellen Sie das Glas in die Sonne. Nach ein paar Stunden trinken Sie das Wasser sehr langsam. Stellen Sie sich bei jedem kleinen Schluck vor, wie die orangefarbene Flüssigkeit Ihre Knochen reinigt und repariert.
- Sagen Sie: »Göttliche Heilintelligenz, ich bitte dich, alle selbstauferlegten Beschränkungen, Härte, Unbeweglichkeit, Bitterkeit, Schuld und allen Groll aus meinen Knochen zu entlassen, ebenso wie alle festen Standpunkte, Muster und positiven wie negativen Aufladungen, die zu meinem Zustand beitragen.« Wiederholen Sie das Wort »LÖSCHEN« so oft, bis Sie eine Veränderung spüren.
- Sagen Sie: »Göttliche Heilintelligenz, bitte erfülle mich mit innerer Kraft, Selbstvertrauen, Wertschätzung und Glauben. Hilf mir, mit mir und anderen freundlich, liebevoll und achtsam umzugehen. Vielen Dank.«
- Wiederholen Sie diesen Vorgang einen Monat lang täglich oder so lange, wie Sie benötigen, um die Kraft Ihrer Knochen zu verbessern.
- Falls Sie sich einen Knochen gebrochen haben, umgeben Sie ihn im Geiste mit grünem Licht, damit er wieder zusammenwachsen kann.
- Sagen Sie: »Göttliche Heilintelligenz, bitte heile und regeneriere meine Knochen und stelle sie in ihrer vollen Kraft, Gesundheit und Lebendigkeit wieder her. Vielen Dank.«

Beschäftigen Sie sich mit den folgenden ungesunden Emotionen: Wut, Groll, Traurigkeit, Frustration

Beschäftigen Sie sich mit den folgenden gesunden Emotionen: Versöhnlichkeit, Beweglichkeit und Bewegung, Frieden, Zufriedenheit
Beschäftigen Sie sich mit diesen Farben: Orange, Grün, Violett

Knochengerüst, Skelett

Mögliche Faktoren, die Einfluss darauf haben
Sie verurteilen sich selbst und andere. Sie fühlen sich im Stich gelassen, verraten, ausgenutzt oder betrogen. Sie verheimlichen etwas und sind zu sich wie auch zu anderen nicht ehrlich.

Was Sie tun können

- Was versuchen Sie zu vertuschen? Welchen Schmerz aus zurückliegenden Freundschaften und Beziehungen haben Sie noch nicht überwunden? Jetzt bietet sich Ihnen die Gelegenheit, mit diesen Dingen abzuschließen, Heilung zu erlangen und nach vorn zu schauen – sonst verfallen Sie weiter und bleiben in der Vergangenheit stecken.
  Zunächst einmal: Seien Sie rückhaltlos ehrlich mit sich. Diese Anforderung erfüllen Sie leichter, wenn Sie regelmäßig meditieren oder in Ihr Tagebuch schreiben.
- Schließen Sie die Augen und bitten Sie einen Heilführer, Sie zu unterstützen. Sobald Sie seine Gegenwart spüren oder ihn sehen, bitten Sie ihn, Sie an einen Ort der Heilung zu bringen. Wenn Sie diesen Ort betreten, setzen Sie sich hin und bitten um Rat und Unterstützung, wie Sie Ihre Probleme bewältigen können. Seien Sie offen und empfangen Sie Heilbotschaften – entweder gleich oder später – durch Zeichen, die Sie als solche erkennen werden.
- Sagen Sie: »Göttliche Heilintelligenz, ich bitte dich, entferne aus meinem Skelett alle Gefühle von Verrat, Unaufrichtigkeit, Verurteilung, Täuschung und von nicht aufgelöstem Schmerz ebenso wie die festen Standpunkte, Muster und positiven wie negativen Aufladungen, die zu

meinem Zustand beitragen.« Wiederholen Sie das Wort »LÖSCHEN« so oft, bis Sie eine Veränderung spüren.

- Während Sie sich auf diese Weise von Schmerzen aus der Vergangenheit trennen, sich bewusst werden, welche früheren Belastungen Sie mit sich tragen, und zusehen, wie sich diese auflösen, verschließen sich Ihre Energielecks.
- Sagen Sie: »Göttliche Heilintelligenz, bitte stärke in mir das Gefühl von Klarheit, Aufrichtigkeit und Unterstützung. Gewähre mir größere Entscheidungsgewalt und lass zu, dass ich mein Leben mit Integrität, Ehrlichkeit und Offenheit lebe. Vielen Dank.«
- Visualisieren Sie, wie Sie Ihr Skelett in wunderbarem smaragdgrünem Licht baden. Beobachten Sie, wie Ihr Skelett die Heilenergie aufsaugt, kräftiger wird und sich erholt.
- Sagen Sie: »Göttliche Heilintelligenz, bitte heile und regeneriere mein Skelett und stelle es in seiner vollen Kraft, Gesundheit und Lebendigkeit wieder her. Vielen Dank.«

Beschäftigen Sie sich mit den folgenden ungesunden Emotionen: Verurteilung, Minderwertigkeitskomplexe, Groll
Beschäftigen Sie sich mit den folgenden gesunden Emotionen: Unterstützung, Anerkennung, Glaube
Beschäftigen Sie sich mit diesen Farben: Grün, Rosa, Lila, Silber

Kopf

Mögliche Faktoren, die Einfluss darauf haben

Sie sind wütend, frustriert, voreingenommen, übertrieben selbstkritisch, unbewusst, dickköpfig. Sie stecken in eingleisigem Denken fest und begegnen jeder Veränderung mit Widerstand. Das Leben überfordert Sie, weil Sie über zu viel nachdenken und zu viele Lasten tragen müssen. Sie sind immerzu beschäftigt bzw. darum besorgt, was noch alles zu tun ist. Perfektionismus: »Wenn es ordentlich sein soll, dann muss es nach meinen Vorstellungen gemacht werden.« Sie haben den Sinn für Ihre Lebensrichtung verloren und vergessen, was Ihnen wirklich wichtig ist. Ihre Konzentration richtet sich allein auf die Schwierigkeiten. Sie haben das Gefühl, jeden und alles kontrollieren zu müssen, um glücklich sein zu können.

Was Sie tun können

- Konzentrieren Sie sich auf die Tiefenatmung und entspannen Sie den Kopf. Die Entspannung gelingt Ihnen womöglich leichter, wenn Sie Ihre Kopfmuskulatur zehn Sekunden lang anspannen und dann locker lassen. Wiederholen Sie den Vorgang drei- bis fünfmal, bis sich Ihr Kopf leichter anfühlt. Beugen Sie den Kopf vor, atmen Sie ein und heben den Kopf dabei langsam an, atmen Sie aus und lassen ihn langsam sinken. Wiederholen Sie die Übung ein paar Minuten lang.
- Stellen Sie sich vor, dass Sie einen Deckel auf dem Kopf haben, den Sie heben können, um hineinzusehen. Was sehen Sie, wenn Sie dies tun? Ist es darin hell oder dunkel? Malen Sie sich aus, dass Sie eine Glühbirne im Kopf tragen. Wenn sie ausgeschaltet ist, schalten Sie sie jetzt an. Lassen Sie es zu, dass Ihr Kopf sich mit dem Licht der Glühbirne füllt, während Sie sich zugleich darauf konzentrieren, tief ein- und auszuatmen und sich weiter zu entspannen.
- Sagen Sie: »Göttliche Heilintelligenz, ich bitte dich, entlasse aus meinem Kopf all die überwältigende Frustration, meine Voreingenommenheit, übertriebene Selbstkritik, meinen Perfektionismus und meine Blockiertheit ebenso wie alle festen Standpunkte, Muster und positiven wie negativen Aufladungen, die zu meinem Zustand beitragen.« Wiederholen Sie das Wort »LÖSCHEN« so oft, bis Sie eine Veränderung spüren.
- Wenn möglich, legen Sie sich auf ein Bett. Entspannen Sie

jeden Muskel im Gesicht und am Kopf. Stellen Sie sich vor, dass Ihr Kopf völlig schwerelos ist. Konzentrieren Sie sich auf die gelben und weißen Lichtstrahlen, die alle Anspannung und allen Stress vollständig aus Ihrem Kopf entfernen. Dann summen Sie leise den Vokal »Iiii«, wie in dem Wort »ich«, und lassen ihn im Kopf nachhallen, um ihn noch freier zu machen. Jetzt fangen Sie an, sich darauf zu konzentrieren, Entscheidungen zu treffen. Sie werden feststellen, dass Ihre Vorstellungen und Entscheidungen klarer, kreativer und genauer werden.

- Sagen Sie: »Göttliche Heilintelligenz, bitte gestatte mir, dass ich mich neuen Ideen, Erfahrungen und Denkweisen öffne. Hilf mir, bei meinen Entscheidungen beweglicher, bewusster und klarer zu werden. Vielen Dank.«
- Sagen Sie: »Göttliche Heilintelligenz, bitte heile und regeneriere meinen Kopf und mein Gehirn und stelle sie in ihrer vollen Gesundheit und Lebendigkeit wieder her. Vielen Dank.«

Beschäftigen Sie sich mit den folgenden ungesunden Emotionen: Verurteilung, Kritisieren, Überforderung, Besorgnis
Beschäftigen Sie sich mit den folgenden gesunden Emotionen: Klarheit, Frieden, Entspannung, Glück
Beschäftigen Sie sich mit diesen Farben: Indigo, Grün, Weiß, Gelb

Leber

Mögliche Faktoren, die Einfluss darauf haben

Irrationale Frustration, Aggression, Zorn, Schuld, Angst. Sie hegen den Wunsch, sich selbst zu verletzen und Ihre Fortschritte zu sabotieren. Unablässiges inneres Ringen. Probleme bei der Entscheidungsfindung. Sie suchen häufig die Schuld bei anderen und machen sie verantwortlich, neigen zur Opferhaltung und zu Selbstmitleid. Wenn andere Rat und gutgemeinte Vorschläge für Sie haben, ignorieren Sie dies. Sie können nicht loslassen und vergeben oder anderen vertrauen. Schlafstörungen, Probleme, sich zu entspannen.

Was Sie tun können

- Reiben Sie die Hände aneinander und halten Sie sie in geringem Abstand vor sich. Stellen Sie sich vor, dass Sie eine Kugel aus grüner und gelber Energie halten. Legen Sie die Hände auf die Leberregion. Visualisieren Sie, wie die Energie in sie eindringt, sie reinigt und alles abgestorbene Gewebe, alle Infektionen, Gifte, Wut, Angst, Frustration und andere negative Gefühle in ihr auflöst.
- Sagen Sie: »Göttliche Heilintelligenz, ich bitte dich, entlasse aus meiner Leber alle irrationale Frustration, Aggression, Angst, Entschlusslosigkeit, Schuld, Vorwürfe und allen Zorn ebenso wie alle festen Standpunkte, Muster und positiven wie negativen Aufladungen, die zu meinem Zustand beitragen.« Wiederholen Sie das Wort »LÖSCHEN« so oft, bis Sie eine Veränderung spüren.
- Pressen Sie die Finger aneinander. Legen Sie die Hände über die Leber und reiben Sie den Bereich in einer kreisenden Bewegung im Uhrzeigersinn drei- bis fünfmal. Dann beklopfen Sie ihn mit den Fingerspitzen.
- Sagen Sie: »Göttliche Heilintelligenz, bitte verstärke mein Gefühl von Frieden, Geduld und Harmonie. Gestatte mir, zu erkennen, dass die Dinge, so wie sie sind, vollkommen sind. Um mich an meinem Leben zu erfreuen, muss ich lediglich einen Gang herunterschalten, mir all der wunderbaren Angebote, die das Leben macht, bewusst werden und einen Schritt nach dem anderen tun. Vielen Dank.«
- Suchen Sie die größte Vertiefung in Ihren Wangen, dort, wo Kiefer und Jochbein zusammentreffen. Legen Sie Zeige- und Mittelfinger auf diese Stelle und massieren Sie sie dreißig Sekunden lang kräftig. Machen Sie zwanzig Sekunden Pause und wiederholen den Vorgang noch viermal.

- Sagen Sie: »Göttliche Heilintelligenz, bitte heile und regeneriere meine Leber und alle angeschlossenen Organe und stelle sie in ihrer vollen Gesundheit und Lebendigkeit wieder her. Vielen Dank.«

Beschäftigen Sie sich mit den folgenden ungesunden Emotionen: Stress, Angst, Frustration, Wut, Schuld
Beschäftigen Sie sich mit den folgenden gesunden Emotionen: Frieden, Versöhnlichkeit, Liebe, Respekt, Mitgefühl
Beschäftigen Sie sich mit diesen Farben: Grün, Gelb

Lunge

Mögliche Faktoren, die Einfluss darauf haben
Sie sind traurig und sehnsüchtig, Ihnen kommen schnell die Tränen, Sie fühlen sich gepeinigt, müde oder unterdrückt. Sie können sich nur schwer ausdrücken oder für sich einstehen. Den Wünschen und Bedürfnissen anderer räumen Sie Priorität ein und überfordern sich damit, nicht nein sagen zu können. Übertriebene Fürsorge droht Sie zu ersticken, aber es fällt Ihnen schwer, unabhängig zu sein. Ihre Gedanken sind verwirrt oder benebelt. Sie haben ein großes Bedürfnis nach Ermutigung und Unterstützung von außen.
Siehe auch **Brust**

Was Sie tun können
- Reiben Sie die Hände aneinander. Halten Sie sie in kurzer Entfernung vor sich. Stellen Sie sich vor, dass von Ihren Handflächen orangefarbenes Licht ausstrahlt. Legen Sie Ihre Hände auf den Lungenbereich. Atmen Sie das orangefarbene Licht ein. Lassen Sie es zu, dass es Ihre Lunge wärmt, sie reinigt und die Gifte darin auflöst.
- Sagen Sie: »Göttliche Heilintelligenz, ich bitte dich, entlasse aus meiner Lunge das Gefühl von Traurigkeit, Qual, Unterdrückung, Abhängigkeit und Müdigkeit. Hilf mir,

mich von der Neigung zu befreien, mich um mich selbst zuletzt zu kümmern und zu viel für andere zu tun, sowie von meiner Unfähigkeit, nein zu sagen. Befreie mich auch von allen festen Standpunkten, Mustern und positiven wie negativen Aufladungen, die zu meinem Zustand beitragen.« Wiederholen Sie das Wort »LÖSCHEN« so oft, bis Sie eine Veränderung spüren.

- Legen Sie Mittel- und Zeigefinger in Ihre Mundwinkel. Drücken Sie so fest, wie Sie es ertragen können, und lassen dann die Finger an dieser Stelle erst dreißig Sekunden im Uhrzeigersinn und dann dreißig Sekunden gegen den Uhrzeigersinn kreisen. Danach entspannen Sie zwanzig Sekunden lang. Wiederholen Sie den Vorgang noch viermal.
- Neigen Sie den Kopf zurück, während Sie langsam und tief einatmen, und vor, während Sie ausatmen. Stellen Sie sich beim Einatmen vor, dass grünes Heillicht in Ihre Lunge gelangt und sie regeneriert. Mit dem Ausatmen entlassen Sie alle Blockaden und Gifte. Machen Sie die Übung zwei bis drei Minuten lang.
- Sagen Sie: »Göttliche Heilintelligenz, bitte verstärke meine Fähigkeit, mich vollständig, kreativ und voller Selbstvertrauen auszudrücken. Lass es zu, dass ich mich selbst achte und ehre und unabhängig werde. Vielen Dank.«
- Sagen Sie: »Göttliche Heilintelligenz, bitte heile und regeneriere meine Lunge und alle angeschlossenen Organe und stelle sie in ihrer vollen Gesundheit und Lebendigkeit wieder her. Vielen Dank.«

Beschäftigen Sie sich mit den folgenden ungesunden Emotionen: Traurigkeit, Frustration, Minderwertigkeitskomplexe, Überforderung

Beschäftigen Sie sich mit den folgenden gesunden Emotionen: Frieden, Freude, Freiheit, Entspannung

Beschäftigen Sie sich mit diesen Farben: Orange, Grün, Rosa, Magenta

Magen

Mögliche Faktoren, die Einfluss darauf haben

Es bereitet Ihnen Schwierigkeiten, die Ereignisse des Lebens zu verdauen und neue Informationen zu integrieren. Sie meinen, in einem Muster aus Angst, Eingrenzungen, Besorgnis, Schuld und Verzweiflung festzustecken. Entweder fühlen Sie sich unterlegen und zweitrangig oder aber Sie verhalten sich überlegen, arrogant und kontrollierend, halten sich für etwas Besseres, sind gelegentlich gar von sich besessen und fordern, dass alles nach Ihren Vorstellungen läuft. Sie haben Probleme damit, sich auszudrücken und Zurückweisungen einzustecken, und fühlen sich schnell angegriffen, so als seien Sie in den Magen geboxt worden.

Was Sie tun können

- Richten Sie die ganze Aufmerksamkeit auf Ihren Magen. Machen Sie sich bewusst, wie er sich anfühlt. Wenn Ihr Magen eine Stimme hätte und mit Ihnen reden könnte, was würde er sagen? Welche Gefühle, Energien oder Erfahrungen verwahren Sie im Magen, so dass sie Ihnen Schmerzen verursachen? Stellen Sie sich ein lila Feuer vor. Malen Sie sich aus, wie Sie all die Sorgen, Nervosität, Angriffe, Schuld, Festgefahrenheit, Zurückweisungen und Schmerzen aus dem Magen holen und in dieses lila Feuer werfen.
- Sagen Sie: »Göttliche Heilintelligenz, ich bitte dich, entlasse alle Verzweiflung, Nervosität, Besorgnis, Arroganz, Schuld, Zurückweisung und Angriffe aus meinem Magen, ebenso wie alle festen Standpunkte, Muster und positiven wie negativen Aufladungen, die zu meinem Zustand beitragen.« Wiederholen Sie das Wort »LÖSCHEN« so oft, bis Sie eine Veränderung spüren.

- Massieren Sie für einige Minuten langsam den Zeigefinger der rechten Hand von der Wurzel bis zur Spitze und visualisieren Sie dabei, wie Sie alle Negativität, die dort eingelagert ist, freisetzen und ins Feuer werfen.
- Wiederholen Sie mehrmals: »Ich lasse alle Kontrollsucht, Besorgnis und Schuldgefühle los. Ich heiße Freude, Frieden und Wohlergehen willkommen.«
- Malen Sie sich aus, wie sich wunderschönes gelbes Sonnenlicht in Ihren Magen ergießt, ihn beruhigt, reinigt und entspannt.
- Sagen Sie: »Göttliche Heilintelligenz, bitte lass mein Vertrauen, mein Selbstvertrauen und meine Gewissheit wachsen, dass das Leben mir die besten und mich am stärksten fördernden Erfahrungen schenken wird, von denen ich lernen und an denen ich wachsen kann. Vielen Dank.«
- Um Erleichterung bei Verdauungsbeschwerden zu finden, massieren Sie die Nasenspitze mit dem Mittelfinger in kreisenden Bewegungen und so fest, wie es Ihnen angenehm ist. Machen Sie diese Übung fünfundvierzig Sekunden lang, dann pausieren Sie fünfundzwanzig Sekunden. Wiederholen Sie den Vorgang drei- bis viermal.
- Sagen Sie: »Göttliche Heilintelligenz, bitte heile und regeneriere meinen Magen und alle angeschlossenen Organe und stelle sie in ihrer vollen Gesundheit und Lebendigkeit wieder her. Vielen Dank.«

Beschäftigen Sie sich mit den folgenden ungesunden Emotionen: Festgefahrenheit, zwanghaftes Kontrollieren, Ablehnung, Schuld, Abwehr/Angriff
Beschäftigen Sie sich mit den folgenden gesunden Emotionen: Versöhnlichkeit, Liebe, Freude, Glück, Ermutigung
Beschäftigen Sie sich mit diesen Farben: Grün, Gelb, Blau

Mandeln

Mögliche Faktoren, die Einfluss darauf haben

Sie meinen, Sie müssten es anderen immer recht machen, um Zuneigung zu erfahren. Sie haben ständig das Gefühl, andere seien sauer auf Sie oder würden Sie verurteilen, und versuchen, sie zu besänftigen, indem Sie sich für sie überschlagen. Kreativität und Selbstausdruck lassen Sie nicht zu und fürchten sich vor den Konsequenzen, wenn Sie zu Ihren Gefühlen stehen.

Siehe auch **Hals**

Was Sie tun können

- Sagen Sie: »Göttliche Heilintelligenz, bitte befreie meine Mandeln von meiner Angst, Gefallsucht, Verschlossenheit und der Blockierung meiner Kreativität ebenso wie von allen festen Standpunkten, Mustern und positiven wie negativen Aufladungen, die zu meinem Zustand beitragen.« Wiederholen Sie das Wort »LÖSCHEN« so oft, bis Sie eine Veränderung spüren.
- Sagen Sie: »Göttliche Heilintelligenz, bitte erwecke in mir Gefühle des Vertrauens und Selbstausdrucks, der Kreativität und Selbstliebe. Vielen Dank.«
- Sagen Sie: »Göttliche Heilintelligenz, bitte heile und regeneriere meine Mandeln und stelle sie in ihrer vollen Gesundheit und Lebendigkeit wieder her. Vielen Dank.«

Beschäftigen Sie sich mit den folgenden ungesunden Emotionen: Wut, Kritisieren, Verurteilung

Beschäftigen Sie sich mit den folgenden gesunden Emotionen: Versöhnlichkeit, Klarheit, Vertrauen

Beschäftigen Sie sich mit diesen Farben: Orange, Blau

Milz

Mögliche Faktoren, die Einfluss darauf haben

Sie fühlen sich hilflos, von Ihrer weiblichen Energie abgeschnitten, ängstlich, wie gelähmt, teilnahmslos, wütend, frustriert. Sie sind extrem empfindlich und leicht beeinflussbar. Fehler suchen Sie zuerst bei anderen und üben starke Kontrolle aus, um Veränderungen bei ihnen herbeizuführen. Sie sind nicht gewillt, sich den eigenen Problemen zu stellen, und machen sich stattdessen ständig Sorgen um andere, was Sie stark belastet.

Was Sie tun können

- Schließen Sie die Augen. Ballen Sie beide Hände zu Fäusten. Legen Sie die Daumen auf die Ringfinger. Konzentrieren Sie sich auf die Gefühle Wut, Frustration, Hilflosigkeit und Angst, die in Ihrer Milz und im ganzen Körper feststecken. Atmen Sie tief ein und aus, während Sie es zulassen, mit diesen Gefühlen Verbindung aufzunehmen. Tun Sie dies dreißig bis sechzig Sekunden lang. Spannen Sie danach den gesamten Körper für zehn bis zwanzig Sekunden an. Dann lockern Sie sich vollständig und öffnen die Hände. Wiederholen Sie diese Übung mehrmals, bis Sie sich entspannter fühlen.
- Sagen Sie: »Göttliche Heilintelligenz, ich bitte dich, befreie meine Milz von aller Hilflosigkeit, Angst, Frustration, Kontrollsucht und Unzufriedenheit ebenso wie von allen festen Standpunkten, Mustern und positiven wie negativen Aufladungen, die zu meinem Zustand beitragen.« Wiederholen Sie das Wort »LÖSCHEN« so oft, bis Sie eine Veränderung spüren.
- Konzentrieren Sie sich darauf, dass Sie vom Universum so viel Kraft, Hilfe, Zufriedenheit und Vertrauen erhalten werden, wie Sie sich wünschen. Lassen Sie es zu, dass sich diese Gaben in Ihre Hände ergießen. Stellen Sie sich vor,

dass Sie mit den Händen Farben empfangen – sie werden Sie darin unterstützen, glücklicher und gesünder zu werden und die Mittel zu erlangen, die Sie benötigen, um Ihren Bedürfnissen gerecht zu werden. Lassen Sie sich mit der Energie von Fülle, Reichtum und unbegrenzten Möglichkeiten überschütten.

- Legen Sie die Hände auf die Milzregion. Massieren Sie sie ein paar Minuten lang und wiederholen Sie dabei laut die Aufforderung: »Werde gesund, reinige dich, regeneriere dich, jetzt.«
- Sagen Sie: »Göttliche Heilintelligenz, bitte hilf mir, auf meine innere Stimme zu hören und heilende, starke und kluge Entscheidungen zu treffen, die es mir gestatten, ein erfüllteres Leben zu führen. Vielen Dank.«
- Sagen Sie: »Göttliche Heilintelligenz, bitte heile und regeneriere meine Milz und alle angeschlossenen Organe und stelle sie in ihrer vollen Gesundheit und Lebendigkeit wieder her. Vielen Dank.«

Beschäftigen Sie sich mit den folgenden ungesunden Emotionen: Stress, Besorgnis, Angst, Wut
Beschäftigen Sie sich mit den folgenden gesunden Emotionen: Frieden, Entspannung, Freude, Liebe
Beschäftigen Sie sich mit diesen Farben: Grün, Lila, Orange

Mund

Mögliche Faktoren, die Einfluss darauf haben

Es fehlt Ihnen an Verständnis und neuen Ideen, Ihr Geist ist erstarrt. Sie haben eine negative Einstellung und sagen Dinge, mit denen Sie andere Menschen verletzen. Sie kritisieren, verurteilen, verbreiten Gerüchte und lästern gern. Auch um sich selbst kümmern Sie sich nicht genug, gehen nicht liebevoll mit sich um, essen ungesund oder neigen gar zu Selbsthass.

- Konzentrieren Sie sich auf Ihren Mund. Wie fühlt er sich im Inneren an? Richten Sie die Aufmerksamkeit auf Ihre Zunge, Ihre Zähne und Lippen. Welcher Geschmack herrscht in Ihrem Mund vor? Ist er frisch oder eher schal? Sind Sie fähig, das aufzunehmen, zu verdauen und zu verarbeiten, was das Leben für Sie bereithält, oder leisten Sie Widerstand und verneinen das Leben? In welchem Zustand befinden sich Ihre Zähne? Sind sie gesund oder angegriffen, kariös und locker? Was möchte Ihr Mund Ihnen mitteilen?
- Entspannen Sie den Mund. Machen Sie sich bewusst, welche Rolle er in Ihrem Leben spielt. Er hilft Ihnen beim Essen, Schmecken, Verdauen und Sprechen, dabei, mit anderen in Kontakt zu treten und Ihre Gefühle auszudrücken.
- Wenn Sie essen, konzentrieren Sie sich darauf, richtig zu kauen, um den Verdauungsprozess zu unterstützen. Wenn Sie mit Menschen sprechen, bemühen Sie sich, das zu sagen, was Sie wirklich zum Ausdruck bringen wollen. Wenn Sie jemandem Ihre Zuneigung bekunden, dann machen Sie sich die Gefühle genau bewusst, die Sie dabei empfinden.
- Sagen Sie: »Göttliche Heilintelligenz, ich bitte dich, befreie meinen Mund von aller Engstirnigkeit und Selbstbeschränkung, von meiner schlechten Einstellung, der Neigung zu Verurteilung und Kritik ebenso wie von allen festen Standpunkten, Mustern und positiven wie negativen Aufladungen, die zu meinem Zustand beitragen.« Wiederholen Sie das Wort »LÖSCHEN« so oft, bis Sie eine Veränderung spüren.
- Schließen Sie die Augen und stellen Sie sich vor, dass Sie klares weißes Licht durch den Mund einatmen. Halten Sie einen Moment lang die Luft an und stellen sich dabei vor,

dass Sie mit diesem weißen Licht Ihren Mund spülen wie mit einem Mundwasser. Verteilen Sie es überall im Mund und lassen Sie zu, dass es aufgestaute Energie, Anspannung und Stress auflöst und aus Ihrem Mund hinausbefördert. Wiederholen Sie die Übung drei- bis viermal. Sie können auch andere Farben verwenden, wie Rosa, Orange und Blau.

- Sagen Sie: »Göttliche Heilintelligenz, bitte hilf mir, größeres Verständnis für andere zu entwickeln und positiver und großzügiger zu werden. Lass mich zu einer besseren Einstellung meinem Leben und den Menschen gegenüber finden, mit denen ich meine Zeit verbringe. Vielen Dank.«
- Sagen Sie: »Göttliche Heilintelligenz, bitte heile und regeneriere meinen Mund, meine Zunge und Zähne und stelle sie in ihrer vollen Gesundheit und Lebendigkeit wieder her. Vielen Dank.«

Beschäftigen Sie sich mit den folgenden ungesunden Emotionen: Besorgnis, Kritisieren, Verurteilung
Beschäftigen Sie sich mit den folgenden gesunden Emotionen: Ehre, Mitgefühl, Versöhnlichkeit
Beschäftigen Sie sich mit diesen Farben: Weiß, Rosa, Orange, Blau

Muskeln

Mögliche Faktoren, die Einfluss darauf haben

Stress und Besorgnis, Angst, Wut, Traurigkeit. Sie fühlen sich überfordert und meinen, die Kontrolle zu verlieren. Ständiges Nachdenken vergrößert die Anspannung. Sie können nur schwer loslassen, hören nicht auf Ihr Gefühl, unterdrücken die Gefühle vielmehr, aus Angst, nicht akzeptiert zu werden. Dadurch sind Sie innerlich wie zu Eis erstarrt. Sie neigen zur Arbeitssucht und leiden dann unter dem Gewicht der Verantwortung, die Sie zu tragen haben. Sie verharren in der Reaktion von »Flucht oder Kampf«.

Was Sie tun können

- Richten Sie die Aufmerksamkeit auf Ihre Muskeln. Atmen Sie tief ein und spannen dann die Muskeln an. Halten Sie die Spannung zehn Sekunden und atmen Sie dabei nicht. Dann entspannen Sie die Muskulatur und atmen langsam aus. Wiederholen Sie den Ablauf mehrmals.
- Sagen Sie: »Göttliche Heilintelligenz, ich bitte dich, löse alle Anspannung, Besorgnis, Wut, Traurigkeit und Angst, allen Stress und das Gefühl der Überforderung in meiner Muskulatur auf ebenso wie alle festen Standpunkte, Muster und positiven wie negativen Aufladungen, die zu meinem Zustand beitragen.« Wiederholen Sie das Wort »LÖSCHEN« so oft, bis Sie eine Veränderung spüren.
- Stellen Sie sich beim Einatmen vor, dass Sie Ihre Muskeln mit heilendem blauem Licht füllen. Gestatten Sie es dem blauen Licht, in Ihren Muskeln alle Anspannungen und Blockaden aufzulösen.
- Sagen Sie: »Göttliche Heilintelligenz, bitte hilf mir zu entspannen, offener und klüger zu werden. Gib mir den Mut, mich mit meinen Gefühlen auseinanderzusetzen und mich von all der Negativität und blockierten Energie, die sich in mir anstauen, zu befreien. Vielen Dank.«
- Sagen Sie: »Göttliche Heilintelligenz, bitte heile und regeneriere meine Muskeln und stelle sie in ihrer vollen Gesundheit und Lebendigkeit wieder her. Vielen Dank.«

Beschäftigen Sie sich mit den folgenden ungesunden Emotionen: Stress, Angst, Wut, Überforderung
Beschäftigen Sie sich mit den folgenden gesunden Emotionen: Entspannung, Glaube, Zufriedenheit
Beschäftigen Sie sich mit diesen Farben: Orange, Grün, Blau

Nacken

Mögliche Faktoren, die Einfluss darauf haben

Beziehungsprobleme. Bindungsunfähigkeit. Es fällt Ihnen schwer, Gefühle auszudrücken. Sie fühlen sich blockiert, unbeweglich, unter Druck, so als wolle Ihnen etwas oder jemand an die Gurgel. Unliebsame Themen kehren Sie gern unter den Teppich, um ihnen zu entgehen. Sie halten an ungelösten Problemen in Ihren Beziehungen fest, insbesondere mit Eltern, Kindern oder früheren Partnern. Häufig sind Sie durch ein negatives Selbstbild geprägt. Sie verbringen zu viel Zeit damit, zu grübeln und hin und her zu überlegen, statt sich Ihre Gefühle bewusst zu machen und auf Ihre Intuition zu hören.

Siehe auch **Hals**

Was Sie tun können

- Haben Sie sich schon einmal darüber beklagt, dass Ihnen etwas oder jemand im Nacken sitzt? Drücken Ihnen Ihre Verpflichtungen die Luft ab? In welchen Bereichen Ihres Lebens sind Sie wie erstarrt und weigern sich, dem Druck nachzugeben? Gibt es jemanden, mit dem Sie sprechen müssen?
- Konzentrieren Sie sich auf die Atmung. Lassen Sie die Schultern fallen und entspannen Sie Ihren Hals. Gestatten Sie es der Muskulatur bewusst, sich zu lockern. Stimmen Sie sich auf Ihren Hals ein, indem Sie ihn mit den Händen leicht umfassen. Atmen Sie in den angespannten Bereich und stellen sich dabei Fragen wie die folgenden:
  - Wenn ich einen Gedanken in meinen Hals eingelagert hätte, welcher wäre es?
  - Wenn ich eine Emotion in meinen Hals eingelagert hätte, welche wäre es?
  - Wenn ich ein Bild oder eine Erinnerung in meinen Hals eingelagert hätte, welches oder welche wäre es?
  - Was muss ich verändern, damit ich mich besser fühle?

Warten Sie auf eine Antwort, bekennen Sie sich zu ihr oder schreiben Sie sie auf.

- Schließen Sie die Augen. Malen Sie sich aus, wie Sie Stricke, Ketten, Blockierungen, Knoten und Erstarrungen aus Ihrem Hals entfernen. Geben Sie alles in eine Regenbogenflamme und sehen Sie dabei zu, wie es sich darin auflöst.
- Sagen Sie: »Göttliche Heilintelligenz, bitte lösche aus meinem Hals alle Gefühle von Unbeweglichkeit, Stress, Angst und Anspannung. Bitte ziehe allen Schmerz aus meinem Hals, wie auch meine Überzeugung, dass etwas oder jemand mir diese Schmerzen verursacht. Entferne auch alle festen Standpunkte, Muster und positiven wie negativen Aufladungen, die zu meinem Zustand beitragen.« Wiederholen Sie das Wort »LÖSCHEN« so oft, bis Sie eine Veränderung spüren.
- Nun baden Sie Ihren Nacken in heilenden Strahlen aus grünem Licht. Stellen Sie sich vor, dass dieses grüne Licht Ihren Nacken umspült, alle Blockierungen und Knoten entfernt, die Muskulatur entspannt und den Schmerz vertreibt.
- Sagen Sie: »Göttliche Heilintelligenz, bitte erfülle mein Leben mit Beweglichkeit, Achtsamkeit, Geduld, Vertrauen, Glauben und Offenheit für neue Möglichkeiten. Hilf mir, Angelegenheiten aus der Vergangenheit abzuschließen und der Zukunft mit Klarheit entgegenzutreten. Vielen Dank.«
- Sagen Sie: »Göttliche Heilintelligenz, bitte heile und regeneriere meinen Nacken und stelle ihn in seiner vollen Gesundheit und Lebendigkeit wieder her. Vielen Dank.«

Beschäftigen Sie sich mit den folgenden ungesunden Emotionen: Festgefahrenheit, Angst, Stress
Beschäftigen Sie sich mit den folgenden gesunden Emotionen: Beweglichkeit und Bewegung, Versöhnlichkeit, Ehre, Respekt
Beschäftigen Sie sich mit diesen Farben: Grün, Blau

Nase

Mögliche Faktoren, die Einfluss darauf haben

Sie missachten Ihre Intuition. Sie suchen nach Liebe und Anerkennung, fühlen sich unbeachtet, unsichtbar, unwichtig und wertlos. Sie sind oft müde, schlapp und überfordert. Sie neigen dazu, Ihre Nase in fremde Angelegenheiten zu stecken und sich einzumischen, Sie sind neugierig, schwatzhaft, voreingenommen und auch verletzend.

Was Sie tun können

- Legen Sie sanft eine Hand auf die Nase. Wie fühlt sie sich an? Können Sie leicht durch die Nase atmen, oder ist sie verstopft und gereizt?
- Wer unter Schnupfen leidet, fühlt sich meist schlapp und will nicht viel mit anderen Menschen zu tun haben. Wie geht es Ihnen mit den Menschen in Ihrem Umfeld? Viele Tiere verlassen sich auf ihren Geruchssinn als intuitiven Mechanismus. In welchem Maß sind Sie bereit, Ihre Intuition zu entwickeln und ihr auch dann zu folgen, wenn sie Sie zu Erfahrungen führt, mit denen Sie nichts zu tun haben wollen?
- Sagen Sie: »Göttliche Heilintelligenz, ich bitte dich, befreie meine Nase von dem Misstrauen, das ich meiner Intuition entgegenbringe, und von dem Gefühl, dass ich überfordert, unwichtig, unsichtbar und wertlos sein könnte. Hilf mir, meine Nase von aller Erschöpfung und Verstopfung zu reinigen, wie auch von allen festen Standpunkten, Mustern und positiven wie negativen Aufladungen, die zu meinem Zustand beitragen.« Wiederholen Sie das Wort »LÖSCHEN« so oft, bis Sie eine Veränderung spüren.
- Um Ihre Neben- und Stirnhöhlen zu säubern, legen Sie die Spitzen von Daumen, Zeige- und Mittelfinger aneinander. Die verbleibenden Finger winkeln Sie ab und stützen sie

auf der Handfläche auf. Halten Sie beide Hände in dieser Geste auf Höhe des Bauches drei- bis viermal am Tag fünf bis zehn Minuten lang.

- Sagen Sie: »Göttliche Heilintelligenz, bitte hilf mir, Verbindung mit meiner Intuition und meiner göttlichen Weisheit aufzunehmen. Bringe mir bei, mich wertzuschätzen und mir einzugestehen, dass ich die neuen, wunderbaren Gelegenheiten, die ich in mein Leben einlade, verdient habe. Vielen Dank.«
- Schließen Sie die Augen. Stellen Sie sich vor, wie ein indigofarbener Lichtstrahl Ihre Stirn- und Nebenhöhlen füllt und den ganzen Schleim, der sich dort angesammelt hat, auflöst. Konzentrieren Sie sich darauf, die saubere, klare Luft langsam in Ihre Stirn- und Nebenhöhlen einzuatmen. Lassen Sie es zu, Freude an dieser Erfahrung zu finden.
- Sagen Sie: »Göttliche Heilintelligenz, bitte heile und regeneriere meine Nase und stelle sie in ihrer vollen Gesundheit und Lebendigkeit wieder her. Vielen Dank.«

Beschäftigen Sie sich mit den folgenden ungesunden Emotionen: Verurteilung, Kritisieren, Überforderung
Beschäftigen Sie sich mit den folgenden gesunden Emotionen: Liebe, Anerkennung, Respekt, Ehre
Beschäftigen Sie sich mit diesen Farben: Indigo, Lila, Violett

Nebennieren

Mögliche Faktoren, die Einfluss darauf haben

Energiemangel oder Erschöpfung. Sie sind emotional aus dem Gleichgewicht geraten und instabil. Sie schwanken zwischen himmelhoch jauchzend und zu Tode betrübt, fühlen sich dann depressiv, leer und wertlos. Sie leiden unter häufigen Schüben von Verfolgungswahn, Panikattacken und Ängsten, oft in Verbindung mit dem Gefühl, im Leben die falsche Richtung eingeschlagen zu haben. Es fällt Ihnen schwer, Entscheidungen zu treffen. Sie verharren in der Reaktion von »Flucht oder Kampf«.

Was Sie tun können

- Atmen Sie tief durch die Nase ein und durch den Mund langsam wieder aus. Wiederholen Sie dies dreimal. Dann atmen Sie tief ein und konzentrieren sich darauf, Ihre Nebennieren energetisch aufzuladen. Stellen Sie sich vor, wie sich Ihre Nebennieren mit vibrierender grüner Energie füllen. Konzentrieren Sie sich beim Ausatmen darauf, dass Sie alle Verkrampfungen, Angst und Stress loslassen. Möglicherweise sehen Sie dabei, wie sich graue, kompakte Wolken aus Ihren Nebennieren lösen. Wiederholen Sie den Vorgang fünf- bis achtmal.
- Sagen Sie: »Göttliche Heilintelligenz, ich bitte dich, entlasse aus meinen Nebennieren alle Angst, Besorgnis, Hoffnungslosigkeit, Erschöpfung, Festgefahrenheit und allen Stress ebenso wie alle Standpunkte, Muster und positiven wie negativen Aufladungen, die zu meinem Zustand beitragen.« Wiederholen Sie das Wort »LÖSCHEN« so oft, bis Sie eine Veränderung spüren.
- Sagen Sie: »Göttliche Heilintelligenz, bitte erfülle mich mit Gefühlen und der Erfahrung von Kraft, Bewegung, Frieden und Vertrauen. Vielen Dank.«
- Konzentrieren Sie sich auf Ihre Hände; stellen Sie sich vor, dass Sie orangefarbene Energiebälle halten. Berühren Sie Ihre Nebennieren und gestatten Sie es den orangefarbenen Bällen, in sie einzudringen, um dort die verbliebenen Blockaden aufzulösen, Erinnerungen an zurückliegende Erfahrungen freizusetzen, Gefühle von Erschöpfung loszulassen und das Gleichgewicht zwischen Hormonen, Flüssigkeiten und Stressreaktionen im Körper wiederherzustellen. Spüren Sie, wie lebendige Energie in Ihr Leben

zurückkehrt, und konzentrieren Sie sich darauf, die richtige Richtung einzuschlagen. Stellen Sie Fragen wie: »Wie kann es mir gelingen, dass ich die Richtung einschlage, die für mich am besten ist? Wie kann ich Verbindung mit meiner göttlichen Führung aufnehmen?« Dann integrieren Sie die Antworten, die Sie erhalten, in Ihr Leben. Sie können durch eine Inspiration, ein Buch, eine besondere Erfahrung, eine Begegnung oder auf eine andere Weise in Erscheinung treten. Seien Sie geduldig und offen.

- Sagen Sie: »Göttliche Heilintelligenz, bitte heile meine Nebennieren und alle angeschlossenen Organe und stelle sie in ihrer vollen Gesundheit und Lebendigkeit wieder her. Vielen Dank.«

Beschäftigen Sie sich mit den folgenden ungesunden Emotionen: Traurigkeit, Hoffnungslosigkeit, Festgefahrenheit, Depression
Beschäftigen Sie sich mit den folgenden gesunden Emotionen: Glück, Freiheit, Klarheit
Beschäftigen Sie sich mit diesen Farben: Orange, Grün

Nervensystem

Mögliche Faktoren, die Einfluss darauf haben

Sie haben ein empfindliches Nervenkostüm, fühlen sich leicht angegriffen oder bedroht. Scham, Schuld und Peinlichkeiten tragen Sie lange mit sich herum. Sie machen sich große Sorgen um die Zukunft und können die Vergangenheit nicht loslassen. Sie sind ungeduldig, mühen sich ab, kämpfen und rackern, fühlen sich überarbeitet, überlastet, nervös, unruhig und angespannt. Ihnen fehlt es an Ausgeglichenheit, Ruhe und Entspannung. Sie sind an Ihren Grenzen angekommen und suchen den Ausgleich durch einen Adrenalinstoß oder irgendeine Art von Aufregung. Suchtgefährdet (durch Zigaretten oder andere Drogen).

Was Sie tun können

- Setzen Sie sich bequem hin. Legen Sie die Hände so auf die Oberschenkel, dass die offenen Handflächen nach oben weisen. Schließen Sie die Augen. Konzentrieren Sie sich auf Schultern, Hals und Rücken. Machen Sie ein paar tiefe Atemzüge und entspannen dann Ihre Schultern. Mit ein paar weiteren Atemzügen visualisieren Sie blaue Lichtstrahlen, die in Ihren Kopf und den Hals hinunter in den Rücken strömen und Ihr ganzes Nervensystem einhüllen. Beim Ausatmen stellen Sie sich vor, dass Sie alle nervösen Anspannungen, Blockierungen und den Stress aus Ihrem Nervensystem entlassen. Wiederholen Sie den Vorgang acht- bis zehnmal.
- Sagen Sie: »Göttliche Heilintelligenz, bitte hilf mir, mein Nervensystem zu regenerieren, indem ich alle Furcht vor Verurteilungen, Angriff und Bedrohung loslasse. Bitte hilf mir, die Gefühle von Scham, Schuld und Schande, die ich in meinem Nervensystem mitschleppe, zu löschen, ebenso wie alle festen Standpunkte, Muster und positiven wie negativen Aufladungen, die zu meinem Zustand beitragen.« Wiederholen Sie das Wort »LÖSCHEN« so oft, bis Sie eine Veränderung spüren.
- Strecken Sie die Zeige- und Mittelfinger beider Hände aus. Führen Sie jeweils die Ring- und kleinen Finger mit den Daumen zusammen. Schließen Sie die Augen, während Sie diese Geste fünfzehn Minuten lang halten, machen Sie tiefe, ruhige Atemzüge und konzentrieren Sie sich auf die Entspannung des gesamten Körpers. Vielleicht möchten Sie dabei entspannende Musik hören. Richten Sie Ihr Bewusstsein auf etwas Angenehmes, damit Sie ruhig werden. Visualisieren Sie grünes Licht und baden darin Ihre Wirbelsäule und Ihr Nervensystem. Vielleicht stellen Sie sich vor, dass Sie in einem wunderbaren blauen Ozean treiben oder sich am Strand entspannen und die

Wärme der Sonne alle Anspannungen in Ihnen auflösen lassen. Oder Sie malen sich Ihren Traumtag aus: wie er anfängt, wem Sie begegnen, was Sie unternehmen und wie Sie sich dabei fühlen.

- Sagen Sie: »Göttliche Heilintelligenz, bitte hilf mir dabei, mich mühelos von all meiner inneren Anspannung zu befreien und stattdessen Frieden, Klarheit, Gelassenheit und Entspannung in mein Nervensystem einzuladen. Vielen Dank.«
- Sagen Sie: »Göttliche Heilintelligenz, bitte heile und regeneriere mein Nervensystem und alle angeschlossenen Organe und stelle sie in ihrer vollen Kraft, Gesundheit und Lebendigkeit wieder her. Vielen Dank.«

Beschäftigen Sie sich mit den folgenden ungesunden Emotionen: Abwehr/Angriff, Scham, Schuld, Überforderung, Stress
Beschäftigen Sie sich mit den folgenden gesunden Emotionen: Respekt, Unterstützung, Klarheit, Entspannung, Freiheit
Beschäftigen Sie sich mit diesen Farben: Blau, Grün, Gold, Weiß

Nieren

Mögliche Faktoren, die Einfluss darauf haben

Sie leben mit Schuld, Reue, Groll, Vorwürfen, alter Trauer, destruktiven Überzeugungen und Erinnerungen aus der Vergangenheit. Ihr Kurzzeitgedächtnis ist nur wenig leistungsfähig, weil sich die ganze Aufmerksamkeit nur auf Vergangenes richtet. Erschöpfung, Depression, Erstarrung, lähmende Angst. Sie konzentrieren sich vornehmlich auf die negativen Aspekte des Lebens, sind unfähig zu vertrauen und haben Mühe damit, schwierige Situationen zu meistern. Wenn Sie unter Druck gesetzt werden, haben Sie Angst zu versagen und geben schnell auf.

- Reiben Sie die Hände aneinander. Halten Sie sie in kurzer Entfernung vor sich. Stellen Sie sich vor, dass in jeder Hand eine Kugel aus grüner Energie liegt. Lassen Sie diese Energie wachsen.
- Sagen Sie: »Göttliche Heilintelligenz, bitte setze mein Heilvermögen in Gang und lass es zu, dass grünes Heillicht aus meinen Händen in meine Nieren fließt. Vielen Dank.«
- Legen Sie die Hände in der Nierengegend auf den Rücken. Atmen Sie die grüne Energie ein. Konzentrieren Sie sich bei der Tiefenatmung darauf, das grüne Licht in Ihren Armen und Händen zu verteilen, um die Beförderung der Heilenergie zu Ihren Nieren zu unterstützen.
- Sagen Sie: »Göttliche Heilintelligenz, ich bitte dich, hilf mir, meine Nieren von Schuldgefühlen, Erstarrung, Groll, Negativität, Misstrauen und Reue zu befreien, ebenso wie von allen festen Standpunkten, Mustern und positiven wie negativen Aufladungen, die zu meinem Zustand beitragen.« Wiederholen Sie das Wort »LÖSCHEN« so oft, bis Sie eine Veränderung spüren.
- Beklopfen Sie mit Mittel- und Zeigefinger sanft den Bereich unterhalb der Augen: Beginnen Sie außen, arbeiten Sie sich bis zur Nasenwurzel vor und wieder zurück. Tun Sie dies etwa dreißig Sekunden lang und machen dabei tiefe Atemzüge. Damit reinigen Sie nicht nur die Nieren, Sie bringen auch Tränensäcke – sofern Sie welche haben – zum Verschwinden.
- Sagen Sie: »Göttliche Heilintelligenz, bitte hilf mir, die Verantwortung für mein Leben zu übernehmen, mir für frühere Fehler zu vergeben und mit neuem Selbstvertrauen und einer positiven Einstellung nach vorne zu blicken. Vielen Dank.«
- Sagen Sie: »Göttliche Heilintelligenz, bitte heile und rege-

neriere meine Nieren und alle angeschlossenen Organe und stelle sie in ihrer vollen Kraft, Gesundheit und Lebendigkeit wieder her. Vielen Dank.«

Beschäftigen Sie sich mit den folgenden ungesunden Emotionen: Traurigkeit, Wut, Schuld, Angst
Beschäftigen Sie sich mit den folgenden gesunden Emotionen: Versöhnlichkeit, Unschuld, Ehre, Freude
Beschäftigen Sie sich mit diesen Farben: Orange, Silber, Grün

Oberschenkel

Mögliche Faktoren, die Einfluss darauf haben
Unfähigkeit, neue Ideen hervorzubringen. Sehr kritische, negative, wertende und einschränkende Überzeugungen. Sie fühlen sich unterdrückt, zurückgewiesen, festgefahren, ängstlich und gleichgültig und haben Schwierigkeiten damit, sich um sich selbst gut zu kümmern.

Was Sie tun können

- Richten Sie die Aufmerksamkeit auf Ihre Oberschenkel. Massieren Sie sie sanft. Machen Sie sich dabei all das Werten, Verurteilen und Kritisieren bewusst, das Sie in Ihren Oberschenkeln mit sich herumtragen. Jedes Mal, wenn Sie sich bei einem negativen Gedanken ertappen, stellen Sie sich vor, dass er ein Unkraut ist, das ausgerissen werden muss.
- Sagen Sie: »Göttliche Heilintelligenz, ich bitte dich, befreie meine Oberschenkel von aller Kritiksucht und Negativität, von allem Werten, allen Gefühlen von Mangel, Blockaden und Ängsten ebenso wie von allen festen Standpunkten, Mustern und positiven wie negativen Aufladungen, die zu meinem Zustand beitragen.« Wiederholen Sie das Wort »LÖSCHEN« so oft, bis Sie eine Veränderung spüren.

- Jetzt konzentrieren Sie sich darauf, Freude an Ihrem Körper zu empfinden. Teilen Sie Ihren Oberschenkeln mit, wie sehr Sie sie zu schätzen wissen. Danken Sie ihnen für den wunderbaren Beitrag, den sie leisten – schließlich tragen und stützen sie Sie ein Leben lang.
- Sagen Sie: »Göttliche Heilintelligenz, bitte hilf mir, neue, wunderbare, kreative Ideen zu entwickeln. Gestatte es mir, positiver und fröhlicher zu werden und bereitwilliger an den Abenteuern des Lebens teilzunehmen. Vielen Dank.«
- Massieren Sie Ihre Oberschenkel. Malen Sie sich aus, wie sie von starkem silbernem Licht durchdrungen, gestärkt und regeneriert werden.
- Sagen Sie: »Göttliche Heilintelligenz, bitte heile und regeneriere meine Oberschenkel und stelle sie in ihrer vollen Kraft, Gesundheit und Lebendigkeit wieder her. Vielen Dank.«

Beschäftigen Sie sich mit den folgenden ungesunden Emotionen: Ablehnung, Festgefahrenheit, Angst, Verurteilung
Beschäftigen Sie sich mit den folgenden gesunden Emotionen: Glaube, Freiheit, Unterstützung, Glück
Beschäftigen Sie sich mit diesen Farben: Orange, Grün, Silber

Ohren

Mögliche Faktoren, die Einfluss darauf haben

Sie blocken ab, was Sie nicht hören wollen, weigern sich, Ihre Meinung zu ändern oder Ihren Horizont zu erweitern. Sie hören nicht auf Ihre innere Stimme. Sie klammern sich an Ärger, Frustration, Vorwürfe, Schuld und Groll. Sie verhören sich oft oder missverstehen Ihre Mitmenschen. Fühlen sich aus dem Gleichgewicht gebracht, schwindelig, unbewusst oder genervt.

Rechtes Ohr

Sie sind ungeduldig, wütend, gereizt und durch die Kommentare anderer leicht verletzt. Sie sind in zu viele Konflikte und Streitereien verstrickt und fühlen sich wie zusammengestaucht. Sie halten an destruktiven Überzeugungen aus der Vergangenheit fest, insbesondere aus der Kindheit, und spulen sie laufend von Neuem ab. Sie sind müde, abgekämpft und enttäuscht vom Leben, von Ihrer Familie, Ihrer Arbeit und Ihrem Umfeld.

Linkes Ohr

Sie haben das Gefühl, dass das, was Sie zu sagen haben, nicht wichtig ist oder sich nicht anzuhören lohnt. Sie verbringen zu viel Zeit mit Menschen, die Sie kritisieren und verurteilen. Andererseits kritisieren Sie sich auch selbst.

Was Sie tun können

- Die Ohren sind wie Schwämme, die unablässig Informationen aufsaugen. Doch vieles davon ist einem nicht bewusst, weil man sich nur auf einen Bruchteil der hereinkommenden Informationen konzentrieren kann. Vieles von dem, was man hört, ist negativ. Diese Negativität vermag nicht nur die Ohren zu beeinträchtigen, sondern viele andere Bereiche des Körpers. Machen Sie sich die Geräusche in Ihrer Umgebung bewusst und stellen Sie fest, wie sie sich auf Ihre Ohren auswirken. Würden Sie sich am liebsten die Ohren zuhalten und fortlaufen oder möchten Sie die Ohren spitzen und hinhören?
- Fragen Sie sich: »Gibt es irgendetwas, was ich nicht hören möchte?« Wenn Sie das nächste Mal zuhören müssen, wenn jemand etwas Verletzendes oder Ärgerliches sagt, stellen Sie sich indigofarbene Lichtstrahlen vor, die in Ihr linkes Ohr eindringen und durch das rechte alles Blockierende und Unklare hinaus in ein Feuer befördern, das alle

Negativität auflöst. Wiederholen Sie diesen Vorgang für das rechte Ohr.

- Sagen Sie: »Göttliche Heilintelligenz, ich bitte dich, befreie meine Ohren von aller Negativität, Schuld, Wut, Blockiertheit, Frustration, Kritik und von allem Groll ebenso wie von allen festen Standpunkten, Mustern und positiven wie negativen Aufladungen, die zu meinem Zustand beitragen.« Wiederholen Sie das Wort »LÖSCHEN« so oft, bis Sie eine Veränderung spüren.
- Massieren Sie behutsam den kleinen Finger der rechten Hand von der Wurzel bis zur Spitze mit sanft kreisenden Bewegungen. Dann wiederholen Sie dasselbe bei Ihrer linken Hand.
- Das Ohr weist mehr als hundert Akupunkturpunkte auf, an denen die Lebensenergie stimuliert und der Körper neu belebt werden kann. Reiben Sie mit Daumen und Zeigefingern sanft Ihre beiden Ohrläppchen. Beginnen Sie am oberen Ende der Ohrläppchen und erhalten Sie die langsame Massage für wenigstens eine Minute aufrecht. Entspannen Sie sich und atmen Sie dreißig Sekunden lang tief ein und aus. Wiederholen Sie dies dreimal. Er wird Ihnen helfen, Anspannung, Erschöpfung und Stress aus Ihrem Körper zu entlassen.
- Legen Sie Ihre Hände über die Ohren. Bitten Sie darum, Ihre innere Stimme hören zu dürfen. Dann atmen Sie langsam und lauschen. Machen Sie diese Übung regelmäßig, um Ihr Hörvermögen zu steigern und Ihre innere Stimme wahrzunehmen.
- Um Ihr Gehör zu verbessern, berühren Sie mit den Daumen die Spitzen der Mittelfinger. Die anderen Finger spreizen Sie ab. Bewahren Sie die Haltung für etwa fünf Minuten. Falls Sie Ohrenschmerzen haben, wiederholen Sie die Übung mehrmals täglich.
- Sagen Sie: »Göttliche Heilintelligenz, bitte erfülle mich

mit Gefühlen und der Erfahrung von Harmonie, Frieden, Klarheit, Gleichgewicht, wachsender Selbstachtung, Liebe und Wertschätzung. Vielen Dank.«

- Sagen Sie: »Göttliche Heilintelligenz, bitte heile und regeneriere meine Ohren und mein Gehör und stelle sie in ihrer vollen Kraft, Gesundheit und Lebendigkeit wieder her. Vielen Dank.«

Beschäftigen Sie sich mit den folgenden ungesunden Emotionen: Schuld, Groll, Wut, Scham, Kritisieren
Beschäftigen Sie sich mit den folgenden gesunden Emotionen: Versöhnlichkeit, Unschuld, Freude, Respekt, Zufriedenheit
Beschäftigen Sie sich mit diesen Farben: Malve, Indigo, Violett

Penis

Mögliche Faktoren, die Einfluss darauf haben

Mangelndes Vertrauen in das eigene Ich, Angst vor Nähe und Intimität. Sie fühlen sich zurückgewiesen und ungerecht behandelt, tragen Wut und Schuld in sich. Sie wurden von einer nahestehenden Person verletzt, die Sie lieben oder einmal geliebt haben. Es fällt Ihnen schwer, anderen zu vertrauen, Sie fühlen sich verletzlich, allein, verängstigt, nicht liebenswert, depressiv. Kritik nehmen Sie sich sehr zu Herzen. Sie verweigern sich Spaß und Freude. Sie schleppen zu viele ungelöste Probleme mit Familienmitgliedern, wie Vater, Mutter, Bruder, Schwester, Ehefrau, Partnerin, Kindern usw., mit sich.

Was Sie tun können

- Auf wen richten sich Ihre Gefühle von Verletzung, Schuld, Wut und Groll? Welche Schritte würden Sie in Betracht ziehen, um diesen Personen zu vergeben und Ihre emotionalen Blockaden loszulassen?
  Stellen Sie sich vor, wie sich alte Schuld, Angst, Wut, Zu-

rückweisung und Groll wie kleine graue Rauchwölkchen aus Ihren Fortpflanzungsorganen lösen. Gestatten Sie es sich, im Leben voranzugehen.

- Malen Sie sich aus, wie wunderschönes türkises Licht in Ihren Körper eindringt, Ihre Fortpflanzungsorgane belebt und Ihnen Selbstvertrauen, Freude, Vergnügen und Zugehörigkeit schenkt. Erlauben Sie es sich, Lust zu empfinden.
- Sagen Sie: »Göttliche Heilintelligenz, bitte hilf mir, mich von allen Gefühlen der Zurückweisung, Wut, Verletzung, Ungerechtigkeit, Isolation sowie von meiner Angst vor Nähe, die ich in meinem Penis und in meinen Fortpflanzungsorganen eingelagert habe, zu befreien. Erlöse mich auch von allen festen Standpunkten, Mustern und positiven wie negativen Aufladungen, die zu meinem Zustand beitragen.« Wiederholen Sie das Wort »LÖSCHEN« so oft, bis Sie eine Veränderung spüren.
- Sagen Sie: »Göttliche Heilintelligenz, bitte hilf mir, all den Menschen, die mich verletzt haben, zu vergeben und mir Freude, Sinnlichkeit und Entscheidungsgewalt sowie die Erfahrung von Nähe und Zugehörigkeit zurückzuholen. Vielen Dank.«
- Sagen Sie: »Göttliche Heilintelligenz, bitte heile und regeneriere meinen Penis und alle zugehörigen Organe und stelle sie in ihrer vollen Kraft, Gesundheit und Lebendigkeit wieder her. Vielen Dank.«

Beschäftigen Sie sich mit den folgenden ungesunden Emotionen: Angst, Schuld, Wut, Groll, Ablehnung
Beschäftigen Sie sich mit den folgenden gesunden Emotionen: Versöhnlichkeit, Unschuld, Respekt, Befriedigung
Beschäftigen Sie sich mit diesen Farben: Türkis, Rot, Grün

Po

Mögliche Faktoren, die Einfluss darauf haben

Misstrauen und Enttäuschung, mangelnde Selbstachtung, Ängste, Ignoranz und Machtverlust. Mangelnde Stabilität und Sicherheit. Sie können Stress, alten dickköpfigen Ärger und Schuldgefühle nicht loslassen. Verlust sexueller Energie. Sie fühlen sich unattraktiv. Sie sind festgefahren, scheuen sich vor neuen Erfahrungen und wagen es nicht, Ihrer inneren Weisheit und Schaffenskraft zu vertrauen.

Was Sie tun können

- Viele Menschen sind den ganzen Tag lang mit verkrampften Pobacken unterwegs und lagern dort Stress, Ängste und Spannungen ein. Konzentrieren Sie sich darauf, Ihr Gesäß zu entspannen. Dies gelingt, wenn Sie beim langsamen Einatmen Ihre Pobacken anspannen, den Atem etwa fünf Sekunden lang anhalten und dann bei langsamem Ausatmen die Pobacken wieder entspannen. Wiederholen Sie dies acht- bis zehnmal. Dann massieren Sie Ihren Po mit den Händen und schütteln ihn, bis er sich weniger verkrampft anfühlt. Überprüfen Sie regelmäßig, ob Ihr Gesäß angespannt ist, und machen Sie diese Übung, wenn Sie eine Verkrampfung wahrnehmen.
- Sagen Sie: »Göttliche Heilintelligenz, ich bitte dich, befreie meinen Po von allem Groll, Misstrauen, allen Mangelgefühlen, von Enttäuschungen, Angst, Ignoranz, Wut, Schuld, dem Gefühl von Machtverlust und allen sexuellen Spannungen ebenso wie von allen festen Standpunkten, Mustern und positiven wie negativen Aufladungen, die zu meinem Zustand beitragen.« Wiederholen Sie das Wort »LÖSCHEN« so oft, bis Sie eine Veränderung spüren.
- Betrachten Sie eine Woche lang einmal täglich Ihren Po im Spiegel und machen Sie sich Komplimente. Stellen Sie fest, was Sie alles an ihm mögen. Sagen Sie zu sich: »Ich

liebe meinen Po.« Diese Anerkennung wird es Ihren Hüften und Ihrem unteren Rücken erlauben, sich mehr zu entspannen, Schmerzen und Schwierigkeiten beim Gehen zu verringern.

- Sagen Sie: »Göttliche Heilintelligenz, bitte erfülle mich mit Gefühlen und der Erfahrung von Stabilität, Unschuld und Freude an meiner Sinnlichkeit. Gestatte es mir, Spaß, Freude und Verspieltheit zu erleben. Vielen Dank.«
- Sagen Sie: »Göttliche Heilintelligenz, bitte heile und regeneriere meinen Po und alle zu ihm in Beziehung stehenden Organe und stelle sie in ihrer vollen Kraft, Gesundheit und Lebendigkeit wieder her. Vielen Dank.«

Beschäftigen Sie sich mit den folgenden ungesunden Emotionen: Angst, Stress, Wut, Schuld
Beschäftigen Sie sich mit den folgenden gesunden Emotionen: Versöhnlichkeit, Unschuld, Entspannung, Freude
Beschäftigen Sie sich mit diesen Farben: Orange, Grün, Blau, Rot

Rücken

Mögliche Faktoren, die Einfluss darauf haben
Sie fühlen sich nicht unterstützt, überfordert und zu sehr unter Druck gesetzt. Sie schleppen verdrängte und unbewältigte Emotionen der Vergangenheit mit sich herum.

Oberer Rücken

Sie tragen die Welt auf Ihren Schultern, fühlen sich von allem, was Sie leisten müssen, gestresst und überfordert. Mangelndes Vertrauen. Sorgen, Angst, Negativität, Perfektionismus und Einschränkung belasten Sie. Sie erfahren keine Unterstützung, denken zu viel über alles nach.

Mittlerer Rücken

Sie sind in der Vergangenheit steckengeblieben, halten an

Schuldgefühlen und Verbitterung fest. Atemprobleme. Es fällt Ihnen schwer, das Leben anzunehmen. Sie sind emotional instabil und reagieren empfindlich auf die Überzeugungen, Gedanken, Urteile und Kritik anderer. Sie sind nachtragend, können nur schwer vergeben. Sie konzentrieren sich zu sehr auf das, was falsch war, als auf das, was richtig läuft.

Unterer Rücken

Sie wissen nicht, wie Sie sich finanziell über Wasser halten können, sind ständig in Sorge darüber, wie Sie überleben und Ihre Rechnungen bezahlen sollen. Wut aus der Kindheit wurde nicht verarbeitet. Sie fühlen sich als Opfer, kämpfen, leiden und kontrollieren. Sie fixieren sich auf Einschränkungen und Negativität und halten sich vor, warum Sie etwas nicht tun können, statt es einfach zu tun.

Was Sie tun können

- Konzentrieren Sie sich auf den Rücken. Atmen Sie tief ein und aus. Beim Einatmen gehen Sie leicht ins Hohlkreuz und legen den Kopf zurück. Beim Ausatmen gehen Sie mit dem Kopf nach vorne und lassen die Wirbelsäule ganz gerade werden. Wiederholen Sie dies mehrmals, bis sich der Atem ruhig und entspannt anfühlt.
- Machen Sie sich bewusst, welcher Teil Ihres Rückens angestaute Energie und Negativität speichert. Atmen Sie dreimal in diesen Bereich hinein. Fragen Sie Ihren Rücken, ob er Ihnen etwas mitteilen möchte. Dies könnte in Form von Gedanken, Emotionen, Empfindungen, Bildern oder Erinnerungen geschehen. Geben Sie sich genug Zeit, um die Botschaft aufzunehmen und zu verarbeiten. Vielleicht möchten Sie sie sogar aufschreiben und sich die Energien, Geschichten oder Gefühle bewusst machen, die Ihnen Schmerzen verursachen.

- Spannen und entspannen Sie die Rückenmuskulatur im Wechsel. Wiederholen Sie die Übung fünf- bis achtmal. Atmen Sie dabei ganz bewusst, damit Sie Stress und Anspannung abbauen können. Machen Sie sich eine mögliche schwere Last bewusst, die Sie zu schultern haben. Diese Last könnte eine hohe Verantwortung sein, die Sie tragen, die Sorgen und Belastungen, die Sie angesammelt haben, oder Wut und Angst. Möglicherweise fühlen Sie sich auch, als hätte Ihnen in der Vergangenheit ein Familienmitglied, ein früherer Lebenspartner, ein Kollege oder ein Freund ein Messer in den Rücken gestoßen.
- Stimmen Sie sich auf Ihren Rücken ein und machen Sie sich bewusst, wie viel Gepäck Sie mit sich herumschleppen. Lassen Sie es zu, dass sich Ihre Last, Ihr Stress oder die Messer in Ihrem Rücken in einer lila Flamme auflösen. Stellen Sie sich dazu vor, wie die angestaute Energie aus Ihrem Rücken in die lila Flamme entweicht. Oder nehmen Sie die Messer, die angestauten Ängste und den Schmerz mit den Händen aus dem Körper und werfen alles in die Flamme.
- Sagen Sie: »Göttliche Heilintelligenz, ich bitte dich, hilf mir, meinen Rücken von aller Sorge, Angst, Qual und Opferhaltung, von Konflikten, emotionalen und mentalen Lasten, ebenso wie von allen festen Standpunkten, Mustern und positiven wie negativen Aufladungen, die zu meinem Zustand beitragen, zu befreien.« Wiederholen Sie das Wort »LÖSCHEN« so oft, bis Sie eine Veränderung spüren.
- Stellen Sie sich vor, wie Ihr Rücken von einem wunderschönen goldenen Licht durchdrungen wird, das alle Blockierungen und Verhärtungen fortnimmt. Wenn die Anspannung gewichen ist, malen Sie sich aus, wie Sie von einem grünen Licht umfangen werden – es wird Ihrem Rücken und Ihrem Nervensystem als Stütze dienen.
- Sagen Sie: »Göttliche Heilintelligenz, bitte erfülle mich

mit Gefühlen und der Erfahrung von Unterstützung, Vertrauen, Selbstvertrauen, Freiheit, Fülle und Erfolg. Vielen Dank.«

- Sagen Sie: »Göttliche Heilintelligenz, bitte heile meinen Rücken und alle angeschlossenen Organe und stelle sie in ihrer vollen Kraft, Gesundheit und Lebendigkeit wieder her. Vielen Dank.«

Beschäftigen Sie sich mit den folgenden ungesunden Emotionen: Besorgnis, Wut, Stress, Frustration, Überforderung
Beschäftigen Sie sich mit den folgenden gesunden Emotionen: Frieden, Unterstützung, Erfolg
Beschäftigen Sie sich mit diesen Farben: Gold, Grün

Schienbeine

Mögliche Faktoren, die Einfluss darauf haben
Wut, Schwäche, das Gefühl, verraten worden zu sein, Opferrolle, Treulosigkeit. Sie sind erfüllt von Schuldgefühlen, dem Drang zur Selbstbestrafung und Selbstaufopferung. Sie wünschen sich Rache, Gerechtigkeit, Fairness.

Was Sie tun können

- Sagen Sie: »Göttliche Heilintelligenz, bitte entferne alle Wut, Schuld, den Drang zur Selbstbestrafung, die Übernahme von Opferrollen und das Gefühl, verraten worden zu sein, aus meinen Schienbeinen, ebenso wie die festen Standpunkte, Muster und positiven wie negativen Aufladungen, die zu meinem Zustand beitragen.« Wiederholen Sie das Wort »LÖSCHEN« so oft, bis Sie eine Veränderung spüren.
- Sagen Sie: »Göttliche Heilintelligenz, bitte erfülle mich mit innerer Kraft, Entscheidungsgewalt und dem Gefühl der Selbstliebe. Sorge dafür, dass ich wieder meine Unschuld, Reinheit und Freude spüren kann. Vielen Dank.«

- Sagen Sie: »Göttliche Heilintelligenz, bitte heile und regeneriere meine Schienbeine, Beine und Knöchel und stelle sie in ihrer vollen Kraft, Gesundheit und Lebendigkeit wieder her. Vielen Dank.«

Beschäftigen Sie sich mit den folgenden ungesunden Emotionen: Schuld, Wertlosigkeit, Wut, Verurteilung
Beschäftigen Sie sich mit den folgenden gesunden Emotionen: Versöhnlichkeit, Ehre, Unterstützung
Beschäftigen Sie sich mit diesen Farben: Orange, Grün, Blau

Schilddrüse

Mögliche Faktoren, die Einfluss darauf haben
Sie fühlen sich antriebslos, langsam, dumpf und von Ihrem Lebenszweck abgeschnitten. Sie bremsen sich laufend, versuchen, es anderen recht zu machen, indem Sie sich deren Lasten und Sorgen aufladen. Sie können keinen klaren Gedanken fassen, fühlen sich emotional instabil, hin- und hergerissen, durcheinander. Sie sind in einem ständigen Spiel aus Schuld und Bestrafung verstrickt. Sie untergraben sich selbst, verschwenden viel Zeit und Energie mit ineffektivem Handeln und haben daher nie genug Zeit, um alle Aufgaben zu erledigen.

Was Sie tun können
- Richten Sie die Aufmerksamkeit auf Ihre Schilddrüse. Was halten Sie darin verborgen, was Sie nicht ausdrücken? Wessen Sorgen und Lasten tragen Sie in Ihrer Schilddrüse? Was täten Sie gerne, tun es aber nicht?
- Machen Sie sich die Blockierungen in Ihrer Schilddrüse bewusst. Sie können sie sich als Stricke oder Ketten vorstellen, die sich um die Schilddrüse legen. Visualisieren Sie ein großes Feuer. Befreien Sie die Schilddrüse von allen Stricken und Ketten und werfen Sie diese ins Feuer. Achten

Sie darauf, dass Sie zugleich auch alle Lasten, Sorgen und Belastungen, die andere Menschen Ihnen bereiten, mit auflösen.

- Sagen Sie: »Göttliche Heilintelligenz, bitte erlöse meine Schilddrüse von aller Dumpfheit, Antriebslosigkeit, Müdigkeit, Unsicherheit und Verwirrung ebenso wie von festen Standpunkten, Mustern und positiven wie negativen Aufladungen, die zu meinem Zustand beitragen.« Wiederholen Sie das Wort »LÖSCHEN« so oft, bis Sie eine Veränderung spüren.
- Visualisieren Sie wunderschönes indigofarbenes Licht in der Form eines weichen Schals, in den Sie die Schilddrüse einhüllen, um sie wiederherzustellen. Gestatten Sie es dieser Farbe, Ihre Energie, Vitalität und Lebenslust zu entfachen.
- Legen Sie die Zeigefinger auf die Schilddrüse, die sich links und rechts von der Luftröhre unweit der Schlüsselbeine befindet. Massieren Sie sie mit kreisenden Bewegungen, die Kehle auf und ab. Setzen Sie die Massage für ein bis zwei Minuten fort.
- Sagen Sie: »Göttliche Heilintelligenz, ich heiße Vitalität, Gleichgewicht, Mut und Frieden in meinem Leben willkommen. Vielen Dank.«
- Sagen Sie: »Göttliche Heilintelligenz, bitte heile und regeneriere meine Schilddrüse und alle angeschlossenen Organe und stelle sie in ihrer vollen Kraft, Gesundheit und Lebendigkeit wieder her. Vielen Dank.«

Beschäftigen Sie sich mit den folgenden ungesunden Emotionen: Stress, Besorgnis, Schuld

Beschäftigen Sie sich mit den folgenden gesunden Emotionen: Versöhnlichkeit, Frieden, Klarheit, Freude

Beschäftigen Sie sich mit diesen Farben: Orange, Grün, Indigo

Schultern

Mögliche Faktoren, die Einfluss darauf haben

Sie meinen, die Last der Welt auf den Schultern zu tragen, klammern sich an zu viel Anspannung, Stress und Besorgnis fest. Sie fühlen sich unsicher, verängstigt, überfordert, traurig, verletzlich, zurückgewiesen, misstrauisch und entmutigt. Hängende Schultern sind ein Hinweis auf mangelnde Freude, zu wenig Spaß und zu große Ernsthaftigkeit. Sie sind vornehmlich auf die Probleme statt auf ihre Lösungen konzentriert.

Was Sie tun können

- Richten Sie die ganze Aufmerksamkeit auf Ihre Schultern. Wie fühlen sie sich an? Sind sie verkrampft oder entspannt? Machen Sie sich die Verantwortung bewusst, die Sie auf Ihren Schultern tragen. Schließen Sie die Augen, atmen Sie tief ein und aus und stellen Sie sich vor, dass Sie alle Sorgen loslassen, als ob sie ein großer Stein wären, den Sie einfach fortwerfen könnten. Nehmen Sie diesen Stein mit den Händen von Ihren Schultern und werfen Sie ihn in ein imaginiertes Meer.
- Sagen Sie: »Göttliche Heilintelligenz, bitte erlöse meine Schulten von aller Anstrengung, Besorgnis, Unsicherheit, Verwirrung, Verletzung, Zurückweisung, Traurigkeit und von allem Stress ebenso wie von festen Standpunkten, Mustern und positiven wie negativen Aufladungen, die zu meinem Zustand beitragen.« Wiederholen Sie das Wort »LÖSCHEN« so oft, bis Sie eine Veränderung spüren.
- Atmen Sie tief ein und spannen Sie die Schultern an. Halten Sie den Atem fünf Sekunden lang an. Dann atmen Sie langsam aus und entspannen die Schultern dabei vollständig. Wiederholen Sie diesen Ablauf mehrmals, bis sich Ihre Schultern leichter anfühlen. Kreisen Sie mit der rechten Schulter fünfzehn Sekunden lang gegen den Uhrzeiger-

sinn. Machen Sie anschließend fünfzehn Sekunden lang Pause und wiederholen Sie den Ablauf dreimal. Dann kreisen Sie dreimal im Uhrzeigersinn. Machen Sie die gleiche Übung mit der linken Schulter.

- Sagen Sie: »Göttliche Heilintelligenz, bitte bereichere mein Leben durch Mut, Gleichgewicht, Vertrauen und Freude. Hilf mir, Segen und wunderbare Gelegenheiten selbst in der schwierigsten Erfahrung zu erkennen. Vielen Dank.«
- Gestatten Sie es sich selbst, ein paar Minuten lang vollständig zu entspannen. Stellen Sie sich vor, dass Sie mitten im warmen, strahlenden Sonnenlicht stehen. Lassen Sie es zu, dass die Sonnenstrahlen tief in Ihre Schultern eindringen, die Muskeln weich machen und alle Anspannung auflösen.
- Sagen Sie: »Göttliche Heilintelligenz, bitte heile und regeneriere meine Schultern und stelle sie in ihrer vollen Kraft, Gesundheit und Lebendigkeit wieder her. Vielen Dank.«

Beschäftigen Sie sich mit den folgenden ungesunden Emotionen: Stress, Besorgnis, Angst, Überforderung
Beschäftigen Sie sich mit den folgenden gesunden Emotionen: Frieden, Entspannung, Mitgefühl, Unterstützung
Beschäftigen Sie sich mit diesen Farben: Grün, Gelb, Blau

Speiseröhre

Mögliche Faktoren, die Einfluss darauf haben

Sie schlucken Kummer, Wut und Schmerz hinunter. Unfähigkeit, um das zu bitten, was Sie brauchen oder sich wünschen. Sie haben das Gefühl, ein Mensch zweiter Klasse zu sein, und meinen, dass das, was Sie zu sagen haben, nicht wichtig sei.

Was Sie tun können

- Machen Sie sich ein Bild von Ihrer Speiseröhre. Stimmen

Sie sich auf sie ein. Sieht sie rosig und gesund aus oder wirkt sie verkrustet und entzündet?

- Es ist an der Zeit, dass Sie Ihre Gefühle zum Ausdruck bringen und sich selbst wertschätzen. Auf wen sind Sie wütend? Über wen ärgern Sie sich? Von wem fühlen Sie sich verletzt? Stellen Sie sich vor, dass diese Person(en) vor Ihnen steht. Sprechen Sie laut aus, was Sie ihr sagen wollen. Sie könnten sagen: »Lieber XY, ich möchte, dass du weißt, dass ... (was immer es ist, das Sie aussprechen wollen).« Sagen Sie alles. Halten Sie nichts zurück. Sobald Sie es in Worte gefasst haben, werden Sie klar erkennen, was Sie bisher zurückgehalten haben und was Sie nun aussprechen müssen.
- Sagen Sie: »Göttliche Heilintelligenz, ich bitte dich, entferne die tiefsitzende Traurigkeit, Trauer, Wut, Verletzung, die Minderwertigkeitskomplexe und Festgefahrenheit aus meiner Speiseröhre, ebenso wie die festen Standpunkte, Muster und positiven wie negativen Aufladungen, die zu meinem Zustand beitragen.« Wiederholen Sie das Wort »LÖSCHEN« so oft, bis Sie eine Veränderung spüren.
- Visualisieren Sie einen orangefarbenen Lichtstrahl, der Ihre Speiseröhre durchdringt und dort alle Blockierungen, Stauungen und Hindernisse auflöst.
- Sagen Sie: »Göttliche Heilintelligenz, bitte stärke meine Fähigkeit, frei zu atmen, klar zu kommunizieren, meinen Wert richtig einzuschätzen und mich vollständig, liebevoll und mutig zum Ausdruck zu bringen. Vielen Dank.«
- Lassen Sie das orangefarbene Licht sich drehen wie einen Kreisel und Ihre Speiseröhre regenerieren.
- Sagen Sie: »Göttliche Heilintelligenz, bitte heile und regeneriere meine Speiseröhre und alle angeschlossenen Organe und stelle sie in ihrer vollen Kraft, Gesundheit und Lebendigkeit wieder her. Vielen Dank.«

Beschäftigen Sie sich mit den folgenden ungesunden Emotionen: Traurigkeit, Frustration, Minderwertigkeitskomplexe, Überforderung
Beschäftigen Sie sich mit den folgenden gesunden Emotionen: Versöhnlichkeit, Mitgefühl, Ermutigung
Beschäftigen Sie sich mit diesen Farben: Orange, Grün, Blau

Stirn- und Nebenhöhlen

Mögliche Faktoren, die Einfluss darauf haben

Sie sind verärgert oder durch andere Menschen frustriert. Sie brauchen mehr Freiraum für sich. Es fällt Ihnen schwer, für sich selbst einzustehen und Ihre Überzeugungen zum Ausdruck zu bringen. Sie fühlen sich zugleich in mehrere Richtungen gezogen, sind hin und her gerissen, erschöpft und überanstrengt. Sie denken zu viel über alles nach, statt Ihren Gefühlen zu vertrauen oder auf Ihre innere göttliche Weisheit zu hören.
Siehe auch **Nase**

Was Sie tun können

- Sagen Sie: »Göttliche Heilintelligenz, bitte hilf mir, meine Stirn- und Nebenhöhlen von aller Verärgerung, Frustration, von mangelndem Selbstvertrauen, emotionaler Verwirrung und Erschöpfung zu befreien, ebenso wie von allen festen Standpunkten, Mustern und positiven wie negativen Aufladungen, die zu meinem Zustand beitragen.« Wiederholen Sie das Wort »LÖSCHEN« so oft, bis Sie eine Veränderung spüren.
- Um Beschwerden mit den Stirn- und Nebenhöhlen sowie Erkältungen, Husten oder Asthma zu bekämpfen, legen Sie die Handflächen aufeinander und verschränken die Finger. Ein Daumen bleibt gerade, und Sie umschließen ihn mit dem Daumen und dem Zeigefinger der anderen Hand. Atmen Sie tief ein und aus. Halten Sie diese Position mehrmals täglich für fünf bis fünfzehn Minuten.

- Sagen Sie: »Göttliche Heilintelligenz, bitte gestatte es mir, mich sicher zu fühlen, beschützt, klar, zufrieden und für mein Leben selbst zuständig. Hilf mir, mich selbst wertzuschätzen und mich liebevoll und freundlich um mich selbst zu kümmern. Vielen Dank.«
- Sagen Sie: »Göttliche Heilintelligenz, bitte heile und regeneriere meine Stirn- und Nebenhöhlen sowie meine Atemwege und stelle sie in ihrer vollen Kraft, Gesundheit und Lebendigkeit wieder her. Vielen Dank.«

Beschäftigen Sie sich mit den folgenden ungesunden Emotionen: Stress, Besorgnis, Angst, Überforderung, Minderwertigkeitskomplexe
Beschäftigen Sie sich mit den folgenden gesunden Emotionen: Frieden, Entspannung, Respekt, Vertrauen
Beschäftigen Sie sich mit diesen Farben: Lila, Indigo, Violett

Thalamus

Mögliche Faktoren, die Einfluss darauf haben

Sie haben das Gefühl, vom eigenen Ich abgeschnitten zu sein. Sie haben Mühe, mit anderen zu kommunizieren oder sie zu verstehen. Sie fühlen sich so, als ob alles bei Ihnen abgeladen werden würde, Ihre Arbeit jedoch zu wenig Anerkennung findet. Sie kommen sich unordentlich, chaotisch und verwirrt vor, entwerten, entehren und entmachten sich selbst. Sie können nur schwer eine klare Wahl treffen.
Siehe auch **Gehirn**

Was Sie tun können

- Sagen Sie: »Göttliche Heilintelligenz, bitte hilf mir, alle Gefühle von Abgeschnittenheit, Chaos, Entwertung, Verwirrung und Einschränkung aus meinem Thalamus zu entfernen, ebenso wie alle festen Standpunkte, Muster und positiven wie negativen Aufladungen, die zu meinem Zustand beitragen.« Wiederholen Sie das Wort »LÖSCHEN« so oft, bis Sie eine Veränderung spüren.

- Setzen Sie sich auf. Verschränken Sie die Finger, jedoch so, dass die Daumen die Zeigefinger nicht berühren. Heben Sie Ihre verschränkten Hände über den Kopf – die Daumen weisen dabei auf Ihren Hinterkopf. Strecken Sie dann die Daumen aus. Bleiben Sie für ein bis zwei Minuten in dieser Haltung. Erzeugen Sie vor Ihrem inneren Auge ein strahlendes gelbes Licht, das von Ihren Händen in den Thalamus strömt. Machen Sie langsame, tiefe Atemzüge. Gestatten Sie es dem Licht, Ihren Thalamus zu regenerieren und vollkommen funktionsfähig zu machen.
- Sagen Sie: »Göttliche Heilintelligenz, bitte erfülle mich mit Gefühlen von Klarheit, Zugehörigkeit, Anerkennung, Ordnung und Wohlbefinden. Vielen Dank.«
- Sagen Sie: »Göttliche Heilintelligenz, bitte heile und regeneriere meinen Thalamus und alle zugehörigen Organe und stelle sie in ihrer vollen Kraft, Gesundheit und Lebendigkeit wieder her. Vielen Dank.«

Beschäftigen Sie sich mit den folgenden ungesunden Emotionen: Festgefahrenheit, Stress, Besorgnis

Beschäftigen Sie sich mit den folgenden gesunden Emotionen: Klarheit, Entspannung, Frieden

Beschäftigen Sie sich mit diesen Farben: Indigo, Weiß, Lila, Gelb

Thymusdrüse

Mögliche Faktoren, die Einfluss darauf haben

Sie sind leichtgläubig und nehmen anderen ihre Lügen und Märchen ab. Mangel an Rechtschaffenheit. Nervöser Stress, Anspannung und Sorgen stauen sich an. Für die eigenen Handlungen übernehmen Sie ungern Verantwortung und retten sich in die Opferrolle. Sie sind unglücklich, auf dem

Tiefpunkt angelangt, verletzlich, müde und emotional schwankend.

Was Sie tun können

- Schließen Sie die Augen. Stimmen Sie sich auf Ihre Thymusdrüse ein. Machen Sie sich Energiestaus oder Blockaden darin bewusst. Stellen Sie sich vor, wie sie sich genauso wie alle anderen Spannungen in einer orangefarbenen Flamme auflösen.
- Sagen Sie: »Göttliche Heilintelligenz, bitte hilf mir, alle Gefühle von Nervosität, Traurigkeit, Unsicherheit, Unaufrichtigkeit, Besorgnis und Stress aus meiner Thymusdrüse zu entfernen, ebenso wie alle festen Standpunkte, Muster und positiven wie negativen Aufladungen, die zu meinem Zustand beitragen.« Wiederholen Sie das Wort »LÖSCHEN« so oft, bis Sie eine Veränderung spüren.
- Um die Funktionsfähigkeit der Thymusdrüse zu verbessern, richten Sie die Aufmerksamkeit auf sie und lächeln. Je mehr Sie lächeln und je fröhlicher Sie sind, desto besser wird sie arbeiten. Denken Sie jetzt an etwas, was Sie zum Lächeln oder Lachen bringt oder wirklich glücklich macht. Um die Thymusdrüse noch weiter zu stimulieren, legen Sie zwei Finger auf Ihr Brustbein, unter dem sich die Thymusdrüse befindet, und klopfen fünfzehn- bis zwanzigmal, während Sie noch immer lächeln.
- Sagen Sie: »Göttliche Heilintelligenz, bitte kräftige mein Immunsystem und meine Gesundheit. Gestatte es mir, Nervosität in Ruhe, Unsicherheit in Sicherheit und Lügen in Wahrheit zu verwandeln. Vielen Dank.«
- Sagen Sie: »Göttliche Heilintelligenz, bitte heile und regeneriere meine Thymusdrüse und alle zugehörigen Organe und stelle sie in ihrer vollen Kraft, Gesundheit und Lebendigkeit wieder her. Vielen Dank.«

Beschäftigen Sie sich mit den folgenden ungesunden Emotionen: Festgefahrenheit, Stress, Besorgnis, Ängstlichkeit, Kritisieren
Beschäftigen Sie sich mit den folgenden gesunden Emotionen: Entspannung, Klarheit, Frieden, Freiheit
Beschäftigen Sie sich mit diesen Farben: Orange, Grün, Rosa

Vagina

Mögliche Faktoren, die Einfluss darauf haben

Sie fühlen sich von der weiblichen Energie abgeschnitten. Sie haben Ärger mit einem Mann, insbesondere einem Partner. Scham und Beschämung aus der Vergangenheit belasten Sie. Sie fühlen sich unattraktiv, nicht liebenswert, nicht gut genug, zurückgewiesen oder durch den Partner verletzt. Sie sind übermüdet, haben zu viel gegeben, haben ständig alle bemuttert, so dass für Sie selbst keine Zeit übrig blieb und Sie sich jedem Spaß verweigert haben. Angst vor Nähe und davor, verletzt zu werden. Ablehnung des eigenen Ichs, Frustration, Wunsch nach Veränderung. Opferhaltung: »Ich Arme. Was die Leute mir antun. Ich bin ein unschuldiges Opfer.« Wenn Sie einmal etwas ausschließlich für finanziellen Lohn tun möchten, fürchten Sie negative Konsequenzen.

Was Sie tun können

- Genießen Sie Ihre Sinnlichkeit? Fühlen Sie sich mit Ihrer weiblichen Energie verbunden? Nehmen Sie sich Zeit, um Dinge zu tun, die Spaß machen, wie etwa ein Buch lesen, mit Freunden ausgehen, Ihre Haare beim Friseur machen lassen, eine Massage bekommen? Mögen Sie Sex, oder ist er für Sie mit Scham, Schuldgefühlen und der Vorstellung belastet, dass Ihre Vagina etwas Schmutziges ist?
- Führen Sie sich die unglaubliche Funktion der Vagina und der Geschlechtsorgane vor Augen. Die Anerkennung, die Sie diesem Körpersystem und sich selbst zollen, ist sehr heilsam. Zählen Sie alle Gründe auf, warum es Ihnen ge-

fällt, eine Frau zu sein, und überlegen Sie, wie Sie sich in Ihrer Haut und mit Ihrer Sinnlichkeit noch wohler fühlen könnten.

- Stellen Sie sich vor, wie alle Gefühle von Scham und Schande und die Vorstellung, dass Ihre Vagina etwas Schmutziges ist, aus Ihren Geschlechtsorganen wie eine dunkle Rauchwolke entweichen.
- Sagen Sie: »Göttliche Heilintelligenz, bitte hilf mir, alle Wut auf Männer, Gefühle von Scham, Schuld, Zurückweisung, Lustverweigerung, Frustration, Verletzung und Beschämung aus meiner Vagina zu lösen, ebenso wie alle festen Standpunkte, Muster und positiven wie negativen Aufladungen, die zu meinem Zustand beitragen.« Wiederholen Sie das Wort »LÖSCHEN« so oft, bis Sie eine Veränderung spüren.
- Stellen Sie sich vor, wie sich Ihre Fortpflanzungsorgane mit wunderbarem rosa- und magentafarbenem Licht füllen. Beobachten Sie, wie dieses Licht Ihre Vagina und alles Geschlechtsorgane regeneriert und Ihnen eine innere Reinigungsmassage bereitet. Denken Sie darüber nach, ob Sie vielleicht rosa- oder magentafarbene Unterwäsche tragen möchten.
- Sagen Sie: »Göttliche Heilintelligenz, bitte hilf mir, mich stärker mit meiner Weiblichkeit verbunden zu fühlen, mir mehr Zeit für mich zu nehmen, mich mehr wertzuschätzen und auszuruhen, wenn es nötig ist. Gestatte mir, denen zu vergeben, die mich verletzt haben, und lass die Energie der Erregung, Lust und Sexualität zu mir zurückkehren. Vielen Dank.«
- Falls Sie bereit sind, sich zu erforschen, legen Sie Ihre Unterwäsche ab, und betrachten Sie Ihre Vagina in einem Spiegel. Sagen Sie ihr, wie sehr Sie sie zu schätzen wissen. Lächeln Sie sie an. Konzentrieren Sie sich darauf, in sie hineinzuatmen und sie zu entspannen. Vielleicht möchten

Sie sich ja auch berühren, um herauszufinden, wie sich das anfühlt. Geben Sie sich die Gelegenheit, sich im Intimbereich kennenzulernen und sich mit Ihrer Sinnlichkeit wohl zu fühlen.
- Sagen Sie: »Göttliche Heilintelligenz, bitte heile und regeneriere meine Vagina und Fortpflanzungsorgane und stelle sie in ihrer vollen Kraft, Gesundheit und Lebendigkeit wieder her. Vielen Dank.«

Beschäftigen Sie sich mit den folgenden ungesunden Emotionen: Wut, Kritisieren, Verurteilung, Scham, Ablehnung, Überforderung
Beschäftigen Sie sich mit den folgenden gesunden Emotionen: Mitgefühl, Anerkennung, Unterstützung, Liebe
Beschäftigen Sie sich mit diesen Farben: Orange, Grün, Magenta, Rosa

Vorsteherdrüse (Prostata)

Mögliche Faktoren, die Einfluss darauf haben

Sie fühlen sich unterlegen, festgefahren, beschämt, unterdrückt, hilflos, auf der Hut. Es fehlt Ihnen an Zuversicht, Vertrauen und Sicherheit. Sie lehnen Ihre Männlichkeit ab. Sie wissen nicht, wie Sie Ihre Gefühle zum Ausdruck bringen sollen, und verbergen tiefsitzende Enttäuschung, Groll und Schuldgefühle in sich.

Was Sie tun können

- Wie geht es Ihnen mit sich? Erlauben Sie es sich, Ihre Gefühle auszudrücken, oder unterdrücken Sie sie? Meinen Sie, dass Sie erfolgreich sind und Ihre Lebensziele erreichen können, oder empfinden Sie sich als Versager?
- Schließen Sie die Augen. Richten Sie die Aufmerksamkeit auf Ihre Prostata. Stellen Sie sich vor, dass Sie sie in grünes Licht hüllen. Fragen Sie sich, welche angestauten Gefühle,

Emotionen und Erfahrungen in Ihrer Prostata feststecken. Stellen Sie sich diese Gefühle, Emotionen und Erfahrungen als Unkraut vor, das Sie aus Ihrer Prostata ausreißen. Geben Sie es ins Feuer und sehen Sie zu, wie es verbrennt.

- Sagen Sie: »Göttliche Heilintelligenz, bitte hilf mir, meine Gefühle von Festgefahrenheit, Unterdrückung, Hilflosigkeit, Unterlegenheit, Groll und Scham aus meiner Prostata freizusetzen, ebenso wie alle festen Standpunkte, Muster und positiven wie negativen Aufladungen, die zu meinem Zustand beitragen.« Wiederholen Sie das Wort »LÖSCHEN« so oft, bis Sie eine Veränderung spüren.
- Nun konzentrieren Sie sich auf Gefühle der Zuversicht. Wenn es eine Farbe gäbe, die Ihnen zu Zuversicht verhelfen könnte, welche wäre es? Malen Sie sich aus, wie Sie diese Farbe in Ihre Prostata gießen. Welche Gedanken oder Worte wecken Zuversicht in Ihnen? Sprechen Sie sie laut aus. Fokussieren Sie eine Erfahrung, die schon einmal ein Gefühl von Entscheidungsgewalt und Selbstvertrauen ausgelöst hat. Verstärken Sie dieses Gefühl. Malen Sie sich aus, wie Sie es in Ihre Prostata füllen, als sei es eine Flüssigkeit.
- Sagen Sie: »Göttliche Heilintelligenz, bitte steigere meine Zuversicht und meinen Glauben an mich selbst. Verleih mir den Mut, um in meinem Leben auf positive Weise Glück, Erfüllung und Entscheidungsgewalt zu schaffen. Vielen Dank.«
- Sagen Sie: »Göttliche Heilintelligenz, bitte heile und regeneriere meine Prostata und alle angeschlossenen Drüsen und stelle sie in ihrer vollen Kraft, Gesundheit und Lebendigkeit wieder her. Vielen Dank.«

Beschäftigen Sie sich mit den folgenden ungesunden Emotionen: Festgefahrenheit, Scham, Hoffnungslosigkeit, Minderwertigkeitskomplexe

Beschäftigen Sie sich mit den folgenden gesunden Emotionen: Versöhnlichkeit, Ehre, Respekt, Vertrauen
Beschäftigen Sie sich mit diesen Farben: Grün, Gelb, Orange

Wirbelsäule

Mögliche Faktoren, die Einfluss darauf haben
Sie sind schwach, verwirrt, ängstlich und unsicher. Sie haben Schwierigkeiten in der Kommunikation mit anderen und mit dem Äußern von Wünschen. Sie fühlen sich nicht unterstützt und alleine und wissen nicht, wohin Sie sich wenden sollen, wenn Sie Hilfe brauchen. Die Welt kommt Ihnen als unsicherer Ort vor. Sie versuchen, sich vor Schmerz und Verletzung zu schützen. Sie stecken in einem Muster oder in einer Situation fest, aus dem bzw. der Sie sich nicht befreien können.

Halswirbelsäule – Nackenbereich

C1: Angst, Verwirrung, Flucht-oder-Kampf-Impulse, Sie wollen vor Problemen und Verantwortung davonlaufen. Sie fühlen sich unsicher, nicht gut genug, zu stark auf die Meinungen anderer Menschen ausgerichtet. Sie lasten sich die Probleme anderer auf, können kaum nein sagen, wirken auf andere verunsichernd. Die Gefühle, die auch Einfluss auf Nervensystem, Gehirn, Ohren und Hirnanhangsdrüse haben können (s. oben), verursachen Kopfschmerzen, Migräne, Schlafstörungen, Schwindel, Erschöpfung, Nervenzusammenbrüche oder Panikattacken.
C2: Sie fühlen sich zurückgewiesen, unbeweglich und meinen, Sie wüssten alles besser. Sie können sich nicht entscheiden, sind frustriert, wütend und ärgerlich. Sie suchen immer nach einem Sündenbock. Sie haben Ihr inneres Gleichgewicht verloren, sind entmutigt, deprimiert, entmachtet, von Ihrer spirituellen Energie abgeschnitten. Auf der physischen Ebene leiden Sie unter Allergien, Taubheit, Ohnmacht, Problemen mit den Augen oder Nebenhöhlen.

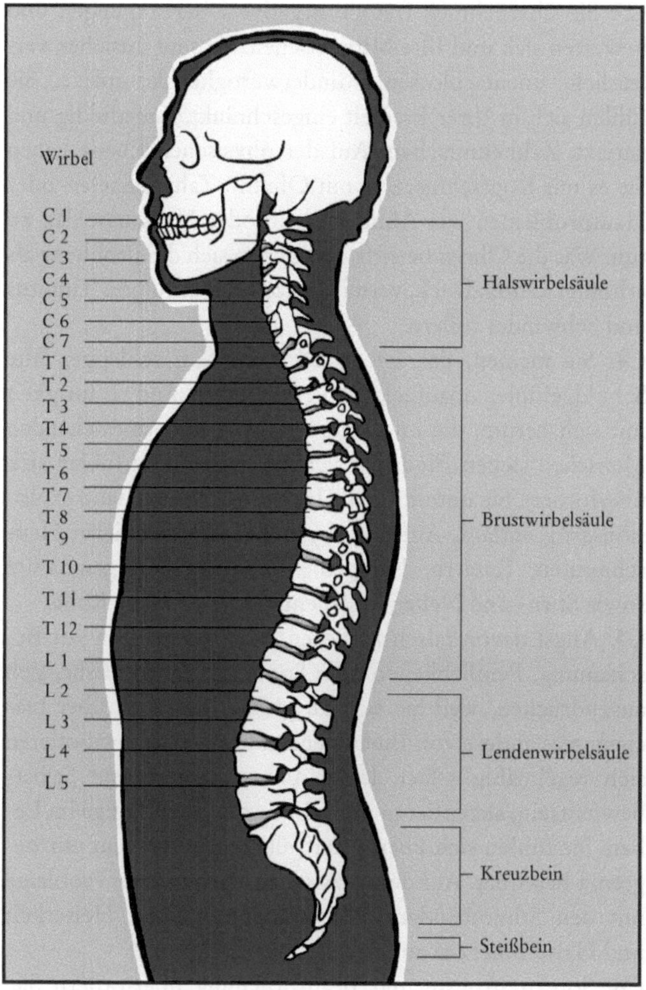
Wirbel
C 1
C 2
C 3
C 4
C 5
C 6
C 7
T 1
T 2
T 3
T 4
T 5
T 6
T 7
T 8
T 9
T 10
T 11
T 12
L 1
L 2
L 3
L 4
L 5
Halswirbelsäule
Brustwirbelsäule
Lendenwirbelsäule
Kreuzbein
Steißbein

C3: Sie übernehmen fremde negative Überzeugungen und bewerten sich und Ihre Mitmenschen. Sie sind unsicher, verletzlich, unentschlossen. Minderwertigkeitskomplexe. Sie fühlen sich in Ihrer Freiheit eingeschränkt, ungeduldig und gereizt. Zähneknirschen. Auf der physischen Ebene haben Sie es mit Kopfschmerzen, mit Ohren-, Zahn-, Kiefer- oder Hautproblemen wie Akne, Pickeln oder Hautausschlag zu tun. Was die Ohren betrifft, so können sich die Probleme als erhöhter Ohrendruck, vermindertes Hörvermögen, Tinnitus und Schwindel äußern.
C4: Sie meinen, das Leben sei nicht fair, schleppen alte Schuldgefühle, unaufgelöste Verletzungen und Traurigkeit mit sich herum, die im Zusammenhang mit nahestehenden Menschen stehen. Sie laden sich zu viel auf und fühlen sich überfordert. Sie unterdrücken Ihre Wut, die sich dann explosionsartig entlädt. Auf der physischen Ebene spielen Heuschnupfen, Katarrh, Polypen, Taubheit, Mundgeschwüre sowie Stirn- und Nebenhöhlenentzündungen eine Rolle.
C5: Angst davor, falsch zu liegen. Sie fürchten sich vor Beschämung, Peinlichkeiten oder Spott. Sie haben Mühe, sich auszudrücken, weil Sie sich zu große Sorgen darüber machen, was andere von Ihnen denken könnten. Sie sabotieren sich regelmäßig selbst, leiden unter zu geringem Selbstbewusstsein, akzeptieren nur schwer die guten Dinge im Leben. Sie fühlen sich überfordert, überanstrengt und nur begrenzt belastbar. Auf der physischen Ebene treten Probleme mit den Stimmbändern, Kehlkopfentzündung, Heiserkeit und Halsschmerzen auf.
C6: Sorgen, Ängste und Beanspruchung überfordern Sie. Statt sich um eigene Angelegenheiten zu kümmern, mischen Sie sich in das Leben anderer ein und versuchen, deren Probleme zu lösen, um von den eigenen abzulenken. Herausforderungen des Lebens leisten Sie Widerstand, Sie stecken fest und schaffen es nicht, sich von alten Ängsten zu befreien und

sich zu verändern. Auf der physischen Ebene leiden Sie unter steifem Hals, Schulterschmerzen, Mandelentzündung und Keuchhusten.
C7: Sie fühlen sich müde, unkreativ, ausgelaugt, emotional überdreht, mental verwirrt. Durch Negativität, Mangelgefühle und Angst vor der Zukunft sind Sie wie erstarrt. Sie fühlen sich abgestumpft und von Ihrer persönlichen Wahrheit und Ihrem Handlungsvermögen abgeschnitten. Auf der physischen Ebene treten Probleme mit der Schilddrüse, Erkältungen, Schulterschmerzen, Schultersteife und Ellbogenbeschwerden auf.

Brustwirbelsäule – oberer Rücken

T1: Ihre Aufgaben überfordern Sie, Sie möchten fortlaufen und sich verstecken, damit ein anderer den Job übernimmt. Sie können nur schwer loslassen und Vertrauen fassen. Sie sind unfähig, die eigene Mitte zu finden. Auf der physischen Ebene treten Schmerzen in Armen, Händen, Handgelenken und Fingern auf ebenso wie Erkältungen, Atembeschwerden, Kurzatmigkeit und in akuten Fällen Asthma, das sich im Laufe der Zeit entwickelt hat.
T2: Energiemangel. Sie sind unfähig, Liebe zu geben oder zu empfangen. Sie sind kontrollsüchtig, möchten das Herz vor jeglicher Verletzung schützen, halten aber an Schmerzen und Kummer aus der Vergangenheit fest. Sie sind misstrauisch, immer auf der Hut und davon überzeugt, dass jemand Ihnen etwas antun will. Sie können mit sich selbst nicht liebevoll und fürsorglich umgehen. Angst und Sorgen, Sie fühlen sich hilflos und hoffnungslos, wie das Opfer Ihres eigenen Lebens. Auf der physischen Ebene kommen häufig Bronchialkatarrh oder Herzbeschwerden sowie Komplikationen mit den Arterien und Herzklappen vor.
T3: Sie sind verwirrt, verängstigt, zerstreut und kommen sich verloren vor. Sie haben Mühe, die richtigen Worte zu finden,

um sich auszudrücken. Sie unterdrücken alte Traurigkeit und Wut. Sie lassen sich ausnutzen, stellen sich und Ihre Bedürfnisse immer hintenan, kümmern sich nur um die anderen und verursachen damit Erschöpfung und Burnout. Sie geben zu viel auf die Meinung anderer, statt Ihrer eigenen Intuition, inneren Führung und Weisheit zu vertrauen und sie schätzen zu lernen. Auf der physischen Ebene zeigen sich Bronchialkatarrh, Grippe, Atemwegsinfekte.

T4: Sie sind genervt und frustriert darüber, dass das Leben nur Anstrengung und eine unüberschaubare Zahl von Herausforderungen bereithält. Möglicherweise beneiden Sie andere, denen das Leben scheinbar leichter fällt. Sie beurteilen sich und andere streng, sehen vor allem die negative Seite des Lebens. Sie schleppen unaufgelösten Schmerz und Traumata aus der Vergangenheit mit sich herum und fürchten sich davor, sie loszulassen und zu gesunden, weil Sie nichts anderes kennen. Auf der physischen Ebene treten Gallenprobleme, Gelbsucht und Gürtelrosen auf.

T5: Sie stecken fest, als bewegten sich die Dinge in die falsche Richtung. Sie schenken der äußeren Welt und dem, was sie zu bieten hat, zu viel Beachtung. Sie brauchen Zeit, um sich Ihrer Emotionen bewusst zu werden und sie zu verarbeiten, statt sie aus Bequemlichkeit immer nur unter den Teppich zu kehren. Mangel an Fürsorge belastet Sie und Ihr emotionales Wohlbefinden stark. Auf der physischen Ebene sind Leberprobleme, Fieber, niedriger Blutdruck, Kreislaufbeschwerden, Gelenkentzündung und Essstörungen zu beobachten.

T6: Sie sind mit zu vielen Sorgen und Problemen belastet. Sie stecken in der Überzeugung fest, dass man sich, wenn man jemanden liebt, ständig Sorgen um ihn machen muss. Sie fühlen sich von anderen überfordert und kontrolliert. Sie glauben, dass man in einer schwierigen Situation ausharren muss und keine andere Wahl hat. Sie fürchten sich vor Enttäuschung, Versagen und Zurückweisung, denken, dass andere besser Bescheid wissen als Sie, wollen insgeheim aber dennoch beweisen, dass sie falsch liegen. Sie haben Schwierigkeiten, wichtige Entscheidungen zu treffen. Auf der physischen Ebene kommen Magenbeschwerden, Verdauungsstörungen, Sodbrennen, Blähungen, Völlegefühl und Gewichtsprobleme oder Fettsucht vor.

T7: Sie sind voll Bitterkeit und Groll und verharren in der Opferrolle. Sie glauben, Sie hätten nichts Gutes verdient. Sie suchen ungeduldig nach Scheinlösungen und sind dann enttäuscht, wenn sie nicht funktionieren. Sie meinen, sich anderen beweisen zu müssen, um ihre Wertschätzung zu verdienen. Sie sind sehr vorsichtig, nehmen das Leben zu ernst, müssten sich im Alltag mehr Humor und Spaß gönnen. Auf der physischen Ebene gibt es Probleme mit der Bauchspeicheldrüse und dem Zwölffingerdarm. Möglicherweise leiden Sie unter Diabetes, Geschwüren oder Magenschleimhautentzündung.

T8: Sie sind mit dem Leben unzufrieden, jedoch nicht bereit, irgendetwas zu verändern. Sie lassen sich leicht durch andere beeinflussen, sind aber dickköpfig und unnachgiebig, wenn Sie sich einmal entschieden haben. Sie sind sehr empfindlich und leicht verletzbar, verstehen oft falsch, was andere sagen. Sie haben Angst davor, zu versagen und sich vor anderen lächerlich zu machen. Sie sind nachtragend und ständig auf der Suche nach einem Schuldigen. Auf der physischen Ebene: Probleme mit der Milz und dem Immunsystem. Außerdem Verschleimung, Husten, Energiemangel und wenig Vitalität.

T9: Sie achten nicht auf sich und Ihre Bedürfnisse. Sie bevorzugen es, etwas zu *tun*, statt zu *sein*. Indem Sie sich überanstrengen, versuchen Sie, andere zu beeindrucken – und brechen dann zusammen. Sie suchen ständig Anerkennung. Sie sind aus dem Takt mit dem Leben, schwanken hin und her zwischen überdreht und deprimiert, hoffnungsvoll und hoffnungslos, glücklich und zu Tode betrübt. Perfektionismus. Auf der physischen Ebene haben Sie Probleme mit den Nebennieren, mit Erschöpfungszuständen, Allergien, Nesselausschlägen.

T10: Sie leben in der Vergangenheit und halten an Groll, Wut, Verurteilungen und Schuldzuweisungen fest. Sie meinen, dass Sie andere mit Ihrer verdrängten Wut verletzen könnten, und sehen nicht, dass Sie sich selbst damit schaden und blockieren. Sie lehnen Veränderungen ab, verweigern sich dem Standpunkt Ihrer Mitmenschen. Egoismus, Arroganz und Rechthaberei. Auf der physischen Ebene können Nierenbeschwerden, chronische Erschöpfung und Arterienverkalkung auftreten.

T11: Geringes Selbstbewusstsein, Sie können sich nur schwer einfügen und fühlen sich nicht zugehörig, fürchten, ausgenutzt und verletzt zu werden. Sie fühlen sich zweitklassig, als ob Sie einen Makel hätten. In Beziehungen können Sie nicht über Ihre Bedürfnisse sprechen, landen häufig in missbräuchlichen Beziehungen. Auf der physischen Ebene zeigen sich Nierenprobleme, Akne, Pickel, Hautausschlag.

T12: Sie fühlen sich unsicher, ängstlich, verloren. Die Ereignisse des Lebens können Sie nur schwer verarbeiten. Sie untergraben sich selbst und Ihre möglichen Erfolge. Sie sind davon überzeugt, dass Sie leiden und sich anstrengen müssen, klammern sich an der Schuld der Vergangenheit fest und kommen im Leben daher nicht voran. Auf der physischen Ebene sind Probleme mit dem Dünndarm, Rheuma und Unfruchtbarkeit auffällig.

Lendenwirbelsäule – unterer Rücken

L1: Groll, Stagnation und Unerledigtes aus der Vergangenheit vergiften Sie. Ihre Handlungen folgen nicht Ihren Gedanken und Worten, was Verwirrung, Depression, Kritik und Traurigkeit bewirkt. Sie müssen verzeihen, nach vorne schauen und positiv handeln, um genesen zu können. Auf der physischen Ebene kommt es zu Verstopfung, Dickdarmentzündung, Durchfall, Brüchen (Hernien).

L2: Sie meinen, kaum oder gar keine Wahl zu haben. Sie haben das Gefühl, aufgeben zu wollen. Sie sind zu sehr auf die Außenwelt ausgerichtet und auf das, was Sie nicht bekommen, statt auf Ihre inneren Stärken. Sie müssen sich mit Schmerz und dem geringen Selbstvertrauen aus Ihrer Kindheit arrangieren. Sie fühlen sich, was Ihre derzeitige Situation betrifft, machtlos und zwingen sich dazu, Ihre Grenzen zu überschreiten. Auf der physischen Ebene: Schmerzen im Leistenbereich, Blinddarmentzündung, Krämpfe, Atembeschwerden, Krampfadern.

L3: Entweder empfinden Sie keinerlei Begehren oder aber zu viel und haben kein Ventil dafür. Unerledigtes schieben Sie unter den Teppich und tun so, als spiele es keine Rolle, statt sich damit auseinanderzusetzen. Sie verdrängen Ihre Gefühlen, um Ablehnung, Angst, Wut und Frustration nicht spüren zu müssen. Sie haben Wutanfälle und Gefühlsausbrüche, in denen Sie anderen Vorhaltungen machen. Auf das, was andere über Sie sagen, reagieren Sie äußerst empfindlich. Frauen weisen ihre weibliche Energie zurück, Männer ihre männliche. Probleme mit Kommunikation und Nähe in der Beziehung. Sie sind verwirrt, es fehlt Ihnen an Klarheit. Sie sind voller Widerstand, können den eigenen Standpunkt nicht aufgeben. Auf der physischen Ebene treten Blasenleiden, Inkontinenz, Knieschmerzen, sexuelle Störungen und Probleme mit den Fortpflanzungsorganen in Form von schmerzhafter Menstruation oder Impotenz auf.

L4: Im Beruf und in der Familie fühlen Sie sich entmachtet. Sie leiden unter dem Druck, genug Geld beschaffen zu müssen, um für andere zu sorgen, ringen mit den Finanzen. Sie fühlen sich überfordert, sind verwirrt und wissen nicht, wie Sie handeln sollen. Sie haben Probleme mit der Selbsteinschätzung und gestatten es daher anderen, Ihren Wert zu klassifizieren. Sie finden immer viele Gründe dafür, warum die Dinge so bleiben sollen, wie sie sind. Ihnen fällt es schwer, Projekte zu Ende zu bringen. Versagensängste. Auf Sex verzichten Sie entweder völlig oder aber Sie sind davon besessen. Auf der physischen Ebene kommt es zu Prostataproblemen, Schmerzen im Lendenwirbelbereich, Ischiasschmerz, Schmerzen beim Wasserlassen.

L5: Sie sind schwach, verwirrt, festgehalten, als ob etwas Sie bremst und am Vorankommen hindert. Sie klammern sich an Gefühlen von Verrat, Einsamkeit und Isolation fest. Sie haben Mühe damit, anderen zu vertrauen und die eigenen Projekte abzuschließen. Häufige Selbstsabotage, Wut auf sich selbst und Angst. Sie schlüpfen gerne in die Opferrolle. Auf der physischen Ebene sind Beschwerden mit den Beinen, Durchblutungsstörungen, geschwollene oder schwache Knöchel, kalte Füße und Wadenkrämpfe zu beobachten.

Kreuzbein

Sie fühlen sich nicht unterstützt, schleppen unerledigte Familienangelegenheiten mit, halten an Wut und Groll aus der Kindheit fest. Ihnen fehlt es an Vertrauen und Glauben. Sie fühlen sich in Ihrem Körper und in Ihrem Leben unwohl. Sie tragen Schuld, Groll und Scham in sich. Auf der physischen Ebene: Probleme mit den Hüften, dem Po und der Wirbelsäulenkrümmung.

Steißbein

Sie sind aus dem Gleichgewicht geraten, konzentrieren sich vor allem auf die Ungerechtigkeit des Lebens und auf die Vorstellung, dass Sie nicht bekommen, was Sie sich wünschen. Für Ihre Schwierigkeiten, Fehler und Ihr Versagen machen Sie andere und die Lebensumstände verantwortlich. Sie sind leicht deprimiert, enttäuscht und desillusioniert, fühlen sich verraten und betrogen. Sie sabotieren sich häufig selbst und stürzen sich in Negativität und Angst. Das Leben erscheint Ihnen ohne Abwechslung und eintönig; Veränderungen gibt es kaum. Sie haben die Orientierung und Ihr Selbstvertrauen verloren. Auf der physischen Ebene gibt es Probleme mit dem Enddarm oder After, etwa in Form von Hämorrhoiden.

Was Sie tun können

- Berühren Sie eine schmerzende Stelle an der Wirbelsäule, atmen Sie tief ein und stellen Sie sich dabei vor, wie sich Blockierungen langsam auflösen. Dann massieren Sie die Innenseiten Ihrer Füße vom großen Zeh bis hin zur Ferse, da sie in enger Beziehung zur Wirbelsäule stehen. Richten Sie weiterhin Ihre Aufmerksamkeit auf die schmerzenden Bereiche. Wenn Sie einen solchen Bereich massieren, schließen Sie die Augen, atmen ein paarmal tief ein und konzentrieren sich dabei auf die Farbe Grün. Visualisieren Sie die Auflösung der Blockierung, die Ihnen im Geiste möglicherweise dunkel erscheint. Dann konzentrieren Sie sich wieder auf die schmerzende Stelle in Ihrem Rücken, atmen in sie hinein und überfluten sie mit grünem Licht.
- Sagen Sie: »Göttliche Heilintelligenz, bitte löse allen Schmerz, Stress und alle Anspannung aus meiner Wirbelsäule (Sie können den Bereich, in dem Sie Schmerzen haben, wie etwa L2, auch konkret benennen). Ich bitte darum, dass alle Wirbel meiner Wirbelsäule sich jetzt wieder richtig ausrichten.« Wiederholen Sie das Wort »LÖSCHEN« so oft, bis Sie eine Veränderung spüren.

Siehe auch **Rücken**

Beschäftigen Sie sich mit den folgenden ungesunden Emotionen: Wählen Sie die Emotionen, die den Wirbeln zugeordnet sind, auf die Sie sich gerade konzentrieren.

Beschäftigen Sie sich mit den folgenden gesunden Emotionen: Vertrauen, Entspannung, Anerkennung, Unterstützung, Befriedigung und andere Emotionen, die den Wirbeln zugeordnet sind, auf die Sie sich gerade konzentrieren.
Beschäftigen Sie sich mit diesen Farben: Grün, Gelb, Blau

Zähne

Mögliche Faktoren, die Einfluss darauf haben

Sie halten an Scham, Schuld, Angst, Vorwurf und Bitterkeit fest, haben Probleme damit, klare und starke Entscheidungen zu treffen. Selbstvernachlässigung. Unbearbeitete Traumata aus der Kindheit und häufige Selbstsabotage. Sie fühlen sich überfordert und gestresst und sind frustriert darüber, dass Sie sich nicht deutlich und verständlich ausdrücken können.

Was Sie tun können

- Konzentrieren Sie sich auf die Zähne. Stellen Sie sich vor, dass Sie einen kleinen Staubsauger haben, mit dem Sie alle Blockierungen oder Gifte aus Ihren Zähnen absaugen können. Beobachten Sie, wie sich die dichte, schwere Energie aus ihnen löst.
- Sagen Sie: »Göttliche Heilintelligenz, ich bitte dich, hilf mir, meine Zähne von aller Scham, Schuld, Angst, Vernachlässigung, Bitterkeit und von allen Vorwürfen ebenso wie von allen festen Standpunkten, Mustern und positiven wie negativen Aufladungen, die zu meinem Zustand beitragen, zu befreien.« Wiederholen Sie das Wort »LÖSCHEN« so oft, bis Sie eine Veränderung spüren.
- Falls Sie unter Zahnschmerzen leiden, legen Sie die Spitze des kleinen Fingers auf die Spitze des Daumens und spreizen die übrigen Finger ab. Nehmen Sie diese Haltung mit beiden Händen ein und halten Sie sie zehn bis fünfzehn Minuten lang, bis Sie eine Erleichterung spüren.

- Stellen Sie sich vor, dass jeder Zahn in einer einzigartigen, perlfarbenen Substanz gebadet wird. Sie regeneriert die Zähne, macht sie stark und gesund.
- Sagen Sie: »Göttliche Heilintelligenz, bitte hilf mir, auf meine innere Stimme zu hören, damit ich heilende, stärkende und weise Entscheidungen treffe, die es mir gestatten, ein erfüllteres Leben zu führen. Vielen Dank.«
- Sagen Sie: »Göttliche Heilintelligenz, bitte heile und regeneriere meine Zähne und mein Zahnfleisch und stelle sie in ihrer vollen Kraft, Gesundheit und Lebendigkeit wieder her. Vielen Dank.«

Beschäftigen Sie sich mit den folgenden ungesunden Emotionen: Scham, Schuld, Angst, Wut
Beschäftigen Sie sich mit den folgenden gesunden Emotionen: Unschuld, Versöhnlichkeit, Frieden, Freiheit
Beschäftigen Sie sich mit diesen Farben: Weiß, Blau

Zahnfleisch

Mögliche Faktoren, die Einfluss darauf haben

Sie sind unsicher und misstrauen bereits getroffenen Entscheidungen. Sie halten Projekte nicht bis zum Ende durch, geben zu schnell auf, retten sich in Verzögerungstaktiken. Sie fordern zu viel und sind egoistisch, weigern sich, etwas zu ändern, fühlen sich festgefahren, sind ängstlich, ungeduldig, unsicher und immer im Zweifel.

Was Sie tun können

- Schließen Sie die Augen. Wenden Sie sich im Geiste Ihrem Zahnfleisch zu. Stellen Sie sich vor, wie ein roter Lichtstrahl Ihr Zahnfleisch reinigt, Infektionen, Stauungen und Blockierungen auflöst. Vielleicht bemerken Sie dabei sogar ein Kribbeln.
- Sagen Sie: »Göttliche Heilintelligenz, ich bitte dich, hilf

mir, mein Zahnfleisch von allen Verzögerungstaktiken, von Unentschlossenheit, Selbstsabotage, Selbstsucht und Stagnation zu befreien, ebenso wie von allen festen Standpunkten, Mustern und positiven wie negativen Aufladungen, die zu meinem Zustand beitragen.« Wiederholen Sie das Wort »LÖSCHEN« so oft, bis Sie eine Veränderung spüren.

- Visualisieren Sie einen weißen Lichtstrahl, der das Zahnfleisch reinigt und in seiner Funktion wiederherstellt.
- Massieren Sie Gesicht und Zahnfleisch. Legen Sie dazu die Fingerspitzen dort über den Mund, wo Sie das Zahnfleisch des Oberkiefers ertasten können, und massieren Sie etwa sechzig Sekunden lang. (Falls Ihnen Ihre Fingerspitzen nicht wirkungsvoll genug erscheinen, können Sie auch die Fingerknöchel nehmen.) Massieren Sie fest, aber ohne sich weh zu tun. Machen Sie eine Pause von dreißig Sekunden. Wenn es Ihnen angenehm ist, setzen Sie die Massage für weitere fünfundvierzig bis sechzig Sekunden fort. Bearbeiten Sie auf diese Weise auch das Zahnfleisch des Unterkiefers.
- Sagen Sie: »Göttliche Heilintelligenz, bitte führe mich, damit ich gute Entscheidungen treffe, meine Projekte durchhalte und mich für positive Veränderung und Transformation öffne. Vielen Dank.«
- Sagen Sie: »Göttliche Heilintelligenz, bitte heile und regeneriere mein Zahnfleisch und meine Zähne und stelle sie in ihrer vollen Kraft, Gesundheit und Lebendigkeit wieder her. Vielen Dank.«

Beschäftigen Sie sich mit den folgenden ungesunden Emotionen: Gereiztheit, Frustration, Angst, Festgefahrenheit
Beschäftigen Sie sich mit den folgenden gesunden Emotionen: Klarheit, Vertrauen, Frieden, Freude
Beschäftigen Sie sich mit diesen Farben: Rot, Weiß, Blau

Zehen

Mögliche Faktoren, die Einfluss darauf haben

Wertung, Zurückweisung, mangelndes Gefühl von Zugehörigkeit. Sie fühlen sich verloren und wenig selbstsicher, würden sich am liebsten einrollen und unsichtbar sein. Sie haben zu viel Stress und Anspannung angestaut.

Rechter Fuß

Großer Zeh: Sie wissen nicht, was Ihr Lebensziel ist. Sie fragen sich: »Wohin bin ich unterwegs? Wo will ich hin?« Wohin zeigt Ihr großer Zeh? Verfolgen Sie Ihre Ziele auf direktem Weg oder haben Sie Ihre Träume aufgegeben? Sie haben das Gefühl, festzustecken, fürchten sich voranzugehen, schleppen veraltete Überzeugungen bezüglich Geld und Sicherheit mit. Sie sind unfähig, sich klar auszudrücken. Auf der physischen Ebene treten Probleme mit Hals, Schilddrüse und Zunge, Nacken, Kiefer, Zahnfleisch und Zähnen auf.
Zweiter Zeh: Sorgen, Unterlegenheitsgefühl und Unsicherheit. Sie haben Schwierigkeiten, sich in eine Gruppe oder einen neue Situation einzufügen. Sie werten sich und andere, prüfen jeden Schritt, fühlen sich zweitrangig, wissen nicht, wem Sie vertrauen und auf wen Sie hören sollen. Auf der physischen Ebene gibt es Probleme mit Lunge und Thymusdrüse, dem Herzen, den Brüsten und Schultern.
Dritter Zeh: In einer bestimmten Situation fehlt es Ihnen an Klarheit, Sie haben Schwierigkeiten, sich ein Bild von der Zukunft zu machen, insbesondere was Ihre Arbeit und finanzielle Situation betrifft. Unrealistische Erwartungen sind Ihnen nicht bewusst. Sie fühlen sich wie ein Versager oder ringen mit sich, um voranzukommen. Auf der physischen Ebene zeigen sich Probleme mit Leber, Galle, Bauchspeicheldrüse und Magen.
Vierter Zeh: Sie sind müde, verwirrt, verängstigt und depressiv. Sie fühlen sich wie ein kleines Kind, das sich vor dem

Leben verstecken will. Es gibt zu viele Ereignisse und Situationen, auf die Sie keinen Einfluss haben. Sie wollen am liebsten aufgeben und davonlaufen, wissen aber nicht, wohin. Auf der physischen Ebene: Probleme mit der Verdauung, dem unterem Rücken, der Harnblase und der Milz.
Kleiner Zeh: Unterdrückte Aggression. Überzeugung, dass das Leben ein Kampf ist und man hart arbeiten muss. Sie fühlen, dass Ihnen die guten Dinge im Leben nicht zustehen, empfinden sich als vernachlässigt und verlassen. Mangelndes Selbstwertgefühl. Auf der physischen Ebene kommen Probleme mit Nervensystem, Harnwegen, Enddarm, Blutkreislauf, Haut oder Fortpflanzungsorganen, Kopfschmerzen, chronische Schmerzen im Lendenwirbelbereich, Ischiasschmerz, Depressionen oder sexuelle Störungen vor.

Linker Fuß

Großer Zeh: Überforderung und Verwirrung über Entscheidungen, die Sie bereits getroffen haben, weil die Grenze zwischen dem, was Sie für falsch oder richtig halten, verschwommen ist. Sie fühlen sich mit Verantwortung überfrachtet, halten an Stress, Anspannung und Besorgnis fest, wissen nicht, an wen Sie sich wenden und wie Sie sich ausdrücken sollen. Auf der physischen Ebene: Probleme mit Hals, Schilddrüse, Mund, Speiseröhre, Kiefer, Ohren, Zunge, Zähnen und Zahnfleisch.
Zweiter Zeh: Verwirrung über bestimmte Menschen und ihre Motivationen. Unsicherheit darüber, welche Richtung Sie auf Ihrem Lebensweg einschlagen sollen. Sie fürchten sich davor, Veränderungen herbeizuführen. Schwierigkeiten damit, Nähe zuzulassen. Sie halten fest an ungelöster Trauer und Kummer. Ständige Selbstsabotage. Auf der physischen Ebene gibt es Probleme mit Herz, Lunge, Brüsten, Armen, Schultern und Thymusdrüse.
Dritter Zeh: Sie fühlen sich unterdrückt, empfinden Scham,

Wut, Minderwertigkeitskomplexe und Einschränkungen und meinen, keine Wahl zu haben. Sie trauern permanent der Vergangenheit und verpassten Chancen hinterher und dem, was Sie alles hätten anders machen können. Sie zeigen ich selten versöhnlich und kehren Probleme unter den Teppich, wodurch Sie sich daran hindern, zu wachsen und voranzukommen. Sie denken und analysieren zu viel, ohne zu handeln. Auf der physischen Ebene kommt es zu Problemen mit Magen, Leber, Bauchspeicheldrüse, Galle und Milz.

Vierter Zeh: Sie fühlen sich getrieben, missverstanden und vernachlässigt. Sie halten an der Opferrolle fest und fragen sich: »Warum immer ich?« Aus einer verfahrenen Situation sehen Sie keinen Ausweg. Sie meinen, mit Ihnen stimme etwas nicht, empfinden Zurückweisung und Schuld und erkennen keine Grenzen. Auf der physischen Ebene zeigen sich Probleme mit dem unteren Rücken, Milz, Därmen und Fortpflanzungsorganen.

Kleiner Zeh: Sie fühlen sich unbeachtet und vernachlässigt, kritteln an sich herum, kommen sich vor wie ein Kind, das seine wütenden Eltern nicht zufriedenstellen kann. Sie sind der Überzeugung, dass Sie es nie jemandem recht machen können. Sie fühlen sich ängstlich, bedroht, betrogen. Sie denken: »Was soll das alles bringen? Am liebsten würde ich aufgeben.« Auf der physischen Ebene treten Probleme mit After, Därmen, Dickdarm, Beinen, Immunsystem und dem unteren Rücken auf.

Was Sie tun können

- Um Negativität oder angestaute Energie in den Zehen abzubauen, schließen Sie die Augen und stellen sich ein Feuer vor, das vor Ihnen brennt. Ziehen Sie mit den Fingern Blockierungen, Stauungen und dunkles Material aus dem Zeh, auf den Sie sich gerade konzentrieren, und werfen alles in das Feuer. Den Energiefluss können Sie aktivieren, indem Sie mit der Farbe arbeiten, die mit dem jeweiligen Zeh assoziiert ist.

Halten oder massieren Sie den jeweilige Zeh, um das positive Element zu verankern und zu verstärken. Dann baden Sie den Zeh vor Ihrem inneren Auge in der ihm zugehörigen Farbe. Gestatten Sie es sich, die positive Emotion, die Sie verankern, auch wirklich zu spüren.

- Großer Zeh (Halschakra): Blau
- Zweiter Zeh (Herzchakra): Grün
- Dritter Zeh (Solarplexuschakra): Gelb
- Vierter Zeh (Sakralchakra): Orange
- Kleiner Zeh (Wurzelchakra): Rot

- Sagen Sie: »Göttliche Heilintelligenz, bitte heile und regeneriere meine Zehen und stelle sie in ihrer vollen Kraft, Gesundheit und Lebendigkeit wieder her. Vielen Dank.«

Beschäftigen Sie sich mit den folgenden ungesunden Emotionen: Jede ungesunde Emotion, die in Beziehung zu dem Zeh steht, an dem Sie arbeiten.

Beschäftigen Sie sich mit den folgenden gesunden Emotionen: Jede gesunde Emotion, die in Beziehung zu dem Zeh steht, an dem Sie arbeiten.

Beschäftigen Sie sich mit diesen Farben: Die Farben, die mit den Chakras verbunden sind oder von denen Sie meinen, dass sie gerade am passendsten sind.

Zirbeldrüse

Mögliche Faktoren, die Einfluss darauf haben

Sie sind aus dem Tritt gekommen, fühlen sich dumpf, verwirrt, unbewusst, abgeschnitten, isoliert. Sie richten sich nach anderen und deren Wünschen, statt auf Ihre Intuition zu hören. Ahnungslosigkeit, Bewusstseinsmangel, Skepsis, Selbstzweifel, Unsicherheit, Erstarrung, Egoismus.

Was Sie tun können

- Schließen Sie die Augen. Richten Sie die Aufmerksamkeit auf Ihre Zirbeldrüse. Stellen Sie sich diese Drüse wie eine kleine, runde Lampe mitten in Ihrem Gehirn vor. Malen Sie sich aus, dass sie angezündet wird und das ganze Gehirn erhellt. Wenn die Zirbeldrüse gesund ist, hilft sie Ihnen, eine spirituelle Anbindung herzustellen und innere Weisheit zu empfangen.
- Sagen Sie: »Göttliche Heilintelligenz, ich bitte dich, hilf mir, meine Zirbeldüse von allen Gefühlen der Dumpfheit, des Abgeschnittenseins, der Isolation, Ahnungslosigkeit, Skepsis und des Eigensinns zu befreien, ebenso wie von allen festen Standpunkten, Mustern und positiven wie negativen Aufladungen, die zu meinem Zustand beitragen.« Wiederholen Sie das Wort »LÖSCHEN« so oft, bis Sie eine Veränderung spüren.
- Sagen Sie: »Göttliche Heilintelligenz, bitte sorge dafür, dass ich mich zugehörig fühle, offen und beweglich bin. Schenke mir ein Gefühl von Ausgeglichenheit und Frieden sowie göttliche Eingebung. Vielen Dank.«
- Sagen Sie: »Göttliche Heilintelligenz, bitte heile und regeneriere meine Zirbeldrüse und alle angeschlossenen Drüsen und stelle sie in ihrer vollen Kraft, Gesundheit und Lebendigkeit wieder her. Vielen Dank.«

Beschäftigen Sie sich mit den folgenden ungesunden Emotionen: Minderwertigkeitskomplexe, Frustration, Überforderung
Beschäftigen Sie sich mit den folgenden gesunden Emotionen: Entspannung, Vertrauen, Frieden, Freude
Beschäftigen Sie sich mit diesen Farben: Gelb, Indigo, Lila, Weiß

Zunge

Mögliche Faktoren, die Einfluss darauf haben

Sie halten die Zunge stets im Zaum und sagen nicht, was Sie eigentlich sagen wollen, weil Sie Angst haben, verurteilt, kritisiert oder zum Opfer von Klatsch zu werden. Sie fühlen sich mit dem, was Sie denken, wissen oder spüren, unwohl. Sie versuchen sich zu betrügen, indem Sie so tun, als sei alles in Ordnung, obwohl dringend etwas verändert werden müsste. Sie fühlen sich unterdrückt, im Stich gelassen, wie geächtet. Sie haben Schwierigkeiten, für sich und Ihre Überzeugungen einzustehen und zu kämpfen.

Was Sie tun können

- Öffnen Sie den Mund und umkreisen Sie die Lippen langsam mit der Zunge – fünfmal mit und fünfmal gegen den Uhrzeigersinn. Im Anschluss konzentrieren Sie sich auf das Kribbeln in Ihrer Zunge. Damit sie zu ihrer vollen Funktionstüchtigkeit zurückfinden kann, muss sie beweglich sein.
- Machen Sie sich bewusst, was Sie gerne sagen würden und wem, es aber nicht aussprechen. Schreiben Sie es auf und lesen Sie es laut. Spüren Sie, wie sich Ihre Zunge anfühlt, während Sie die Worte laut aussprechen.
- Sagen Sie: »Göttliche Heilintelligenz, bitte hilf mir und befreie meine Zunge von allen Gefühlen der Angst, Wertung, Einsamkeit, Krittelei und Unterdrückung, ebenso wie von allen festen Standpunkten, Mustern und positiven wie negativen Aufladungen, die zu meinem Zustand beitragen.« Wiederholen Sie das Wort »LÖSCHEN« so oft, bis Sie eine Veränderung spüren.
- Um Ihre Zunge zu regenerieren und sich zu harmonisieren, strecken Sie die Zunge heraus. Umfassen Sie sie mit einem Waschlappen oder einem Stofftaschentuch. Ziehen Sie sie vorsichtig in einer kreisenden Bewegung nach

rechts, unten, links und oben. Machen Sie diese Übung fünfundvierzig bis sechzig Sekunden.

- Sagen Sie: »Göttliche Heilintelligenz, bitte hilf mir, meine Stimme zu finden. Unterstütze mich darin, das zu sagen, woran ich glaube, und führe mir Menschen zu, die mich und meine Überzeugungen respektieren. Vielen Dank.«
- Machen Sie sich im Tagesverlauf bewusst, wie und wo Ihre Zunge im Mund liegt, und achten Sie darauf, dass sie entspannt ist. Wie fühlt sich das an? Können Sie wütend oder ärgerlich sein, wenn die Zunge vollkommen entspannt ist?
- Sagen Sie: »Göttliche Heilintelligenz, bitte heile und regeneriere meine Zunge und stelle sie in ihrer vollen Kraft, Gesundheit und Lebendigkeit wieder her. Vielen Dank.«

Beschäftigen Sie sich mit den folgenden ungesunden Emotionen: Stress, Kritisieren, Verurteilung
Beschäftigen Sie sich mit den folgenden gesunden Emotionen: Beweglichkeit und Bewegung, Versöhnlichkeit, Frieden
Beschäftigen Sie sich mit diesen Farben: Orange, Rot, Weiß

II. DIE VERBORGENE SPRACHE KÖRPERLICHER BESCHWERDEN

Körperliche Beschwerden und ihre möglichen Ursachen

In diesem Kapitel werden Sie etwas über die emotionalen, mentalen oder energetischen Blockierungen erfahren, die zu einem körperlichen Problem oder einer Krankheit beitragen. Krankheit und sonstige Beschwerden werden von negativen Gedanken, Gefühlen oder Energien ausgelöst oder verstärkt, Heilung wird verhindert und der Körper insgesamt immer mehr geschwächt. Sobald Sie Blockierungen und Einschränkungen, die Sie belasten, durchschauen, sind Sie jedoch in der Lage, sie abzubauen.

In der folgenden alphabetischen Liste körperlicher Beschwerden führe ich Emotionen auf, die nach meiner Erfahrung mit den jeweiligen Beschwerden in Zusammenhang stehen. Bedenken Sie jedoch, dass die Informationen in diesem Abschnitt lediglich als Richtlinie dienen sollen. Zwar habe ich Beispiele für solche Emotionen aufgeführt, doch nicht jedes angestaute Gefühl oder jeder destruktive Gedanke aus der Liste muss etwas mit Ihnen zu tun haben. Stimmen Sie sich beim Lesen auf Ihren Körper ein und versuchen Sie zu spüren, welche Beschreibungen zu Ihnen in Beziehung stehen und damit für Sie in Ihrer persönlichen Situation die größte Bedeutung haben.

Oft reicht es, die Gedanken, Emotionen und Überzeugungen als Beitrag zum Problem zu erkennen, um den Heilungsprozess zu initiieren, denn sobald Sie sich die Ursache des Zustands bewusst gemacht haben, haben Sie die Wahl und damit die Gelegenheit, über Ihr Leben nachzudenken, sich die Bereiche bewusst zu machen, in denen etwas nicht klappt, und Ihr Verhalten zu ändern. Heilung betrifft jeden Aspekt des Seins, die körperliche Gesundheit und Fitness ebenso wie das emotionale Wohlergehen, mentale Überzeugungen, das energetische Wohl und die spirituelle Kraft. Hauptsache, Sie erkennen, dass Ihr Körper nicht Ihr Feind ist. Er ist ein Botschafter, der dabei hilft, sich selbst in Ihrer Gesamtheit besser wahrzunehmen.

Dieses Kapitel gewährt einen Einblick in die Bereiche, die Sie vielleicht bearbeiten müssen, um eine Heilung herbeizuführen. Heilung bedeutet immer Transformation. Um Heilung zu erlangen, müssen Sie unwirksame Gedanken, Gefühle und Aktivitäten aufgeben und in wirksame umwandeln. Sie müssen die Beschwerden, unter denen Sie leiden, als metaphorischen Ausdruck der Herausforderung begreifen, mit der Sie es im Leben gegenwärtig zu tun haben.

Meine Patientin Zelda kam mit Herzbeschwerden zu mir, weil sie herausfinden wollte, was die Ursache für ihre Schmerzen war. Als wir uns mit ihrem Lebenslauf und ihrer Lebensweise auseinandersetzten, wurden nach und nach Muster deutlich: Zelda hielt an verdrängtem Schmerz aus der Vergangenheit fest, war unablässig von ihrer Arbeit gestresst und machte sich laufend Sorgen über ihre Mitmenschen. Sie lebte allein, fühlte sich isoliert und einsam. Außerdem war sie extrem selbstkritisch, selbst bei kleinen Fehlern.

Sobald Zelda sich wirklich bewusst gemacht hatte, was sie sich antat und wie sie damit ihre Herzkrankheit verursachte, fing sie an, den Menschen, die sie in der Vergangenheit verletzt hatten, zu vergeben und auch ihren verdrängten Schmerz loszulassen. Sie erkannte, dass ihre Arbeit sie unglücklich machte, und kündigte. Außerdem investierte sie nun mehr Zeit, um mit anderen Menschen zusammen zu sein, sorgte besser für ihre Entspannung und betätigte sich kreativ, um ihr Herz zu öffnen. Statt mit sich so streng zu sein wie bisher und sich zu beschimpfen, entwickelte sie ihren Humor und lachte nun mehr über sich. Es ist unglaublich, aber ihre Herzkrankheit, von der die Ärzte behauptet hatten, dass sie unheilbar sei, verschwand.

Bei Ruth war es genauso. Es war ihr nicht möglich, mich persönlich aufzusuchen, weil sie in einer anderen Stadt lebte, und so organisierten wir ihre Sitzungen als Fernheilung. Ich erfuhr, dass ein Tumor in ihrer Hirnanhangsdrüse wuchs, der eine hohe Prolaktinausschüttung in den Blutkreislauf bewirkte. Ruth litt unter schweren Kopfschmerzen und Sehstörungen. Obgleich die Ärzte ihr zur Einnahme starker Medikamente geraten hatten, entschloss sie sich, es erst einmal auf dem natürlichen Weg zu probieren.

Ich konnte die Ursache für das Tumorwachstum erkennen und ich teilte ihr mit, was ich sah. Es überraschte sie, wie genau ich ihr Leben erfasst hatte. Ich schlug ihr vor, auf einige der Übungen in diesem Buch zurückzugreifen, und nach etwa sechs Monaten erhielt ich einen Brief, in dem sie mir schrieb, wie begeistert sie von den Resultaten war. Sie erklärte mir, dass sich ihr Kopf unmittelbar nach unserer Fernheilung freier angefühlt und sie seither keine Migräneanfälle mehr gehabt habe.

Als sie für ihren jährlichen Gesundheits-Check zum Arzt ging, war der erstaunt, dass der Prolaktinspiegel in ihrem Blut fast auf das Normalmaß zurückgegangen war – eine Tatsache, für die er keine Erklärung fand. Ruth sah in dieser Entwicklung den Beweis für ihre erstaunlichen Selbstheilungskräfte.

Ich war in zahlreichen Ländern, um dort Vorträge über meine Arbeit zu halten, und bekomme von überall aus der ganzen Welt E-Mails. Ein Herr aus Pakistan, der einen meiner Vorträge in London besucht hatte, berichtete, dass er sich der Übungen aus diesem Buch bedient hatte, um bei sich und vielen seiner Freunde Beschwerden mit der Bauchspeicheldrüse und der Leber zu kurieren. Ich habe mit diesen Freunden nicht selbst gesprochen, und es liegt mir auch kein ärztlicher Bericht vor, der ihre Behauptungen bestätigen würde, doch ich habe bereits so viele unglaubliche Geschichten gehört und die überraschten Reaktionen so vieler Ärzte auf solche Ergebnisse miterlebt, dass ich davon ausgehe, dass auch diese Geschichte wahr ist. Mein größter Wunsch ist es, dass die Informationen und Heilmethoden in diesem Buch Ihnen helfen mögen, gesund zu werden, und dass Sie Ihre Erfahrungen mit meiner Arbeit, die eigentlich *unsere* Arbeit ist, an alle weitergeben, die Sie kennen.

Der Körper ist ein Lehrer. Er gibt Ihnen die Gelegenheit, zu lernen und zu wachsen. Sobald Sie das Gelernte verinnerlicht haben, heilt der Körper, denn es wäre sinnlos für ihn, die Krankheit länger festzuhalten.

Abszesse

Verärgerung, Frustration, Stillstand. Unablässige Wiederholung alter Schmerzen und alten Kritisierens. Negative Sichtweise auf das Leben. Zornige Emotionen, die schwären und Entzündung verursachen. Sie verdrängen etwas, womit Sie sich nicht befassen wollen, auch wenn es immer wieder zum Vorschein kommt.

Siehe auch **Analabszess**

Addison-Krankheit (Nebennierenrindeninsuffizienz)

Sie machen sich Sorgen über alles und jeden, nehmen sich alles zu Herzen und sind sehr ängstlich. Sie haben zu viel Stress und gönnen sich keine Pause oder Auszeiten. Immerfort sind Sie damit beschäftigt, irgendetwas in Bewegung zu setzen. Sie schwimmen gegen den Strom des Lebens an. Das, was passiert, erfüllt Ihre Erwartungen nicht, was Sie frustriert. Sie weigern sich, Spaß, Freude und Heiterkeit zu genießen.

Aids

Sie fühlen sich schuldig, schmutzig, enttäuscht, als ob Ihnen jemand Unrecht getan hätte. Sexuelle Scham. Sie empfinden Ungleichheit, Ungerechtigkeit und Minderwertigkeit, fühlen sich in die Ecke gedrängt und nicht gut, wichtig oder wertvoll genug. Sie lehnen das eigene Ich ab, erleiden inneren Aufruhr, Kampf und Schwäche.

Akne

Sie fühlen sich in Ihrer eigenen Haut nicht wohl, sind unsicher und meinen, Sie würden nicht angenommen, sondern zurückgewiesen, seien nicht gut genug oder der Liebe unwürdig. Quälender Selbsthass. Sie versuchen, sich für Fehler in der

Vergangenheit zu verletzen und zu bestrafen. Kontrollsucht, unrealistischer Perfektionismus. Überempfindlich.
Siehe auch **Pickel**

Allergien

Durch andere fühlen Sie sich leicht gereizt und belästigt. Sie geben Ihre Entscheidungs- und Gestaltungsmacht ab. Wenn Sie negativ auf etwas reagieren, machen Sie die anderen oder die äußeren Umstände dafür verantwortlich. Sie sind besessen von den Menschen, von denen Sie einmal verletzt wurden. Sie haben Schwierigkeiten, zu vergeben und den Sinn solcher Verletzungen zu erkennen. Sie lassen es zu, dass andere Sie kontrollieren und manipulieren, und bestrafen sie dann, indem Sie Liebe und Zuwendung zurückhalten. Sie wissen nicht, wie Sie sich anderen Menschen gegenüber abgrenzen können.
Siehe auch **Glutenunverträglichkeit, Heuschnupfen, Nahrungsmittelallergie/-empfindlichkeit, Zöliakie**

Alpträume

Unterdrückte Angst, Stress und Beklemmung, die sich in Ihren Träumen manifestieren. Ängste kommen an die Oberfläche, damit Sie sie untersuchen und auflösen können. Alte Probleme, die wieder zum Vorschein kommen, weil Sie nicht wissen, wie Sie sie auflösen sollen.
Siehe auch **Träume**

Altern, Angst vor dem

Sie haben Angst, den eigenen Wert zu verlieren, vor Krankheit und körperlicher Schwäche. Angst vor Veränderung und Transformation. Sie wollen, dass alles bleibt, wie es ist, statt sich zu entwickeln und neue Aspekte im Leben anzunehmen.

Alzheimer-Krankheit

Kraftverlust, Unfähigkeit, das Leben zu meistern, zu viele unterdrückte Emotionen. Die Herausforderungen des Lebens überfordern Sie, Sie wünschten, in eine andere Zeit zu entkommen. Sie möchten sich weder erinnern noch in der Gegenwart anwesend sein. Sie fühlen sich verloren und verwirrt. Ängste davor, das Leben so zu leben, wie es ist. Angst vor dem Sterben und Loslassen.

Amnesie (Erinnerungsverlust)

Das Leben macht Sie unglücklich, unerfüllt und unzufrieden. Sie schieben schmerzhafte Erinnerungen beiseite, wollen mit der Vergangenheit nichts zu tun haben. Zu viele unerledigte Angelegenheiten und unterdrückte Emotionen belasten Sie.

Siehe auch **Gedächtnisschwund**

Analabszess

Widerstand, Jähzorn, Schuldgefühle. Sie fühlen sich durch etwas beschämt oder zum Opfer gemacht und versuchen, es zu verbergen. Sie fühlen sich schlecht und schmutzig und versuchen, sich und andere zu bestrafen. Rachsucht. Sie sind frustriert und überfordert von den Gefühlen, die Sie nicht spüren wollen.

Siehe auch **Abszesse**

Analblutung

Sie mühen sich zu sehr mit etwas ab. Sie möchten die Ereignisse erzwingen, statt sie nur zuzulassen. Sie weigern sich, Verdrängtes aufzuarbeiten. Sie beharren auf Ihren festen Vorstellungen. Angst vor Verlust und Veränderung. Wut, Frustration, Unzufriedenheit mit dem, was in Ihrem Leben bisher geschehen ist. Sie haben Schwierigkeiten, Grenzen anzuerkennen, und versuchen, das Unkontrollierbare zu kontrollieren.

Angina Pectoris

Stress, Frustration, Angst vor der Zukunft. Es fällt Ihnen schwer, Emotionen zu zeigen, insbesondere Liebe. Sie fühlen sich vom Leben abgeschnitten, sind wütend und voreingenommen und meinen, das Leben sei ungerecht.

Ängste

Sie denken viel über die Vergangenheit und die Zukunft nach, ohne dem Fluss des Lebens zu vertrauen. Sie fühlen sich unsicher, ohne Unterstützung, hilflos und unfähig, die persönliche Situation zu ändern. Sie sind zu stark auf Negativität und Begrenzung ausgerichtet und gestatten es sich, sich in Ihrer Angst zu suhlen.

Siehe auch **Panikanfälle, Phobien, Tod, Angst vor dem**

Arterienerweiterung (Aneurysma)

Sie fühlen sich überfordert. Das Leben erscheint Ihnen zu schwierig, und Sie glauben, dass nichts funktioniert. Es fällt Ihnen schwer, um Unterstützung zu bitten. Sie meinen, eine bestimmte Situation sei bereits zu weit fortgeschritten, und es gäbe keinen Weg zurück. Sie möchten aus einer Situation heraus, egal, um welchen Preis. Sie arbeiten sich auf, haben sich mit zu vielen Problemen und zu viel Verantwortung belastet. Dickköpfigkeit.

Arteriosklerose *siehe* **Gefäßverkalkung**

Arthritis *siehe* **Gelenkentzündung**

Asperger-Syndrom

Sie haben Schwierigkeiten, sich einzufügen. Es kommt Ihnen vor, als ob Sie keiner versteht oder zu Ihnen in Beziehung treten will. Sie haben das Gefühl von Isolation, Einsamkeit und Abspaltung. Angst davor, nicht akzeptiert oder gemocht zu werden. Sie fühlen sich unwohl in der Gesellschaft anderer Menschen. Sie wissen nicht, wie Sie anderen Ihre Gefühle mitteilen sollen. Nach außen wirken Sie aggressiv und forsch, wünschen sich jedoch lediglich Aufmerksamkeit, Liebe und Verständnis.

Siehe auch **Autismus**

Asthma

Sie sind zu sehr darauf fixiert, es anderen recht zu machen, wollen perfekt sein. Sie können nur schwer nein sagen, für sich selbst eintreten und Ihre Gefühle ausdrücken. Sie reizen Ihre inneren Grenzen aus, bis Sie erschöpft und außer Atem sind. Sie fühlen sich schwach, ängstlich und machtlos. Sie überlassen anderen die Kontrolle über Ihr Leben. Sie empfinden sich als verletzt, festgefahren und wie eingesperrt.

Astigmatismus (Hornhautverkrümmung)

Ein verzerrter Blick auf das Leben. Sie wollen die Wirklichkeit nicht wahrhaben. Sie sind unfähig, sich selbst oder Ihre Lebenserfahrung zu akzeptieren, und halten an Gefühlen der Zurückweisung fest.

Aufgedunsenheit

Sie klammern sich an alten Ärger und versuchen, einen Schuldigen zu finden, Sie fühlen sich als Opfer, hoffnungslos und hilflos. Sie machen sich zu viele Sorgen und halten sich an Ängsten fest. Unablässige Selbstzweifel. Selbstsabotage. Sie übernehmen von anderen die Überzeugung, dass Sie nicht gut genug seien.

Aufmerksamkeitsdefizit-Hyperaktivitätsstörung (ADHS)

Sie haben Schwierigkeiten, sich zu konzentrieren oder aufzupassen. Langeweile, Frustration, Aggression. Sie wissen nicht, wie Sie Gefühle mitteilen können. Sie fühlen sich gefangen und dazu gezwungen, etwas zu tun, was Sie nicht tun wollen und was Sie nicht interessiert.

Aufstoßen

Sie empfinden einen Mangel an Freiheit, als habe Ihnen jemand die Entscheidungsgewalt genommen. Sie kommen mit einer Beziehung nicht klar, die sich schwer und erstarrt anfühlt. Sie versuchen, etwas zu verdrängen. Setzen dem, was Sie in Ihr Leben lassen, enge Grenzen. Sie haben Schwierigkeiten, großartige Dinge in Ihrem Leben zuzulassen. Sie fühlen sich überfordert, als ob Sie zu vieles gleichzeitig erledigen müssten.

Ausschlag

Übersensibel, unsicher, ängstlich. Selbstauferlegte Beschränkungen ärgern oder behindern Sie. Sie fühlen sich von jemandem oder von etwas bedroht. Unterdrückte Gefühle und angestaute Wut lassen sich nicht mehr länger zurückhalten und explodieren unter der Haut.

Siehe auch **Hautausschlag, Nesselausschlag**

Auswärtsschielen (Exotropie)

Gelangweilt, an nichts interessiert, was in Ihrem Umfeld geschieht, entrückt und überfordert. Sie müssen sich auf Ihr Inneres einstimmen, um Ihre einzigartigen Fähigkeiten zu entdecken. Sie stellen sich allen Anforderungen entgegen, sind übermüdet, frustriert, getrieben, überlastet.

Autismus

Sie fühlen sich, als seien Sie in einer engen Welt eingekerkert, sind frustriert, weil Sie von anderen abhängig sind. Sie haben das Gefühl, keine Energie zu haben und von oben herab beurteilt zu werden. Sie möchten sich aus diesem Gefängnis erheben und Ihre Kreativität und Ihr Genie unter Beweis

stellen. Sie fürchten sich aber davor, ausgelacht, ausgestoßen oder gedemütigt zu werden. Sie wissen nicht, wie Sie den Kontakt zu Ihrer Intuition und inneren Führung herstellen sollen.
Siehe auch **Asperger-Syndrom**

Bakterieninfektion

Sie sind schwach, hilfsbedürftig und leicht durch andere aus dem Tritt zu bringen. Sie sehnen sich nach Aufmerksamkeit um jeden Preis. Sie sind zornig, frustriert, ärgerlich. Probleme und negative Gefühle stauen Sie im Inneren auf, statt sie mitzuteilen, loszulassen und Veränderungen herbeizuführen.
Siehe auch **Infektionen**

Ballenzeh

Sie haben die falsche Richtung auf dem Lebensweg eingeschlagen und treffen Entscheidungen, die Sie im persönlichen Wachstum und in Ihrer Entwicklung hemmen. Sie haben Angst vor Veränderung und glauben nicht daran, dass Sie dazu fähig sind, Erfolge herbeizuführen.

Bandscheibenvorfall

Sie setzen sich zu sehr unter Druck und wissen nicht, wann Schluss sein muss. Sie wehren sich gegen Veränderung. Sie brauchen das Gefühl, gebraucht zu werden, vernachlässigen sich dabei aber selbst. Sie haben Mühe, um Hilfe zu bitten. Engstirniges Denken. Sie meinen, es sei nicht genug für alle da.
Siehe auch **Bandscheibenvorwölbung**

Bandscheibenvorwölbung

Sie haben Probleme mit der Entscheidungsfindung. Sie meinen, emotional nicht unterstützt zu werden. Fehlendes Vertrauen. Emotionale Blockierungen bremsen Sie. Sie vernach-

lässigen Ihre Bedürfnisse. Zu großer Druck bewirkt Versteifung und Unbeweglichkeit des Körpers.
Siehe auch **Bandscheibenvorfall**

Bandwürmer

Sie verhalten sich wie ein Schmarotzer oder lassen sich von anderen ausnutzen. Es fühlt sich an, als würde Ihnen jemand die Energie absaugen und Sie unter Kontrolle haben. Sie denken: »Wie kommt es nur, dass ich mich immer in den Problemen anderer Leute verstricke?« Es ist dringend notwendig, dass Sie sich Ihre Energie zurückholen und dem Leben eine neue Richtung geben.
Siehe auch **Parasiten, Würmer**

Bauchkrämpfe

Angst, Wut, Schmerz. Sie lassen sich von anderen in den Bauch zu boxen und machen sich selbst für das Tun anderer verantwortlich. Sie stecken in einengendem Denken fest und sehen keinen Ausweg aus einer festgefahrenen Situation.
Siehe auch **Krämpfe**

Bell-Lähmung (Gesichtslähmung)

Sie wehren sich gegen eine schwierige Situation oder Person. Sie leiden unter zu viel Stress, stecken in Ihrer Entwicklung fest. Sie betäuben Ihre Gefühle und weigern sich, auf andere zu hören oder eine Situation aus einer anderen Perspektive zu betrachten. Sie fühlen sich schwach, wie besiegt und blockiert. Sie sorgen sich ständig darum, wie andere Sie wahrnehmen, und verstecken sich hinter einer Maske.

Benommenheit

Sie wollen nichts fühlen, unterdrücken Ihre Gefühle und können sie nicht richtig wahrnehmen. Sie lehnen sich selbst ab. Sie halten Ihre Liebe zurück.

Bettnässen

Angst vor Autoritäten. Kontrollverlust. Unsicherheit. Angst vor Bestrafung.

Bindehautentzündung (Konjunktivitis)

Sie fühlen sich durch das, was Ihnen widerfährt, gereizt. Sie versuchen, dem, was in Ihrem Leben geschieht, Widerstand entgegenzubringen oder ihm den Weg zu versperren. Angst vor der Zukunft. Sie fühlen sich unzulänglich und befürchten, dass Ihre Mitmenschen Sie als Versager sehen könnten. Sie sind aufgewühlt und frustriert.

Bipolare Störung

Sie leiden unter einer extremen psychischen Schieflage, großem Stress, einem Trauma. Möglicherweise haben Sie bereits in der Kindheit einen schweren Schock erlitten, wie etwa den Tod eines Familienmitglieds, Scheidung, einen Unfall oder eine unheilbare Krankheit eines Familienmitglieds oder Freundes. Sie fühlen sich fehl am Platz und wünschen sich an einen anderen Ort. Sie stehen unter fremder Kontrolle, werden dominiert und wollen sich daraus befreien. Sie befürchten, dass Sie keine Kontrolle über Ihre dunkle oder schlechte Seite haben. Hohes Maß an innerer Aggression und Frustration, womit Sie nicht umzugehen wissen.

Blähungen

Sie halten etwas zurück. Sie fühlen sich unwohl in Ihrer Situation. Sie sind unfähig, Ihre Gefühle klar zum Ausdruck zu bringen. Sie wehren sich gegen Veränderungen.

Blasen

Sie überfordern sich, hören nicht auf Ihren Körper und achten ihn nicht. Sorgen und Stress von außen halten Sie gefangen.

Blinddarmentzündung (Appendizitis)
Machtverlust. Sie meinen, Sie könnten das, was Sie wollen, nicht bekommen. Sie verweigern es, am Leben teilzunehmen, und fühlen sich mutlos, ängstlich, wütend und einfallslos.
Siehe auch **Entzündungen**

Blindheit
Sie wollen nicht wahrhaben, was sich um Sie herum ereignet. Die Herausforderungen des Lebens und fremde Menschen schüchtern Sie ein. Sie wehren sich gegen das, was Ihnen nicht gefällt. Sie stellen sich blind gegenüber allem, was Sie nicht sehen wollen. Sie haben das Bedürfnis, nach innen zu blicken, um dort eine andere als die eigentliche Wirklichkeit zu finden, die zu schmerzhaft für Sie ist.

Blutarmut (Anämie)
Sie sind erschöpft. Verlust von Freude, Spaß, Kreativität und Interesse am Leben. Sie halten an zu vielen Sorgen und Befürchtungen fest. Sie fühlen sich, als seien Sie nicht gut genug, ohne Wert. Sie nehmen sich und Ihre Wünsche nicht wichtig. Sie begegnen dem Leben mit Widerstand, fühlen sich eingeschränkt und verloren.

Blutdruck, hoher (Hypertonie)
Sie kochen innerlich, sind tief verletzt, suchen nach Rache, halten an Hass, Zorn und Wut fest. Sie fühlen sich zu sehr unter Druck gesetzt und zu hohen Anforderungen ausgesetzt. Sie wollen geliebt werden, es allen recht machen, um Aufmerksamkeit und Lob zu verdienen, und zwingen sich deshalb, über Ihre inneren Grenzen hinauszugehen.

Blutdruck, niedriger (Hypotonie)
Sie fühlen sich schwach, einfallslos, müde. Sie haben von allem die Nase voll und würden am liebsten aufgeben. Sie ge-

statten es anderen, die Kontrolle über Sie zu gewinnen und Entscheidungen für Sie zu treffen. Dabei vernachlässigen Sie sich selbst und verharren in der Opferrolle.

Bluterkrankheit (Hämophilie)

Sie haben von Ihrer Familie die Einstellung übernommen, dass das Leben aus Schmerz und Kampf bestehe. Zerbrechlichkeit, Furcht, Vorsicht, Müdigkeit, Verbitterung. Zurückweisung Ihrer männlichen Persönlichkeitsanteile.

Blutgerinnsel

Sie blockieren Kreativität und Energiefluss, verweigern sich dem Leben. Sie sind auf Begrenzungen fixiert. Das Vertrauen in das eigene Ich fehlt. Innerer Aufruhr, tiefe Enttäuschung, Reue.

Blutungen

Selbstsabotage. Sie halten an der Überzeugung fest, dass Sie Bestrafung und Schmerz verdienen. Sie sind überwiegend auf Negativität ausgerichtet und darauf, warum die Dinge nicht so laufen. Sie meinen, dass man sich anstrengen und leiden muss, um etwas zu erreichen.

Borkenflechte (Dermatophytose)

Sie haben Schwierigkeiten, Grenzen zu ziehen und aufrechtzuerhalten. Sie suchen das Glück vor allem im Äußeren, fragen zu viele um Rat, statt in sich selbst zu suchen. Selbstsabotage. Sie sind frustriert, weil die Entscheidungen, die Sie treffen, immer die falschen sind. Sie fühlen sich eingeschränkt, wünschen sich, freier und spontaner zu sein, fühlen sich jedoch gebunden, von Ihren Aufgaben übermannt und von anderen untergraben. Sie überlassen Ihre ganze Energie jemandem, der sich ungeniert bei Ihnen bedient.

Siehe auch **Tinea**

Borreliose

Überempfindlichkeit. Sie gestatten es anderen, Einfluss auf Ihre Entscheidungen zu nehmen. Sie fühlen sich geschwächt und bedroht, leiden unter Energiemangel. Sie sind auf die Vorstellung fixiert, nicht gut genug zu sein, und machen sich selbst fertig, statt aus Ihren Fehlern zu lernen. Sie sind umgeben von kritischen Menschen, die Sie unablässig aburteilen, was zu geringem Selbstwertgefühl führt.

Bronchialkatarrh

Sie bremsen sich selbst, fühlen sich blockiert. Sie haben Mühe mit der Kommunikation und damit, um das zu bitten, was Sie wollen. Sie lassen sich von anderen sagen, wo es langgeht. Sie tun, was andere sagen, sind dann aber wütend und hegen Groll gegen sie.

Bronchitis

Sie fühlen sich zu sehr unter Druck gesetzt. Konflikte und Wut in der Familie führen zu Ärgernissen mit anderen Menschen, die Ihnen nahe stehen. Sie machen andere für das verantwortlich, was Sie nicht richten können oder nicht unter Kontrolle haben. Sie leiden unter einem Mangel an Anerkennung und Liebe, stoßen die Menschen andererseits aber von sich fort.

Siehe auch **Entzündungen**

Bruch (Hernie)

Sie haben missbräuchliche Beziehungen erlebt, werden kontrolliert, ausgenutzt, manipuliert und ausgebeutet. Sie fühlen sich wie im Laufrad und haben keine Hoffnung, ihm entkommen zu können. Negative Einstellung, Schuldgefühle, Wut. Das Leben ist Ihnen eine Last. Häufige Selbstsabotage. Sie blockieren Ihren kreativen Selbstausdruck.

Brustdrüsenentzündung

Sie fühlen sich wie erstarrt, hilflos, verlassen, ohne Unterstützung. Sie leisten jeglicher Veränderung Widerstand. Sie haben Ihre persönliche Freiheit verloren und fühlen sich durch Verantwortungen und Erwartungen gebunden. Sie verdrängen Ihre Gefühle, vernachlässigen sich und begeben sich in die Opferrolle. Oberflächlich gesehen, sind Sie anderen gefällig, kochen dabei jedoch innerlich vor Wut. Sie fühlen sich zurückgelassen und vom Leben unfair behandelt.

Siehe auch **Entzündungen**

Brustkrebs

Sie sind unfähig, sich um sich selbst zu kümmern, weil Sie die Probleme aller anderen zu den Ihren machen. Schuldgefühle. Sie meinen, Ihnen sei großes Unrecht geschehen, und fühlen sich als Opfer. Zu viele Sorgen und Befürchtungen führen zu mangelndem Selbstvertrauen und fehlender Selbstliebe.

Siehe auch **Krebs**

Burnout

Sie haben zu viele Verpflichtungen auf sich genommen, treiben sich zu sehr an und erkennen nicht, wann Schluss sein muss. Perfektionismus. Sie verschließen sich bestimmten Standpunkten. Sie wollen die Dinge erzwingen, statt sie einfach zuzulassen. Sie können nicht nein sagen und stellen die Bedürfnisse anderer Ihren eigenen voran. Sie weigern sich, auf Ihren Körper zu hören und Ihren Wert zu erkennen. Sie haben die Einstellung, dass nichts jemals gut genug ist.

Cellulitis (Orangenhaut)

Sie sind aus dem Gleichgewicht geraten, hin und her gerissen. Sie sind davon überzeugt, dass das Leben schwer und belastend ist und zahllose Hindernisse bereithält. Sie meinen, je älter Sie werden, desto mehr Herausforderungen müssen Sie bestehen. Sie leisten dem Leben Widerstand und stellen schwierige Angelegenheiten zurück, statt sich gleich mit ihnen zu befassen.

Chlamydieninfektion

Sie sind beschämt, verärgert, wütend und fühlen sich benutzt. Sie lassen es zu, dass andere Sie ausnutzen wie Parasiten. Dabei fühlen Sie sich zurückgewiesen, einsam und unterbewertet und fragen sich ständig, was wohl mit Ihnen nicht stimmt. Sie fühlen sich mit Ihrem Körper und Ihrer Sexualität unwohl.

Siehe auch **Infektionen**

Cholesterinspiegel, auffälliger

Sie fühlen sich verletzlich und schutzbedürftig, stets bedroht und kampfbereit. Sie sind ständig auf der Hut und in der Erwartung, dass etwas Schlimmes passiert. Sie haben Geheimnisse und halten an Schmerzen und Einschränkungen aus der Vergangenheit fest, um auf den nächsten Schlag vorbereitet zu sein. Mangel an Freude, Spaß und Heiterkeit. Sie haben zu viel nervöse Energie angestaut und lassen sich zu leicht aus der Ruhe bringen.

Chronische Erkrankungen

Sie stecken in einer bestimmten Situation fest, verweigern jedoch Veränderungen. Sie sind schicksalsergeben und zufrieden mit Ihrem schlechten Gesundheitszustand, verharren in Selbstmitleid und in der Opferrolle. Dadurch bekommen Sie Aufmerksamkeit und Unterstützung von Personen, die Sie meinen zu verlieren, wenn es Ihnen besser ginge. Sie haben sich dazu entschieden, aufzugeben bzw. nicht aktiv am Leben teilzuhaben, weil es Ihnen zu beängstigend und fordernd erscheint.

Chronisches Erschöpfungssyndrom

Widerstand gegen das Leben. Sie können nicht nein sagen und sind dann frustriert, weil Sie ständig Dinge tun müssen, die Sie eigentlich nicht tun wollen. Sie wünschen sich an einen anderen Ort. Sie sind der Überzeugung, dass das Leben schwer und hart ist und dass man sich quälen muss, um es zu etwas zu bringen. Sie überschreiten Ihre eigenen Grenzen und haben das Gefühl festzustecken. Sie ignorieren Ihren Körper, Ihre Intuition und Kreativität. Sie meinen, dass immer nur die anderen im Recht seien und die richtigen Antworten wüssten. Daher überlassen Sie anderen die Regie über Ihr Leben.

Cluster-Kopfschmerzen

Frustriert, überkritisch, wütend. Sie sind dauernd auf der Hut, weil Sie meinen, jemand fiele Ihnen in den Rücken. Sie sind von sich und anderen enttäuscht, denken zu viel über alles nach, wollen für sich selbst einstehen, wissen jedoch nicht, wie. Sie fühlen sich von allen Seiten angegriffen und kritisiert. Sie möchten zu viel gleichzeitig tun und wissen nicht, wann Sie aufhören müssen. Mangelnder Glaube an sich selbst.

Siehe auch **Kopfschmerzen, Migräne**

Cushing-Syndrom

Permanente Selbstsabotage. Probleme und Schwierigkeiten, deren Lösung Sie nicht erkennen, überfordern und erdrücken Sie. Sie empfinden sich als dünnhäutig, so als ob Sie auch schon der kleinste Rückschlag aus der Spur wirft. Sie sind davon überzeugt, dass alles schwer ist und Ihnen niemand helfen kann.

Darmgeschwüre

Sie klammern sich an Wut, Angst, Hass, Zorn, Enttäuschung, Trauer, Bitterkeit, Leid. Übertriebene Besorgnis. Sie vertrauen dem Lebensfluss nicht. Sie sind ständig auf der Hut und kontrollierend. Perfektionismus. Sie fühlen sich hilflos, machtlos und wertlos. Übermächtige Verantwortung erdrückt Sie. Sie hassen es, Dinge für andere tun zu müssen, vor allem wenn es nicht zu schätzen gewusst wird. Selbstsabotage, Selbstbestrafung, Rachsucht.

Siehe auch **Geschwüre, Magengeschwüre, Mundgeschwüre**

Demenz *siehe* **Alzheimer-Krankheit**

Depression

Zu hoher Überlebensdruck. Sie fühlen sich überfordert, hoffnungslos, enttäuscht und desillusioniert. Sie sehnen sich nach einem Retter. Unterdrückte Wut und Groll. Sie fühlen sich als Opfer und handeln auch so, machen andere für das verantwortlich, was in Ihrem Leben schiefläuft. Sie sind unmotiviert und uninspiriert, können sich nicht aufraffen, irgendetwas zu tun. Sie stecken in einer alten Geschichte fest, die immer düsterer wird.

Depression, postnatale

Gefühle von Abgeschnittenheit, Verlassenheit, Leere. Sie haben Schwierigkeiten, die zusätzliche Verantwortung zu bewältigen. Sie fühlen sich überfordert, isoliert, einsam, traurig und nicht gut genug. Es mangelt Ihnen an Vertrauen und am Glauben an die eigenen Fähigkeiten. Sie lassen sich schnell zu destruktiven Gedanken verleiten.

Diabetes, Typ 1 (Zuckerkrankheit)

Sie brauchen viel Freundlichkeit, Aufmerksamkeit, Liebe und Fürsorge. Sie fühlen sich Ihrer selbst unsicher, sind bedürftig und von anderen abhängig. Sie sind sehr ichbezogen und auf Ihre Unzulänglichkeiten konzentriert, möchten von anderen aber gerne als unverzichtbar eingeschätzt werden. Sie hören zu sehr auf Negatives.

Diabetes, Typ 2 (Zuckerkrankheit)

Sie haben Angst, sich ganz und gar auf das Leben einzulassen. Sie haben das große Bedürfnis, alles zu kontrollieren und alles zu wissen. Tiefes Verlangen nach Aufmerksamkeit und Anerkennung. Ihr unablässiger Hunger nach Liebe ist gepaart mit der Überzeugung, dass Sie diese Liebe gar nicht wert sind und sie nicht verdient haben. Tiefsitzende Schuldgefühle. Sie sind davon überzeugt, dass man hart kämpfen muss, um zu überleben. Sie verlieren sich leicht in Beziehungen. Sie stecken in der eigenen Welt aus Beschränkungen und Mangel fest. Um Schwäche, Einschränkungen und den Glauben, Sie bekämen nie genug, zu überspielen, beanspruchen Sie viel Freundlichkeit und Freude für sich.

Dickdarmentzündung (Kolitis)

Die Ereignisse des Lebens können Sie nur schwer verarbeiten. Sie haben üble Vorahnungen. Sie unterdrücken schmerzhafte Emotionen, statt sich mit ihnen auseinanderzusetzen. Sie fühlen sich wie besiegt und wertlos und brauchen Hilfe. Sie möchten verzweifeln und aufgeben, weil Ihnen alles zu viel ist, um damit fertig zu werden. Sie können nur schwer den Standpunkt anderer wahrnehmen. Sie haben ein großes Bedürfnis, im Recht zu sein oder anerkannt zu werden.
Siehe auch **Entzündungen**

Divertikelentzündung

Sie verschließen Ihre Gefühle im Inneren, unterdrücken sie, haben Geheimnisse. Sie fühlen sich wie gefesselt und eingeengt. Sie haben Schwierigkeiten damit, loszulassen und Angst

und Stress abzubauen. Sie meinen, keine Wahl zu haben, Ihr Los im Leben so annehmen zu müssen, wie es ist. Ständige Selbstsabotage. Sie geraten oft an den Punkt, an dem Sie am liebsten aufgeben wollen, und denken: »Es hat ja doch alles keinen Sinn, wenn ohnehin alles auseinanderbricht.«
Siehe auch **Entzündungen**

Doppeltsehen (Diplopie)

Langanhaltender Stress. Die Dinge in Ihrem Leben sind verschwommen und unklar. Ängste oder innerer Konflikt führen dazu, dass Sie mehrere Möglichkeiten zugleich wahrnehmen. Dadurch ergeben sich Schwierigkeiten mit der Entscheidungsfindung. Reuegefühle. Sie sind sich unsicher, was zu tun ist. Sie fühlen sich bedroht, sind ständig auf der Hut und wachsam gegenüber potenziellen Gefahren.

Down-Syndrom

Sie möchten Spontaneität, innere Freiheit, Sensibilität und ursprüngliche Emotionen erleben und verkörpern. Sie sehen es als Ihre Aufgabe, den Mitmenschen beizubringen, wie man sich von gesellschaftlichem Druck befreit. Eltern können von Kindern mit Down-Syndrom bedingungslose Liebe, Offenheit und emotionale Freiheit lernen. Weil diese Krankheit inneren Rückzug, Abhängigkeit von anderen und Gefühle der Machtlosigkeit, Aggression, Kontrollverlust sowie Ängste auslösen kann, ist es wichtig, dass betroffene Kinder die Sicherheit, Liebe und Zuneigung erfahren, die sie sich wünschen.

Drogensucht

Sie brauchen den besonderen Kick, welcher Art auch immer, um sich zu retten, sich von Schmerzen zu befreien und um mit dem Leben fertig zu werden. Sie flüchten vor den Schwierigkeiten des Lebens. Sie können weder die Ereignisse im

Leben selbst bewältigen noch um fremde Hilfe bitten. Sie haben Angst vor dem Unbekannten.
Siehe auch **Süchte**

Drüsenfieber, Pfeiffersches
Sie haben eine gleichgültige Einstellung, in der Sie vieles mit »Ist mir doch egal« kommentieren. Unentschlossenheit, Verwirrung, inneres Chaos. Sie sind ausgepumpt und entmutigt. Kommunikationsprobleme. Sie sind unfähig zu sagen, was Sie wollen. Sie gestatten es anderen, Sie herumzuschubsen und Ihnen Ihre Energie zu rauben. Sie können keine Grenzen ziehen.

Durchblutungsstörungen
Sie meinen festzustecken, fühlen sich eingeengt, ausgebremst und wie ein Hamster im Laufrad, der nie irgendwo ankommt und nichts an seinem Schicksal ändern kann. Sie lassen es zu, dass andere für Ihr Leben wichtige Entscheidungen treffen, und sind dann mit Schuldzuweisungen bei der Hand, wenn die Dinge aus dem Ruder laufen. Sie haben Angst, Risiken einzugehen. Sie machen die Dinge immer so, wie Sie es gelernt haben, statt neue Wege auszuprobieren.

Durchfall
Sie fühlen sich mit bereits getroffenen Entscheidungen unwohl. Sie wissen nicht, wie Sie um Hilfe bitten sollen. Sie fühlen sich hilflos, verloren, alleingelassen, unsicher und verwirrt. Sie leiden unter Ängsten und bösen Ahnungen.

Eierstockkrebs
Sie glauben, dass Frauen schwach und unwürdig sind. Große Unsicherheit. Möglicherweise haben Sie einen Missbrauch erlebt oder leiden stark unter einer zerbrochenen Beziehung. Tiefsitzende Trauer, Entsetzen und Wut, die sich in den Kör-

per frisst. Unaufgelöste Scham und Beschämung. Sie haben die Kontrolle verloren, fühlen sich angegriffen oder attackieren sich selbst. Sie verleugnen Ihre weibliche Energie. Sie machen sich viele Sorgen, erledigen Dinge für alle anderen. Sie haben Angst, dass Sie im Leben nicht bestehen könnten.
Siehe auch **Krebs**

Eierstockzysten

Sie halten an alten Verletzungen durch Männer fest sowie an Schmerz, den Sie durch zurückliegenden mentalen, emotionalen oder körperlichen Missbrauch erlitten haben. Sie meinen, Sie seien nicht gut genug. Sie lehnen Ihre Weiblichkeit ab und haben Schwierigkeiten mit der Empfängnisfähigkeit bzw. einen unerfüllten Kinderwunsch. Sie verbergen Traurigkeit und Enttäuschung, fühlen sich einsam und ungeliebt. Es herrscht ein Konflikt mit der Mutter, Schwester, einer nahen weiblichen Verwandten oder engen Freundin.
Siehe auch **Zysten**

Einwärtsschielen (Esotropie)

Sie meinen, sie hätten etwas gesehen, was Sie nicht hätten sehen dürfen. Schuldgefühle. Sie haben Angst vor Bestrafung wegen eines Fehlverhaltens oder das Gefühl drohender Gefahr, als ob Ihnen jemand auf den Fersen sei. Sie sind ständig gestresst und auf der Hut. Sie glauben, dass andere Sie als minderwertig betrachten. Sie versuchen, andere aus Ihrem Sichtfeld zu schieben.

Empfängnisschwierigkeiten

Sie haben Angst davor, die eigene Freiheit zu verlieren. Sie fühlen sich alleingelassen. Sie fürchten, keine gute Mutter zu sein, und können sich mit dieser Rolle nicht identifizieren. Unaufgearbeitete Probleme aus der Kindheit bereiten Ihnen Schwierigkeiten. Durch die verzweifelte Hoffnung auf

Schwangerschaft, durch Wut, Groll und innere Verletzung, weil Sie nicht schwanger werden, blockieren Sie jeden Erfolg. Sie sind neidisch und ärgerlich, weil andere Frauen Kinder haben, und Sie nicht. Sie müssen loslassen, dem Prozess seine eigenen Dynamik gestatten, sich am Leben erfreuen und Möglichkeiten finden, auf andere Weise Kontakt zu Kindern aufzunehmen.
Siehe auch **Fortpflanzungsorgane, Beschwerden mit, Unfruchtbarkeit**

Endometriose (gutartige Wucherung der Gebärmutterschleimhaut)

Sie fühlen sich unzulänglich, unannehmbar, nicht gut genug. Sie lehnen den weiblichen Aspekt Ihres Ichs ab. Sie fühlen sich verbraucht. Es fehlt Ihnen an Unterstützung und Erdung. Sie halten an Zurückweisungen, insbesondere durch Männer, fest. Sie erkennen Ihren Wert nicht an, ehren sich nicht und verweigern sich der Liebe und Wertschätzung anderer.

Entzündungen

Gereiztheit, innerer Konflikt, Zuspitzung einer Situation. Sie kochen im Inneren. Sie fühlen sich untergraben. Irrationales Denken. Sie sind wütend über die Ungerechtigkeit, die Sie sehen oder erfahren. Sie gestatten es anderen, Sie zu kontrollieren und zu dominieren. Selbstsabotage.
Siehe auch **Blinddarmentzündung, Bronchitis, Brustdrüsenentzündung, Dickdarmentzündung, Divertikelentzündung, Gehirnentzündung, Gelenkentzündung, Halsentzündung, Hautentzündung, Harnröhrenentzündung, Hirnhautentzündung, Hornhautentzündung, Kehlkopfentzündung, Knochenmarksentzündung, Leberentzündung, Lidrandentzündung, Lungenentzündung, Magenschleimhautentzündung, Mandelentzündung, Neben- und Stirnhöhlenentzündung, Nierenentzündung, Schleimbeutelentzündung, Sehnenscheidenentzündung, Vaginalentzündung, Zahnfleischentzündung**

Epilepsie

Sie fühlen sich angegriffen, kritisiert und zu einem bestimmten Schicksal verurteilt. Sie haben das innere Gleichgewicht verloren. Sie empfinden sich als vernachlässigt, schlecht behandelt, verlassen, ungewollt, verletzt. Sie meinen, etwas sei mit Ihnen nicht in Ordnung.

Epstein-Barr-Virusinfektion

Überempfindlichkeit. Sie fühlen sich nicht gut genug, mangelndes Selbstbewusstsein, Wankelmut. Sie speichern viel unterdrückte Energie in sich. Sie haben eine unkontrollierbare Aggression gegenüber Menschen, die Ihnen nahestehen. Sie haben Schuldgefühle, weil Sie unfähig sind, bei einer einmal angefangenen Sache zu bleiben. Sie sind von Ihrem Wesenskern abgeschnitten. Sie konzentrieren sich mehr auf die Träume anderer statt auf Ihre eigenen.

Erbrechen

Sie stauen mehr Niedergeschlagenheit, Stress und Blockierung in sich an, als Ihr Körper speichern kann; er muss sich davon befreien.

Erkältungen

Sie sind zerstreut, haben zu viel zu tun, zu viele Verpflichtungen und setzen sich zu hohem Leistungsdruck aus. Sie weigern sich aber, auf den eigenen Körper zu hören und das Tempo zu drosseln. Sie fühlen sich überfordert, überarbeitet, ausgelaugt. Sie wissen nicht, welche Entscheidungen Sie treffen sollen. Sie brauchen mehr Zeit für sich.

Erschöpfung

Das Leben besteht aus Stress, Widerstand, Kampf, Einschränkung. Sie mühen sich ab, um die Dinge voranzubringen. Sie überarbeiten sich, treiben sich über Ihre Leistungsgrenze.

Sie sind des Lebens überdrüssig und frustriert. Ihre Verpflichtungen laugen Sie aus.

Ess-Brech-Sucht (Bulimie)

Sie haben Schwierigkeiten, Liebe und Fürsorge anzunehmen. Unablässige Selbstkritik, Schuldgefühle und Selbstsabotage. Sie versuchen, die Kontrolle über schwierige Situationen zu gewinnen. Sie benutzen das Essen, um Probleme wegzuschieben, statt sich ihnen zu stellen.

Siehe auch **Süchte**

Esszwang

Sie ringen mit destruktiven Emotionen, die Sie verdrängen oder beiseiteschieben. Sie essen, um Ihre Gefühle und die Mitteilungen Ihres Körpers zu überdecken. Sie befürchten, es könnte Sie depressiv machen, Sie explodieren lassen oder alles zerstören, wenn Sie Ihre Gefühle zulassen. Sie empfinden Schuld und Scham, was Sie veranlasst, immer weiterzuessen. Kontrollsucht. Versagensängste. Sie versuchen, eine innere Leere zu füllen.

Siehe auch **Zwangsstörung**

Farbenblindheit

Farben, die Entsetzen oder Stress in Ihnen auslösen, blockieren bzw. verändern Sie, oder Sie weigern sich, sie wahrzunehmen. Dies resultiert häufig aus einem Kindheitstrauma, das mit den entsprechenden Farben verknüpft wird.

Fehlgeburt

Für eigene Kinder sind Sie bzw. Ihr Körper noch nicht bereit. Sie haben Angst vor der Geburt und der Verantwortung. Es gibt unaufgearbeitete familiäre Schwierigkeiten. Sie müssen unbedingt lernen, zärtlich, sanft und liebevoll mit sich zu sein. Möglicherweise findet die Seele des Kindes ihren Weg noch nicht, oder sein Körper ist nicht richtig entwickelt und zu schwach, um zu überleben.

Fettsucht (Adipositas)

Sie fühlen sich unsicher und unwürdig und brauchen eine Rüstung, um sich vor Schmerzen zu schützen. Sie versuchen, Ihre Gefühle zum Schweigen zu bringen, indem Sie sich überessen. Sie meinen, Sie seien nicht liebenswert. Sie halten andere Menschen auf Distanz, damit sie Sie nicht verletzen. Ständige Selbstsabotage. Sie gestehen sich ein Versagen ein. Selbstverachtung und Selbstbestrafung. Sie stecken in einem Kreislauf aus Schuld, Wut und Groll fest.
Siehe auch **Süchte, Übergewicht**

Fibrom (gutartiges Bindegewebsgeschwulst)

Sie halten an Verletzungen und Reuegefühlen aus der Vergangenheit fest. Sie suchen insgeheim nach Rache. Sie fühlen sich machtlos und benutzt, zu Dingen gezwungen, die Sie gar nicht tun wollen. Sie denken immer wieder über frühere Enttäuschungen, Versagen und Niederlagen nach.

Fibromyalgie (chronische Schmerzerkrankung)

Sie fühlen sich ungewollt, von den Herausforderungen des Lebens zu Boden geschlagen, überanstrengt. Es fehlt Ihnen die Kraft, aufzustehen und weiterzumachen. Sie haben zu viel zu tun und nicht ausreichend Zeit und Kraft, um es zu schaffen. Das Leben kommt Ihnen wie ein Kampf vor. Sie haben das Gefühl festzustecken, wehren sich aber gegen Wachstum, Fortschritt und Entwicklung. Sie lagern zu viel Traurigkeit, Reue, Schuldgefühle und Besorgnis in sich, sind depressiv, niedergeschlagen und immerzu auf der Hut.

Fieber

Innerer Aufruhr, Erschöpfung, Zerbrechlichkeit. Sie sind aus dem Gleichgewicht geraten, fühlen sich untergraben, erhitzt, wütend. Sie übernehmen zu viele Verantwortungen. Sie sind überzeugt, dass in bestimmten Situationen ungerecht gehandelt wurde.

Fieberbläschen (Herpes)

Sie fühlen sich benachteiligt, als ob Sie nicht bekommen, was Ihnen zusteht. Sie können Ihre Wünsche nicht mitteilen, weil Sie sich vor Zurückweisung und Abneigung fürchten. Sie fühlen sich unwohl, enttäuscht und wütend. Sie geben sich in die Hände anderer, lassen sich manipulieren und fühlen sich dann verraten, frustriert und desillusioniert.

Flugangst (Aerophobie)

Tritt häufig dann zutage, wenn Sie selbst oder ein Familienmitglied während des Fliegens negative Erfahrungen gemacht hat oder einen Unfall hatte. Auch der Anblick von Flugzeugunglücken – ob real oder auf Bildern und in Filmen – kann die Phobie auslösen.

Siehe auch **Ängste**

Fortpflanzungsorgane, Beschwerden mit

Sie fühlen sich unwürdig und nicht liebenswert. Mangelndes Vertrauen in das eigene Ich und Ihre Fähigkeiten. Sie blockieren Ihren kreativen Ausdruck. Sie bewahren Trauer über die Kinder, Ihre Kindheit, Ihr Familienleben und frühere intime Beziehungen in sich. Sie haben Schwierigkeiten damit, sich selbst anzunehmen. Ständige Selbstkritik und Selbstverurteilung.

Siehe auch **Empfängnisschwierigkeiten, Unfruchtbarkeit**

Frigidität

Sie leiden unter Verletzung, Zurückweisung, Wut. Sie fühlen sich wie gefesselt, unglücklich, unausgeglichen, ungeerdet, von Ihrem Körper und Ihrer Sinnlichkeit abgeschnitten. Sie begegnen Sexualität mit Vorurteilen. Sie leugnen Freude und Vergnügen. Sie haben Angst davor, dominiert zu werden. Starkes Kontrollbedürfnis.

Frühgeburt

Sie missachten Ihre eigenen Bedürfnisse. Sie arbeiten zu viel und fühlen sich überfordert. In Ihrer wichtigsten Beziehung haben Sie extremen Stress, Gewalt, Missbrauch oder ein Trauma erlebt. Möglicherweise trinken Sie Alkohol oder nehmen Drogen. Es kann auch die Folge von Ärger, Ängsten oder einer Scheideninfektion sein. Andererseits mag das Baby den Drang verspürt haben, herauszukommen, weil es ungeduldig war, Unbehagen oder Gefahr gespürt hat.

Furunkel

Tiefsitzende, aufschäumende Wut, die kontrolliert und zurückgehalten wird. Sie fühlen sich unwohl mit dem, was Sie tun oder tun müssen. Dem eigenen Schicksal begegnen Sie mit starkem Groll und Bitterkeit. Sie meinen, das Leben sei unfair und ungerecht. Sie neigen dazu, andere für Ihr Unglück verantwortlich zu machen.

Fußpilz

Verärgerung, Wut, Frustration. Das Gefühl, als ob Ihnen jemand oder etwas unter die Haut gegangen wäre. Sie fühlen sich, als würden Sie zurückgehalten werden. Unverarbeiteter Familienärger belastet Sie. Sie fühlen sich abgelehnt, blockiert und verwirrt.

Gallensteine

Verhärtete Trauer. Groll, Reizbarkeit, Depression. Sie sind über Ihre bisherigen Leistungen enttäuscht. Sie neigen entweder zu extremer Selbstbeherrschung oder zu explosionsartigen Wutausbrüchen. Sie fühlen sich verletzt und versuchen, jemanden zu finden, der für Ihren Schmerz und Ihr Leid verantwortlich gemacht werden kann. Es fällt Ihnen schwer, zu vergeben.

Gangrän (Brand)

Sie haben das Gefühl, dass das Leben nicht lebenswert ist. Negativität und Selbsthass nagen an Ihnen. Sie jammern ständig und leisten dem Leben Widerstand. Sie können keine Freude empfinden. Ihre Lebenskraft lässt nach, und Sie neigen zur Selbstzerstörung.

Gebärmutterhalskrebs

Sie haben sich dem Leben entfremdet. Sie verwehren sich Ihre Weiblichkeit, fühlen sich als Frau missachtet. Sie meinen, Sie seien unerwünscht, leiden unter einem Mangel an Zuneigung. Ihre Sexualität ist von Enttäuschungen oder falschen Erwartungen belastet. Sie sind frustriert, weil Sie in der Partnerschaft zu wenig Hingabe und Achtsamkeit erleben. Sie fühlen sich übersehen, unwichtig, nutzlos, leer, betrogen.
Siehe auch **Krebs**

Geburtsfehler

Karmische Entscheidung für dieses Leben, um Demut und Liebe zu lernen. Sie bringen starken Stress und innere Unruhe aus dem Mutterleib mit, die sich auf die Eltern bezieht.

Gedächtnisschwund

Sie empfinden sich als wertlos, sind gestresst und zu sehr auf Negatives ausgerichtet. Sie befinden sich in den Fängen der

Probleme des Lebens. Sie meinen, Ihre Bedürfnisse spielten keine Rolle. Sie sind ratlos, fühlen sich verloren, haben Angst vor der Zukunft. Sie meinen: »Wenn ich mich erst gar nicht an etwas erinnere, dann muss ich mich auch nicht damit beschäftigen.«
Siehe auch **Amnesie**

Gefäßverkalkung (Arteriosklerose)

Sie werten, kritisieren, verdammen viel. Sie verlieren den Kontakt zu Ihren Gefühlen und Ihrem Herzen und folgen lieber Ihrem Kopf. Sie wagen es nicht, sich selbst und andere zu lieben. Sie sehen sich in einem negativen Licht. Sie halten Ihre Mitmenschen auf Distanz. Sie pflegen alte Schmerzen und gehen mit sich und anderen herzlos um.

Gehirnentzündung (Enzephalitis)

Sie sind von überwältigendem Zynismus und Elend umgeben. Sie denken zu viel nach, was immer mehr Negativität und Frustration bewirkt. Sie wissen nicht, in welche Richtung Sie sich wenden sollen, fühlen sich überfordert, sind überempfindlich und leicht durch Ihre Umgebung aus dem Konzept zu bringen. Sie möchten davonlaufen und sich verstecken, doch Sie wissen nicht, wo. Zu vieles geschieht gleichzeitig, Sie fühlen sich angegriffen, überfallen, kritisiert, abgeurteilt und verurteilt.
Siehe auch **Entzündungen**

Gehirntumor

Starker innerer Konflikt. Sie sind umgeben von Negativität und Instabilität. Sie werfen sich immer wieder die Fehler der Vergangenheit vor. Sie fühlen sich gefangen oder außer Kontrolle geraten und wissen nicht, wie Sie daran etwas ändern können.
Siehe auch **Tumoren**

Geisteskrankheit

Sie sind unfähig, das Leben zu bewältigen oder vernünftig zu denken. Sie haben das Gefühl, Ihre Mitmenschen machen Sie verrückt. Sie fühlen sich dazu gedrängt, Ihre eigenen Grenzen zu überschreiten. Es herrscht totales Chaos in Ihnen, Hoffnungslosigkeit, Hilflosigkeit. Emotionaler Rückzug und drohender Zusammenbruch. Sie fühlen sich von Ihrer Familie nicht angenommen oder erniedrigt. Sie suchen verzweifelt einen Ausweg.

Gelbsucht

Sie sind aufgebracht, verärgert, fassungslos, angespannt. Sie wollen nicht da sein, wo Sie gerade sind. Sie fühlen sich missverstanden, zurückgewiesen, übersehen. Sie meinen, das Leben unterstütze Sie nicht oder sorge sich nicht um Sie, daher bringen Sie ihm Widerstand entgegen. Sie tragen die Ängste, Erwartungen und Wut Ihrer Vorfahren in sich.

Gelenkbeschwerden

Sie verdrängen Verletzung, Traurigkeit und Frustration und möchten sich nicht mit ihnen auseinandersetzen. Sie fühlen sich einsam, schutzlos, des Lebens überdrüssig. Sie stecken in veralteten Überzeugungen fest und leisten dem Fortschritt Widerstand. Ihnen fehlen Flexibilität und Kreativität. Selbstgerechtigkeit.

Gelenkentzündung (Arthritis)

Sie halten an Ärger und Groll aus der Vergangenheit fest. Schuld, Reue und Scham belasten Sie. Es fällt Ihnen schwer, sich selbst und anderen zu vergeben. Sie beklagen sich über das Leben. Sie machen sich Sorgen, haben das Gefühl, festzustecken und eingeschränkt zu sein, verweigern jedoch Veränderungen.

Siehe auch **Entzündungen**

Genickstarre

Probleme im Umgang mit Menschen. Sie stecken in einer eingeengten Sichtweise fest und können sich nur schwer auf etwas einlassen. Sie fühlen sich unter Druck gesetzt, etwas zu tun, was Sie nicht tun wollen. Sie grübeln zu viel und nehmen die Dinge lieber auseinander, als sich Ihren Gefühlen zu überlassen.

Genitalherpes

Sie starten Angriffe gegen sich selbst. Sie fühlen sich zurückgewiesen, verlassen, wertlos und nicht liebenswert. Sie sind voller Schuldgefühle im Hinblick auf Ihre Sexualität. Sie sind wütend über die Art, wie Sie von jemandem behandelt wurden. Sie meinen, Sie hätten gesündigt und Strafe verdient. Sie fühlen sich schmutzig, beschämt, gedemütigt, entehrt und missachtet.

Gerstenkorn

Sie kommen nicht voran, sind ängstlich, verwirrt, orientierungslos. Sie haben Wut und Groll aus der Vergangenheit in sich angestaut. Sie entwerten sich unablässig selbst und geben Ihre Vorsätze auf. Entschlusslosigkeit.

Geruchssinn, Verlust des (Anosmie)

Sie hören nicht auf Ihre Intuition. Sie sind festgefahren. Sie sind umgeben von giftigen Menschen und Energien. Mangel an Kreativität und Spontaneität. Sie sind zu sehr darauf bedacht, sich vor anderen unter Kontrolle zu haben. Perfektionismus.

Geschlechtskrankheiten

Sie kommen sich vor, als ob Sie verführt, beschämt oder erniedrigt worden wären. Sie haben die Kontrolle verloren, möchten fortlaufen und sich verstecken. Sie empfinden

Schuld, als hätten Sie etwas Sündiges getan. Sie erleben Zurückweisung, Angst oder eine Entwertung Ihrer Person. Sie sind wütend auf sich oder Ihren Partner.

Geschwülste

Unterdrückte, festgefahrene Gefühle, unbewältigte Trauer. Sie verdrängen Ihre Schwierigkeiten, statt sich ihnen zu stellen. Sie verstecken, verdecken oder begraben alte Träume. Sie sind unerfüllt, unzufrieden, enttäuscht, mit Schuldgefühlen und Groll beladen. Sie klammern sich an Misserfolgen aus der Vergangenheit fest.

Geschwüre

Zu viele Sorgen, Angst und Stress machen Ihnen zu schaffen. Schlechtes Zeitmanagement. Sie schieben etwas auf, mit dem Sie sich dringend befassen müssten. Sie versuchen, die innere Leere durch Ablenkungsstrategien aufzufüllen, statt zu erkennen, was schiefläuft, und sich ernsthaft damit auseinanderzusetzen. Wenn man so viel Anspannung aufrechterhält, ohne ein Ventil zu finden, sucht sich der Körper andere Wege, um das sichtbar zu machen, was bearbeitet werden muss, wie etwa Erbrechen oder Gewichtsverlust.
Siehe auch **Darmgeschwüre, Magengeschwüre, Mundgeschwüre**

Gicht

Sie setzen sich zu großer Anstrengung, zu viel Stress, Druck und Besorgnis aus. Sie versuchen, die Kontrolle über bestimmte Personen und Situationen zu erlangen. Außerordentliche Dickköpfigkeit und Rechthaberei. Sie sehen alles nur aus Ihrer Perspektive. Sie fühlen sich durch Verantwortungen und Prinzipien eingeengt.

Glatzköpfigkeit

Zu viel Stress und Angst vor der Zukunft. Sie haben Mühe damit, zu vertrauen, und versuchen, die Ereignisse zu manipulieren und zu kontrollieren. Sie leben von Adrenalin und Frustration. Sie haben Mühe damit, Enttäuschungen zu ertragen, und wollen sich vor Frustration die Haare ausraufen.

Gleichgewichtsverlust

Sie fühlen sich unsicher und haben Mühe damit, sich zurechtzufinden. Sie fühlen sich gleichzeitig in verschiedene Richtungen gezerrt, was Verwirrung und diffuses Denken schafft.
Siehe auch **Schwindel**

Glutenunverträglichkeit

Sie haben Schwierigkeiten, wichtige Ereignisse im Leben, insbesondere in Ihrer Kindheit, zu verarbeiten und zu integrieren. Bestimmte Aspekte Ihres Ichs lehnen Sie ab. Sie vermeiden Konfrontationen um jeden Preis. Sie vernachlässigen sich und Ihre Gefühle. Sie haben das Gefühl, im Leben festzustecken, gefangen zu sein.
Siehe auch **Allergien, Zöliakie**

Graue Haare

Außerordentlicher Stress und große Angst. Ständige Besorgnis. Sie fixieren sich auf Alter und Verfall und denken: »Von hier an kann es nur bergab gehen.« Instabilität, Schock, innerer Widerstand.

Grippe (Influenza)

Sie sind verletzlich, müde, gebrechlich. Die Sie umgebende Negativität überfordert Sie. Sie fühlen sich, als müssten sie schwere Lasten tragen, mit denen Sie nicht fertig werden. Sie fühlen sich entwertet. Verwirrung und inneres Chaos. Sie brauchen eine Auszeit.

Grüner Star (Glaukom)

Sie fühlen sich eingesperrt und unter Druck gesetzt. Daher sind Sie überfordert und emotional ausgelaugt. Der Druck versperrt Ihnen die Sicht auf die Zukunft. Sie haben Mühe damit, anderen zu vergeben und Blockierungen aufzulösen.

Guillain-Barré-Syndrom (akute Nervenentzündung)

Sie fühlen sich angegriffen, kritisiert, schwach, wie gelähmt. Sie sind unfähig, für sich selbst einzustehen. Es kommt Ihnen vor, als entgleite Ihnen das Leben und als befänden Sie sich am Tiefpunkt. Sie können sich nicht dem Fluss des Lebens anvertrauen. Sie fühlen sich, als schlügen Sie den Kopf gegen die Wand, sind Ihrer gegenwärtigen Situation und aller Anstrengungen müde. Am liebsten würden Sie aufgeben.

Gürtelrose (Herpes zoster)

Geringes Selbstbewusstsein, ein Gefühl der Wertlosigkeit, das aus der Kindheit stammt. Sie halten sich für zu langsam und dumm und sind ängstlich. Sie halten an Wut und Groll aus der Vergangenheit fest. Sie sind pingelig, fordernd, überempfindlich. Unablässige Selbstüberprüfung und Kontrolle anderer. Fortwährende Rückkehr zum immer gleichen Gedanken: »Ich bin nicht gut genug, also kann ich auch gleich alles hinwerfen.«

Haarausfall

Stress. Verlust von Schutz, Vertrauen, Selbstliebe und Orientierung. Sie fühlen sich unattraktiv, kritisieren und verurteilen sich und andere zu viel. Frustration, Schuldgefühle, Groll, Wut. Sie schwimmen gegen den Strom, statt den Fluss der Dinge einfach zuzulassen.

Halsentzündung

Wut, Zorn, Verletzung, Hass, Dickköpfigkeit. Sie fühlen sich unterlegen. Sie wissen nicht, wie man nein sagt oder für sich eintritt, obwohl Sie im Inneren kochen. Sie hören nicht auf Ihr Bauchgefühl und Ihren Instinkt, haben Angst vor der Zukunft und fürchten, Sie könnten Herausforderungen nicht meistern.

Siehe auch **Entzündungen, Halsweh**

Halsweh

Sie sagen nicht, was Sie tatsächlich empfinden. Sie bremsen sich selbst, sind gestresst, frustriert, wütend, ängstlich. Innerer Konflikt. Sie haben Angst davor, nicht akzeptiert zu werden.

Siehe auch **Halsentzündung**

Hämorrhoiden

Unfähigkeit loszulassen. Sie denken oft: »Das Leben ist ungerecht.« Sie fühlen sich wegen zurückliegender Entscheidungen schuldig oder unwohl, kritisieren sich selbst und andere viel. Verlust von Orientierung und Selbstvertrauen. Wut. Sie haben Schwierigkeiten, zu vergeben und aus der Vergangenheit zu lernen, fühlen sich verlassen und betrogen und klammern sich an veraltete, von der Familie überlieferte Überzeugungen und Ängste.

Harnblasenkrebs

Das, was Sie fühlen und tun, behagt Ihnen nicht. Sie haben Schuldgefühle wegen früherer oder gegenwärtiger Handlungen. Innerer Konflikt. Bedürfnis nach Grenzen und eigenem Raum. Sie sind wütend oder gar stocksauer auf einen Menschen, der Ihnen nahesteht, verstecken diese Gefühle jedoch, statt sie auszudrücken. Große, nicht verarbeitete Trauer.

Siehe auch **Krebs**

Harnröhrenentzündung (Urethritis)
Sie fühlen sich verletzlich, unter Beschuss, niedergemacht, als Niete. Sie handeln gegen Ihre Überzeugungen, empfinden das Leben als ungerecht und sich selbst als Opfer Ihrer Umstände. Sie klammern sich an unaufgearbeitete Trauer und Traurigkeit aus der Vergangenheit.
Siehe auch **Entzündungen**

Harnwegsinfektion
Sie suchen jemanden, dem Sie die Schuld für Ihre Probleme und Verfehlungen in die Schuhe schieben können. Sie sind genervt, verärgert, wütend, verbittert, tragen angestaute Ängste in sich sowie die tiefsitzende Überzeugung, dass mit Ihnen etwas nicht stimmt. Sie überlassen anderen die Kontrolle über sich und gestatten es ihnen, Sie zu manipulieren. Sie können nicht für sich selbst einstehen und nein sagen. Sie empfinden sexuellen Druck und Scham.
Siehe auch **Infektionen**

Haut, fettige
Sie haben das innere Gleichgewicht verloren. Sie wollen mehr erreichen, als Ihnen gelingt. Sie sind ungeduldig, hetzen, drängeln und erzwingen Ereignisse. Sie fühlen sich unwohl in Ihrer Haut und versuchen, diese Tatsache zu verbergen. Sie bemühen sich sehr, sich einzufügen, damit man Sie mag.

Haut, trockene
Sie fühlen sich falsch verstanden. Sie sind unsicher, wie Sie sich ausdrücken und andere für Ihre Vorstellungen begeistern sollen. Verlust von Inspiration und Lebensfreude. Sie fühlen sich außen vor gelassen und beiseitegeschoben.

Hautausschlag, Ekzem

Sie fühlen sich abgelehnt, müssen Ihre Gefühle verstecken und unterdrücken. Was Sie mit Ihren Mitmenschen erleben, regt Sie auf. Sie neigen zu Wutausbrüchen, wenn Sie Ihren Willen nicht durchsetzen können. Sie sind oft angespannt. Gefühl von Stagnation.

Siehe auch **Ausschlag, Nesselausschlag**

Hautentzündung (Dermatitis)

Sie sind gereizt, unzufrieden, frustriert. Tief im Inneren sind Sie wütend, und diese Wut drückt sich durch Ihre Haut aus. Sie kritisieren und verurteilen sich und andere ständig. Sie fühlen sich unwohl in der eigenen Haut, sind Ihrer selbst nicht sicher und leiden unter negativen und deprimierenden Gedanken und Gefühlen über sich selbst.

Siehe auch **Entzündungen**

Hautkrebs (Melanom)

Sie empfinden sich als verletzlich und ungeschützt. Sie treffen einschränkende Entscheidungen, die sich als falsch erweisen, an denen Sie aber dickköpfig festhalten. Sie stauen Aggressionen in sich, die irgendwann explosionsartig an die Oberfläche kommen. Das Leben stellt Sie nicht zufrieden, so dass Sie oft denken: »War das alles?« Wachstum, Veränderung und Entwicklung leisten Sie Widerstand, Sie geben Ihre Handlungsgewalt ab und gestatten es einer äußeren Instanz, die Regeln vorzugeben. Sie haben kein Vertrauen in die eigenen Fähigkeiten, weigern sich, Dinge zu hinterfragen und tiefer zu blicken. Sie wollen gesagt bekommen, was Sie tun und wie Sie leben sollen.

Siehe auch **Krebs**

Hauttuberkulose (Lupus)

Unsicherheit, mangelndes Selbstvertrauen, Misstrauen. Sie

fühlen sich als Opfer, ausgenutzt, als gegeben hingenommen. Es gibt nicht gelöste Probleme aus der Kindheit. Sie sind unfähig, für sich selbst einzustehen. Ihre Verantwortung drückt Sie nieder. Sie räumen anderen immer den ersten Rang ein. Wut, Groll, Schuldzuweisungen und Schuldgefühle. Sie halten an der Überzeugung fest, dass Sie sich selbst für etwas bestrafen müssten.

Hefepilzinfektion

Starke Selbstzweifel. Ihre Gedanken sind diffus und vage, Sie fühlen sich matt, gestresst, wie gefangen. Ihre Partnerschaft frustriert Sie, Sie richten Schuldzuweisungen an den Partner oder an einen anderen Menschen, der Ihnen nahesteht. Sie sind wütend, weil Sie nicht bekommen, was Sie wollen, sind jedoch nicht bereit, etwas zu verändern oder auf positive Weise aktiv zu werden. Sie haben Schwierigkeiten damit, anderen zu vertrauen und sich ihnen anzuvertrauen.

Siehe auch **Infektionen**

Heiserkeit

Machtlosigkeit, Hoffnungslosigkeit. Sie haben das Gefühl, sich festgefahren zu haben. Sie zwingen sich, über Ihre Möglichkeiten hinauszugehen. Sie weigern sich, auf Ihr Bauchgefühl zu hören oder mit anderen über Ihre Gefühle zu sprechen. Es kommt Ihnen so vor, als hätten Sie mit Ihrer Stimme auch Ihre Macht verloren. Emotional verwirrt und hin und her gerissen.

Herzbeklemmungen

Sie fühlen sich zurückgewiesen, schlecht behandelt, verraten, als seien Sie nicht gut genug oder gar ein Versager. Sie nehmen Liebe und Zuneigung nur mit Schwierigkeiten an, sind sich selbst und anderen gegenüber verhärtet. Hoffnungslosigkeit, verdrängter Schmerz, Stress, Besorgnis. Gleichgültigkeit. Sie sind überzeugt, dass Sie das Gute im Leben nicht verdienen. Sie fühlen sich von den Mitmenschen abgeschnitten, einsam, isoliert. Sie sind von der Arbeit besessen.

Herzinfarkt

Dickköpfigkeit, Stress, Unbeweglichkeit. Sie haben die unausstehliche Einstellung: »Entweder so, wie ich es will, oder gar nicht.« Sie sind egoistisch, ignorant, kontrollierend, zu sehr auf Geld, Leistung und Sieg ausgerichtet. Sie vernachlässigen die Gesundheit und die Familie. Unterdrückung, Neid, Verhärtung, Rechthaberei. Sie fühlen sich ungeliebt, sind leicht verletzt, halten an Schuld- und Reuegefühlen fest. Sie meinen, alles selbst zu wissen und von niemandem Rat und Unterstützung zu brauchen.

Heuschnupfen

Unterdrückte Gefühle, Frustration, Wut, Schuld, Blockierung. Sie fühlen sich daran gehindert, das zu tun, was Sie wollen. Sie sind darüber besorgt, dass Ihnen nicht genügend Mittel, Geld, Liebe, Fürsorge usw. zur Verfügung stehen könnten, damit Sie das Leben meistern können. Sie nehmen sich keine Zeit für sich selbst. Sie müssen herausfinden, auf wen Sie allergisch reagieren oder was Sie stört bzw. wütend macht.

Siehe auch **Allergien**

Hirnhautentzündung (Meningitis)

Sie fühlen sich angegriffen, eingeschüchtert, verängstigt. Sie haben Mühe, das Leben zu bewältigen. Sie erleben inneren Aufruhr, Erschöpfung, Verwirrung und Chaos. Sie sind nicht mehr im Rhythmus mit dem Fluss des Lebens. Nichts, was Sie anfangen, scheint zu funktionieren, als ob die Welt auf dem Kopf steht.

Siehe auch **Entzündungen**

Hodgkin-Krankheit (Lymphdrüsenkrebs)

Groll, übertriebene Selbstkontrolle, Selbstbestrafung. Sie haben zu viele Verpflichtungen und Verantwortungen. Sie meinen, es allen recht machen zu müssen, und sind immer auf der Jagd nach Leistung und Anerkennung. Daher haben Sie extreme Angst davor, zu versagen und von anderen als nicht gut genug eingeschätzt zu werden. Sie halten an giftigen Gedanken und Überzeugungen fest.

Höhenangst (Akrophobie)

Der Körper ist überlastet. Sie fühlen sich instabil, aus dem Gleichgewicht, ohne Bodenkontakt, verwirrt. Sie kommen mit dem Leben nicht klar. Die Dinge scheinen anders zu sein, als Sie es sich vorgestellt haben. Sie fühlen sich unsicher, zerstreut, belastet. Am liebsten würden Sie sich verstecken oder wünschen sich an einen anderen Ort. Sie haben Schwierigkeiten, die Dinge so zu akzeptieren, wie sie sind. Sie drehen sich im Kreis, ohne zu wissen, was Sie verändern oder welche Richtung Sie einschlagen sollen.

Siehe auch **Ängste**

Hornhautbildung

Sie wehren sich gegen Ihre Gefühle, verhärten sich, stecken in einengenden Sichtweisen fest. Sie wagen nicht, Ihrem Instinkt zu vertrauen und Ihre Entscheidungsgewalt aktiv zu steigern. Andere beraten Sie gerne, sind selbst jedoch beratungsresistent.

Hornhautentzündung (Keratitis)

Sie fühlen sich machtlos. Innerer Zorn, Ärger und tiefe Traurigkeit. Aufgrund früherer Verletzungen sind Sie sehr verschlossen. Sich anderen Menschen zu öffnen, verursacht extremen Stress und Panik. Über das, was Sie erleben und erfahren, sind Sie zutiefst enttäuscht oder entsetzt. Sie miss-

trauen sowohl anderen als auch sich selbst. Sie haben das Gefühl, bereits genug gesehen zu haben, und möchten das, was sich vor Ihren Augen befindet, nicht wahrnehmen.
Siehe auch **Entzündungen**

Hüftbeschwerden

Sie tragen zu hohe Verantwortung für andere und deren Probleme. Überlastung, zu viel Frustration und Schuldgefühle. Sie empfinden sich als unterbewertet, missachtet und nicht genug unterstützt und wertgeschätzt. Sie fühlen sich niedergerungen, manipuliert, benutzt und ausgenutzt und sind dabei selbst unfähig voranzukommen.

Hühneraugen

Der Blick in die Zukunft gibt Ihnen ein unbehagliches Gefühl. Sie haben Angst voranzugehen und leisten dem natürlichen Fluss des Lebens Widerstand. Sie haben Versagensängste und versuchen verzweifelt, andere zufriedenzustellen, um deren Anerkennung zu verdienen.

Huntington-Krankheit

Verlust des Wunsches, voranzukommen, sich zu entwickeln und Neues zu entdecken. Sie haben sich im vermeintlichen Schicksal eingerichtet. Verlust von Kreativität und Leidenschaft. Sie fühlen sich schwach und untergraben, wollen aufgeben oder nachgeben. Es kommt Ihnen vor, als gäbe es nichts Interessantes mehr, das Sie fesseln könnte.

Husten

Sie scheuen sich vor einer wichtigen Entscheidung in Ihrem Leben. Sie fühlen sich von Sorgen, Ängsten und Stress überfordert. Sie mischen sich in anderer Leute Leben und Probleme ein, um von sich abzulenken und sich nicht mit Ihren eigenen Problemen befassen zu müssen. Sie lassen sich leicht verärgern, insbesondere durch Menschen, die Ihnen viel bedeuten. Übertriebene Selbstkritik. Sie sind leicht durch andere zu beeinflussen.

Hyperaktivität

Zerstreutheit, Impulsivität, Langeweile, permanentes Bedürfnis nach Stimulation und Veränderung. Konzentrationsschwierigkeiten aus Angst, etwas noch Interessanteres zu verpassen.

Hyperventilation

Furcht, Angst, Misstrauen. Sie sind der Überzeugung, dass das Leben Ihnen nicht gibt, was Sie sich wünschen. Widerstand gegen Veränderungen, Besorgnis, Stress, Anstrengung. Sie haben zu viel gleichzeitig um die Ohren und fühlen sich unsicher, chaotisch, außer Kontrolle geraten.

Immunsystem, geschwächtes

Unsicherheit, innerer Konflikt, Selbstvernachlässigung, Stress. Sie fühlen sich unter Druck gesetzt, bedroht, manipuliert. Sie lassen nichts an sich heran. Sie gestatten es anderen, Sie auszunutzen. Sie sind zu sehr auf die Außenwelt ausgerichtet und wollen die Dinge erzwingen, statt sie einfach zuzulassen.

Impotenz

Sie sind wütend und genervt, fühlen sich zurückgewiesen, unsicher, nicht unterstützt, ängstlich. Geringes Selbstwertgefühl. Sie misstrauen Ihrer Sexualität und fühlen sich von ihr abgeschnitten. Sie haben Vorurteile gegenüber Sex. Sie fühlen sich durch jemanden verletzt, den Sie geliebt haben, und haben Angst vor Nähe. Sie fühlen sich verletzlich, schuldig, beschämt, nicht liebenswert oder depressiv und verleugnen Freude und Vergnügen. Es gibt unaufgearbeitete Probleme mit der Mutter.

Infektionen

Sie fühlen sich angegriffen, überfallen, chaotisch, ärgerlich, genervt, bedroht, geschwächt, verletzlich. Sie befinden sich in einer ständigen Verteidigungshaltung. Sie brauchen viel Zuwendung und Ruhe.

Siehe auch **Bakterieninfektion, Chlamydieninfektion, Harnwegsinfektion, Hefepilzinfektion**

Inkontinenz

Sie meinen, sich nicht unter Kontrolle zu haben. Emotionaler Stau, der aufgelöst werden muss. Sie sind ängstlich, schüchtern, überfordert. Selbstzweifel und Schuldgefühle plagen Sie. Großer Stress, weil Sie an Negativität und Anstrengung festhalten.

Ischiasschmerz

Sie sind in der Vergangenheit hängengeblieben. Sie machen sich Sorgen, wie Sie im Leben bestehen sollen. Geldprobleme. Es gibt unaufgearbeitete Gefühle von Unzulänglichkeit aus der Kindheit. Sie lehnen sich selbst ab und legen sich zu viele Hindernisse in den Weg. Sie finden immer Gründe dafür, warum etwas nicht geht, statt sich darauf zu konzentrieren, wie ein Projekt zu realisieren ist. Tiefsitzende Angst davor, dass niemand Sie mögen oder akzeptieren wird, wenn Sie aufrichtig sind, und dass Sie das nicht überstehen werden. Sie fühlen sich mit zu viel Verantwortung überfordert und in Ihrer Kreativität blockiert.

Juckreiz

Das, was Sie tun oder wo Sie augenblicklich stehen, stellt Sie nicht zufrieden. Es juckt Ihnen in den Fingern, sich davonzumachen. Sie sind schnell verärgert und genervt. Sie fühlen sich ungerecht behandelt. Wut oder Groll.

Siehe auch **Krätze**

Karies

Selbstvernachlässigung. Wut. Sie weigern sich, denen zu vergeben, die Sie verletzt haben. Sie nehmen das Leben zu ernst. Sie sind erfüllt von Schamgefühlen. Sie kritisieren sich selbst und andere. Dickköpfigkeit, Aggressivität. Sie wollen den eigenen Kopf durchsetzen. Es fehlt Ihnen an Inspiration, Freundlichkeit und Sanftmut.

Kehlkopfentzündung

Sie halten etwas in sich zurück und sind unfähig, sich auszudrücken. Sie können nicht nein sagen und laden sich zu viel auf. Sie haben Schuldgefühle wegen etwas, was Sie gesagt oder getan haben. Unterdrückte Wut und Zorn. Frustration, Angst vor Kritik, Zurückweisung und Verurteilung.

Siehe auch **Entzündungen**

Keuchhusten

Sie stoßen andere von sich fort, weil Sie viel Freiraum für sich und Abstand brauchen. Sie fühlen sich überfordert, verängstigt und gestresst. Tiefsitzender Zorn. Sie erleben sich immer wieder als machtlos. Mangelnde Freiheit, sich auszudrücken. Sie fühlen sich missverstanden, als gegeben hingenommen, kritisiert und ausgenutzt.

Kieferprobleme

Festhalten, Anspannung, Stress, Unterdrückung. Sie haben Schwierigkeiten damit, anderen Ihre Gefühle mitzuteilen. Sie fühlen sich abgeurteilt, kritisiert, sind ängstlich, können nicht für sich selbst einstehen oder um das bitten, was Sie wollen. Schuld, Vorwürfe, Mäkelei. Sie fühlen sich wie eingesperrt.

Kinderkrankheiten

Sie brauchen viel Aufmerksamkeit und Liebe. Sie fühlen sich übergangen, aufgebracht und unsicher, wie Sie das Leben angehen sollen. Sie sind ängstlich, insbesondere wenn die Eltern sich häufig stritten oder es noch immer tun. Sie klammern sich an alte Schuldgefühle und machen sich selbst krank, indem Sie sich die Sorgen der Eltern aufbürden. Sie meinen, schlechtes Benehmen müsse bestraft werden. Sie fühlen sich wertlos, der Liebe und Zuwendung nicht würdig und tragen innere Kämpfe aus.

Kleptomanie

Sie sind depressiv, meinen, übersehen und nicht angenommen zu werden. Sie sehnen sich nach Zuwendung. Selbsthass, Schuld, Scham, Selbstbestrafung. Innerer Konflikt, Traurigkeit. Sie sind ständig in Eile und angespannt.

Knochenbrüche

Sie zwingen sich, die eigenen Grenzen zu überschreiten. Überarbeitung, Überlastung. Sie haben Mühe, aus einer schwierigen Situation herauszukommen. Sie glauben, sich für etwas bestrafen zu müssen, und dass es Ihnen recht geschieht, wenn Sie mental, emotional oder körperlich missbraucht werden. Sie halten sich nicht an gegebene Versprechen.

Knochenfehlbildungen

Sie handeln entgegen Ihrer eigenen Überzeugungen und tun ständig Dinge, die andere von Ihnen fordern. Ihre Träume und Ziele schieben Sie beiseite. Aufgrund Ihrer bisherigen Erlebnisse fühlen Sie sich am Boden zerstört und zutiefst betrogen. Hoffnungslosigkeit. Sie stecken in einem Muster unablässigen Abmühens fest.

Knochenkrebs

Tiefverankerte Wut, Trauma, Angst. Sie klammern sich an Schmerzen und Groll aus der Vergangenheit fest. Sie sind unfähig, dem Druck und dem Schmerz weiter standzuhalten.

Sie fühlen sich zerbrechlich und müssen kämpfen, um das Leben meistern zu können. Sie haben fortwährend etwas an sich auszusetzen. Es gibt zu viele Belastungen und unerledigte Dinge, die Sie innerlich auffressen.
Siehe auch **Krebs**

Knochenmarksentzündung (Osteomyelitis)

Von einer bestimmten Person oder einem Ereignis sind Sie zutiefst verärgert und genervt. Sie schrecken vor Konfrontation zurück. Sie fühlen sich angegriffen, schlecht behandelt, in Ihrem Vertrauen verletzt oder zum Wortbruch gezwungen. Sie fühlen sich isoliert und besorgt, blicken ängstlich in die Zukunft. Inneres Ringen, um mit den Dingen des Lebens fertig zu werden und Ihren Platz in der Welt zu finden. Selbstsabotage.
Siehe auch **Entzündungen, Knochenmarksleiden**

Knochenmarksleiden

Glaubensverlust. Sie sind von sich selbst und anderen enttäuscht. Sie fühlen sich wie ein Versager und stark verunsichert. Sie haben Angst, voranzugehen und auf eigene Faust aktiv zu sein. Ihre Talente und Fähigkeiten verbergen Sie vor anderen und verhindern so jeden möglichen Erfolg. Sie klammern zu sehr und sind abhängig von der Zustimmung anderer.

Knochenschwäche

Mangelnde Unterstützung. Sie treten zu viel von Ihrer Energie an andere ab und fühlen sich daher schwach, unsicher, eingeschränkt. Sie übernehmen die Urteile und Kritik anderer, fühlen sich kontrolliert, ungeschützt, wehrlos, müde. Sie tragen viel Sorge und Stress in Ihren Knochen. Sie fühlen sich isoliert und verlassen, so als ob Sie niemanden haben, auf den Sie sich stützen können. Im tiefsten Inneren haben Sie das Bedürfnis, versorgt zu werden.

Knochenschwund (Osteoporose)

Sie fühlen sich schwach und eingeschränkt, es fehlt Ihnen an Unterstützung. Sie halten an Schuld und Groll fest und sind nicht bereit, die Verantwortung für die eigenen Handlungen zu übernehmen. Sie vernachlässigen sich selbst, machen sich zu viele Sorgen und schleppen die schweren Lasten der anderen. Sie fühlen sich verloren, entmachtet, isoliert, beschämt und so, als bräche Ihre Welt auseinander. Es fällt Ihnen schwer, den Mund aufzumachen und um das zu bitten, was Sie für sich brauchen.

Knötchen in der Haut

Frustration, Verärgerung, Anstrengung. Sie haben es satt, darauf zu warten, dass etwas geschieht. Sie fühlen sich eingeengt und aufgebracht. Etwas ist ein großes Drama für Sie.

Knoten in der Brust

Sie halten an Verletzungen aus der Vergangenheit fest und bedauern frühere Entscheidungen. Sie sind traurig darüber, wie sich die Dinge gewendet und sich Träume nicht erfüllt haben. Sie sind mit dem Leben nicht zufrieden. Sie haben Schwierigkeiten, um Hilfe zu bitten, und können nicht nein sagen. Mangelnde Fürsorge, Ermutigung und Unterstützung von Ihren Mitmenschen.

Siehe auch **Krebs**

Kolik

Sie sind ängstlich, genervt, ungeduldig, alleingelassen. Sie sehnen sich nach Aufmerksamkeit und Liebe.

Koma

Sie wollen nicht da sein, wo Sie gerade sind. Angst vor der Zukunft. Sie fühlen sich unfähig, mit dem Leben fertig zu werden, so wie es ist. Sie haben das große Bedürfnis, zu fliehen oder sich einer bestimmten Situation zu entziehen.

Kopfschmerzen

Sie sind gestresst, müde, übertrieben ernsthaft und haben zu vieles gleichzeitig am Laufen. Sie haben die Kontrolle verloren, fühlen sich überfordert, frustriert und untergraben. Sie sind übertrieben selbstkritisch, sabotieren sich selbst, entwerten sich, verurteilen sich und andere. Sie denken zu viel nach und analysieren alles bis ins Kleinste.

Siehe auch **Cluster-Kopfschmerzen, Migräne**

Koronarthrombose

Sie blockieren den Lebensfluss. Sie verschließen Ihr Herz vor anderen, fühlen sich nicht gut genug und der Liebe nicht wert. Sie klammern sich an die Überzeugung, nutzlos zu sein, und meinen, Sie seien Ihren Mitmenschen egal. Sie fühlen sich von anderen betrogen. Schmerz und Trauer behindern den Fluss des Blutes zum Herzen. Mangel an Freude und Lebenslust.

Körpergeruch

Sie fühlen sich unbehaglich, von anderen zurückgewiesen, lächerlich gemacht, nicht akzeptiert. Sie fürchten sich vor anderen und ihrem Urteil. Tiefsitzende Selbstkritik und Selbstverachtung.

Krampf (Spasmus)

Sie fühlen sich gestresst, ängstlich, angespannt, auf Widerstand fixiert, frustriert. Banger Blick in die Zukunft.

Siehe auch **Bauchkrämpfe, Krampfanfälle, Krampfanfälle in der Schwangerschaft, Krämpfe**

Krampfadern

Sie haben Schwierigkeiten damit, Liebe anzunehmen. Sie blockieren Ihre Fähigkeit voranzukommen, stecken fest, sind ängstlich, hilflos, fühlen sich nicht unterstützt. Sie haben das Gefühl, in der Falle zu sitzen, und sehen keinen Ausweg. Sie sind überzeugt, dass Ihnen nichts glücken kann, wie sehr Sie es auch versuchen. Es kommt Ihnen vor, als steckten Sie in einer Lebenslüge fest und kämen an Ihr wahres Potenzial nicht heran. Zu viel Stress, Druck, Verantwortung. Ihre Last ist so groß, dass die Beine Ihnen nicht mehr länger dienen wollen. Sie sind enttäuscht, insbesondere in beruflicher Hinsicht.

Krampfanfälle

Sie sind unfähig, mit dem Leben oder stressigen Situationen fertig zu werden. Vollständige Überforderung: Der Körper blockiert, Sie brauchen eine Auszeit. Gleichgültigkeit. Sie leugnen, was geschieht. Sie sind von Ihren Gefühlen und Erfahrungen abgeschnitten. Unterdrückte Traumata. Rückzug aus dem Leben.

Siehe auch **Bauchkrämpfe, Krampf, Krampfanfälle in der Schwangerschaft, Krämpfe**

Krampfanfälle in der Schwangerschaft (Eklampsie)

Sie fühlen sich eingeengt und wie gefangen. Sie stecken fest und wissen nicht, wie Sie mit der Zukunft fertig werden sollen. Die zusätzliche Verantwortung ruft große Anspannung hervor. Sie fühlen sich unsicher, ängstlich und bedroht. Sie fürchten, keine gute Mutter zu sein und nicht gut für das Baby sorgen zu können. Sie fühlen sich unwohl mit der Vorstellung, dass Sie Ihre Freiheit und Ihr Selbstgefühl einbüßen. Sie blicken der Zukunft machtlos entgegen.

Siehe auch **Bauchkrämpfe, Krampf, Krampfanfälle, Krämpfe**

Krämpfe

Zu viel Stress und Anspannung. Angst und Anstrengung überfordern Sie. Sie halten an der Überzeugung fest, dass das Leben zu schwer ist. Sie sind unfähig, zu entspannen und loszulassen, fühlen sich ruhelos und müde. Sie fordern übertrieben viel, können nicht warten, sind frustriert, genervt und entmutigt.

Siehe auch **Bauchkrämpfe, Krampf, Krampfanfälle, Krampfanfälle in der Schwangerschaft**

Krätze

Sie haben Schwierigkeiten, das Leben und die Ihnen auferlegten Verantwortungen zu bewältigen. Es juckt Sie in den Fingern, einer Situation zu entfliehen, aber Sie wissen nicht, wie. Sie fühlen sich, als müssten Sie sich von anderen sagen lassen, was Sie wie tun sollen. Mangelndes Selbstwertgefühl. Gewaltige verdrängte Aggression und Verletzung. Sie fühlen sich bestraft.

Siehe auch **Juckreiz**

Krebs

Sie fühlen sich eingeengt, wütend, ängstlich, außer Kontrolle geraten. Sie tragen Verletzungen aus der Vergangenheit in sich. Sie meinen, für nichts und niemanden gut genug zu sein, schrumpfen im Inneren, greifen sich selbst von innen her an. Es kommt Ihnen vor, als nagten Schuldgefühle, Trauer und Ungewissheit am Körper. Sie sind immer auf der Hut, nie fähig, zu entspannen und loszulassen. Sie versuchen, es anderen recht zu machen, und suchen ständig nach Zustimmung von außen.

Siehe auch **Brustkrebs, Eierstockkrebs, Gebärmutterhalskrebs, Harnblasenkrebs, Hautkrebs, Knochenkrebs, Knoten in der Brust, Leukämie, Lungenkrebs, Lymphom, Prostatakrebs**

Kropf (Stroma)

Sie haben zu große Angst, über Ihre wahren Gefühle zu sprechen und das Leben so zu leben, wie Sie es sich vorstellen. Sie verstecken Ihr wahres Ich und versuchen es anderen, vor allem Ihrer Familie, immer recht zu machen. Sie haben Angst davor, aufgrund Ihrer Entscheidungen beschimpft, kritisiert oder zurückgewiesen zu werden. Sie lassen keine Kreativität zu und blockieren Ihre Fähigkeit, sich auszudrücken. Sie meinen, es sei besser, wenn Sie sich einfach mit Ihrer Lage abfinden, statt um das zu bitten, was Sie sich wirklich wünschen.

Kurzsichtigkeit

Sie haben böse Vorahnungen und Befürchtungen, bezweifeln Ihre Fähigkeit, mit der Zukunft zurechtzukommen, und fühlen sich überfordert.

Lähmung

Unfähigkeit, dem Druck und den Anforderungen des Lebens standzuhalten. Sie wehren sich gegen Veränderungen, stecken fest. Sie sind überzeugt, dass Sie keine Wahl haben und dass es keinen Ausweg gibt. Sie fühlen sich von Familie und Freunden abgewiesen, ignoriert und übersehen, ungeliebt und nicht angenommen. Angst vor der Zukunft. Der Schock einer traumatischen Erfahrung ist im Körper eingelagert.

Leberentzündung (Hepatitis)

Abgeschnittenheit, Gehemmtheit, Voreingenommenheit. Sie sind hart, selbstkritisch, dickköpfig, leicht verärgert und aufgebracht. Alles muss sich nach Ihren Vorstellungen richten. Sie suchen und finden Fehler an Ihren Mitmenschen. Sie sind egoistisch und fürchten sich vor Veränderung oder Transformation. Widerstand, Schuld, Scham, Zurückhaltung.

Hepatitis A: Sie fühlen sich durch andere beeinträchtigt. Voreingenommenheit. Alles muss sich nach Ihren Vorstellungen richten. Rebellion. Sie sind traurig, verunsichert, frustriert, wütend und empfinden Ihre Situation als unerträglich. Sie haben das Gefühl, immer wieder in die gleichen Mühlen zu geraten. Häufige Selbstsabotage der eigenen Fortschritte.
Hepatitis B: Sie fühlen sich machtlos, abgeschnitten von sich selbst, sind wütend auf die Welt. Sie meinen festzustecken und fühlen sich unfähig, Fortschritte zu machen oder auf eine neue Ebene aufzusteigen. Sie weigern sich, auf andere zu hören, und versuchen sie auszublenden. Sie sind vom Leben enttäuscht und desillusioniert, fühlen sich schuldig und beschämt.
Hepatitis C: Sie sind übertrieben selbstkritisch, dickköpfig. Alles muss sich nach Ihren Vorstellungen richten. Sie sind leicht zu verärgern und wütend zu machen. Sie suchen und finden ständig Fehler an anderen. Sie sind ängstlich und suchen jemanden, den Sie für etwas verantwortlich machen können, fühlen sich schuldig und beschämt.
Hepatitis D: Sie stecken in der Vergangenheit fest. Sie sind wütend, weil Sie nicht wissen, wie Sie Ihre Situation verändern sollen. Sie versuchen, ein anderer Mensch zu sein, und verbergen sich hinter einer Maske. Selbsthass. Angst vor Veränderungen und Transformation. Reserviertheit. Egoismus. Sie schlüpfen in die Opferrolle, suchen nach Aufmerksamkeit und möchten gerettet werden.
Siehe auch **Entzündungen**

Lepra

Sie lehnen das eigene Ich ab. Innerer Aufruhr und explosive Wut. Sie sind unfähig, das Leben zu meistern. Sie fühlen sich unannehmbar, nirgendwo zugehörig, nicht unterstützt, unrein, nicht liebenswert, ängstlich, entfremdet.

Lese-Rechtschreib-Schwäche (Dyslexie)

Sie fühlen sich dazu gedrängt, Leistung zu bringen und anderen Menschen zu gefallen. Sie fühlen sich beschämt, verletzt und verlegen, weil Sie die Erwartungen von Eltern oder Lehrern nicht erfüllen und weil es Ihnen an originellen Ideen fehlt. Sie wollen alles nach Ihren Vorstellungen tun. Sie haben das Verlangen, auf einer tieferen, der Seelenebene, zu kommunizieren, was von anderen häufig missverstanden wird.

Leukämie

Freudlosigkeit, Widerstand gegen das Leben, Selbstsabotage, Erschöpfung, Überdruss. Sie tragen Ängste der Vorfahren in sich. Das Leben erscheint Ihnen zu schwer und wie ein Kampf. Sie wünschen sich, aufzugeben oder gerettet zu werden. Entmachtung, Vernachlässigung des eigenen Ichs und der eigenen Gefühle. Sie hören sich zu viel Kritik an, übernehmen Negativität, Ängste und Groll von anderen. Sie meinen, Sie seien der guten Dinge im Leben unwürdig.

Siehe auch **Krebs**

Lidrandentzündung

Frustration, Wut, innerer Konflikt. Sie haben Schwierigkeiten damit, zu sich zu stehen und sich vor Kritik zu schützen. Ständige Zweifel. Sie ändern die Meinung aufgrund dessen, was Sie anderweitig sehen, statt aufgrund dessen, was Sie selbst fühlen und wissen.

Siehe auch **Entzündungen**

Linsentrübung (Katarakt)

Alles ist unklar. Die Zukunft scheint Ihnen verschwommen. Sie haben wenig Hoffnung auf Veränderung, als ob Sie zu einem trübseligen Leben verdammt wären. Das Leben ist Ihnen eine Last. Sie haben den Glauben verloren.

Lippen, aufgesprungene

Sie haben Angst davor, Fehler zu machen und einen falschen Eindruck zu hinterlassen. Sie sind oft gelangweilt, sarkastisch. Unsicherheit und vermindertes Selbstvertrauen.

Lungenaufblähung (Emphysem)

Das Leben ist für Sie ein Kampf und besteht nur aus Härte und Einschränkungen. Sie fühlen sich als Opfer, übersehen und zurückgewiesen. Sie haben die ständige Befürchtung, dass jeden Augenblick etwas Schreckliches passieren könnte. Mangelnde Freude. Sie denken zu viel nach und haben Schwierigkeiten, im Augenblick zu leben. Stress und Sorgen laugen Sie aus.

Lungenentzündung (Pneumonie)

Sie blockieren den Lebensfluss. Innerer Aufruhr. Emotionale Verletzung und Wut. Erschöpfung. Sie fühlen sich überfordert und von den Problemen des Lebens erdrückt. Sie haben das Gefühl, aufgeben zu wollen, und die Einstellung: »Welchen Sinn hat das alles? Es ist zu schwer für mich.« Verzweiflung. Sie ersticken an nicht geweinten Tränen und an Ihrer Traurigkeit. Sie wünschen sich, gerettet zu werden.

Siehe auch **Entzündungen**

Lungenkrebs

Sie sind zu sich und anderen zu hart, haben zu hohe Erwartungen. Enttäuschung, Einsamkeit, Bitterkeit, Trauer, Niedergeschlagenheit und Wut. Sie halten am Schmerz eines gebrochenen Herzens oder einer schwierigen oder missbräuchlichen Beziehung fest. Sie können nicht vergeben und loslassen. Sie neigen dazu, sich selbst hintenanzustellen, die Dinge zu übertreiben und den Schwung zu verlieren.

Siehe auch **Krebs**

Lymphdrüsenbeschwerden

Sie haben das innere Gleichgewicht verloren, fühlen sich verletzbar, verängstigt, nicht unterstützt, ungeliebt und zurückgewiesen. Sie sind leicht und auf unfaire Weise durch andere beeinflussbar. Sie meinen, sich nicht um sich selbst kümmern und sich nicht selbst beschützten zu können. Selbstsabotage. Sie sind unfähig, für sich zu kämpfen. Verwirrung und Unsicherheit.

Siehe auch **Lymphom**

Lymphom

Sie fühlen sich bedroht, ängstlich. Sie haben Verlustängste, giftige Gedanken und falsche Erwartungen. Ständige Selbstsabotage. Sie haben das Bedürfnis, um jeden Preis geliebt, angenommen und wertgeschätzt zu werden. Sie suchen den Zuspruch anderer, indem Sie ständig Dinge für sie tun. Sie verbergen Gefühle der Machtlosigkeit, Wertlosigkeit und Bedeutungslosigkeit in sich. Sie fühlen sich im Inneren leer. Diese Leere versuchen Sie zu füllen, indem Sie sich auf die Probleme anderer konzentrieren und zu deren Glück beitragen wollen, statt zu Ihrem eigenen.

Siehe auch **Krebs**

Magengeschwür

Negative Einstellung. Sie haben das Gefühl, nichts und niemand könne Sie glücklich machen. Sie wissen nicht, was Sie wollen oder wie Sie für sich sorgen sollen. Sie fühlen sich verloren, einsam, isoliert, verlassen, zurückgewiesen. Sie leiden unter zu viel Besorgnis und Angst und fürchten sich vor der Zukunft und Veränderungen.

Siehe auch **Darmgeschwüre, Geschwüre, Mundgeschwüre**

Magenschleimhautentzündung (Gastritis)

Sie sind unfähig, mit ständigem Gezänk, Angst, Frustration

und Negativität umzugehen. Sie fühlen sich zurückgewiesen, enttäuscht, traurig. Sie haben so viel um die Ohren, dass Sie mit den Herausforderungen und Schwierigkeiten des Lebens nicht mehr fertig werden. Sie sind leicht zu verärgern. Sie sind sich Ihrer selbst und des Lebens nicht sicher.
Siehe auch **Entzündungen**

Magenverstimmung

Es fällt Ihnen schwer, aus Ihren Erfahrungen zu lernen. Vorurteile, Wut, unrealistische Erwartungen, Enttäuschung, Versagensängste. Sie weigern sich, etwas zu verändern. Meinungsverschiedenheiten mit anderen. Perfektionismus. Sie können rechthaberisch, unsicher und selbstgerecht sein.

Magersucht (Anorexie)

Sie versuchen, das Leben unter Kontrolle zu halten, indem Sie sich Nahrung verweigern. Extreme Wut auf das eigene Ich, Hass und Ablehnung. Sie glauben, sich für etwas bestrafen zu müssen. Sie leiden unter einer unglücklichen Kindheit oder einem schmerzlichen Familienleben. Sie verweigern sich Freude und Spaß. Sie fühlen sich, als gehörten Sie nicht dazu. Sie sind unfähig, zu kommunizieren und mit Ihren Ängsten klarzukommen. Sie verkümmern innerlich.
Siehe auch **Süchte**

Mandelentzündung (Angina)

Sie fühlen sich in die Defensive gedrängt, müssen alles kontrollieren. Ihre Ängste haben Sie fest im Griff. Sie meinen, Sie hätten nichts Wichtiges zu sagen, und keiner interessiere sich dafür. Sie unterdrücken Kreativität und Lebensfreude. Sie unterbewerten Ihre Talente und Fähigkeiten. Sie klammern. Sie brauchen stets Zuspruch und Unterstützung von anderen, um aktiv zu werden.
Siehe auch **Entzündungen**

Masern

Sie fühlen sich überfordert, müde, abgekämpft, gestresst, besorgt. Sie wissen sich nicht auszudrücken. Innere Frustration, Chaos und ein Gefühl von Hoffnungslosigkeit. Familienquerelen. Sie sehnen sich nach Zuwendung, liebevoller Fürsorge, Sicherheit und Bestärkung.

Menstruationsbeschwerden

Sie lehnen Ihre Weiblichkeit ab. Sie meinen, Frauen seien schwach. Unablässige Selbstkritik. Sie fühlen sich entmachtet, wie ein Opfer, und lassen es zu, dass andere Sie herumschubsen. Sie haben Mühe, für sich einzutreten. Sie nehmen das Leben zu ernst. Sexualität erfüllt Sie mit Scham- und Schuldgefühlen.

Migräne

Kontrollsucht, übertriebene Ernsthaftigkeit, Perfektionismus. Sie setzen sich unter Druck und engagieren sich mehr, als es Ihnen guttut. Großer Hunger nach Liebe und Anerkennung. Sie ignorieren Ihre eigenen Bedürfnisse und geben anderen den Vorrang. Sie neigen zu extremer Besorgnis, Schuldgefühlen und Ängsten. Es gibt Konflikte mit sich und den Mitmenschen. Selbstbestrafung. Sie fühlen sich von anderen belästigt und reagieren oft wütend, indem Sie sagen: »Du machst mir Kopfschmerzen.«

Siehe auch **Cluster-Kopfschmerzen, Kopfschmerzen**

Milchfluss, versiegter (beim Stillen)

Sie fühlen sich unzulänglich und machen sich Vorwürfe, wenn Sie Herausforderungen nicht gemeistert haben. Die Verantwortung als Mutter stresst und überfordert Sie. Sie möchten alles kontrollieren, fühlen sich jedoch entmachtet.

Milchzuckerunverträglichkeit (Laktoseintoleranz)

Sie halten das Leben für zu schwierig und meinen, dass nie genug von dem da ist, was Sie brauchen. Sie sind verärgert und wünschen sich an einen anderen Ort, weil Sie meinen, woanders sei das Leben besser und leichter. Mangelgefühle. Sie brauchen mehr Freude und Kreativität im Leben.

Morbus Crohn

Negative Grundeinstellung, übertriebene Selbstkritik, ständige Selbsterniedrigung. Sie neigen dazu, das Leben aus einer düsteren oder zynischen Perspektive zu betrachten. Sie versuchen, unangenehme Gefühle zu unterdrücken, statt sie wahrzunehmen und zuzulassen. Sie verbergen Ihre Empfindsamkeit und tun so, als seien Sie selbstbewusst, als ließen Sie sich von den Kommentaren anderer nicht berühren. Tatsächlich fühlen Sie sich jedoch im Innersten getroffen. Sie neigen dazu, anderen die Schuld in die Schuhe zu schieben und sich als Opfer zu fühlen.

Mukoviszidose

Sie sind davon überzeugt, dass das Leben zu kompliziert ist. Sie meinen, keinen Erfolg haben zu können. Nichts klappt, keiner scheint Sie zu verstehen oder zu unterstützen. Sie fühlen sich als Opfer und klammern sich an Groll, Wut und der Überzeugung fest, dass mit Ihnen irgendetwas nicht stimmt, dass Sie im Irrtum sind oder keiner Sie zu schätzen weiß.

Multiple Sklerose

Anderen Menschen und Verpflichtungen räumen Sie den ersten Rang ein. Sie treiben sich zu sehr an und sind überarbeitet. Sie spüren sich nicht gut genug. Sie bewahren einen eingeschränkten Standpunkt. Sie weisen sich selbst zurück, vernachlässigen und sabotieren sich. Sie fühlen sich von Ihrem

Wesen und von anderen abgeschnitten. Erschöpfung, Besorgnis, Scham- und Schuldgefühle.

Mumps (Ziegenpeter)

Sie haben Schwierigkeiten, die einschränkenden Überzeugungen und Meinungen anderer hinzunehmen. Sie vertrauen nicht auf Ihre eigene Intelligenz. Sie fühlen sich in Ihrem kreativen Ausdruck gebremst. Innerer Konflikt. Sie verbergen Ihre wahren Gefühle, halten sich für nicht gut genug und schämen sich für Ihre Sexualität.

Mundgeruch

Sie sind wütend, wollen andere von sich fernhalten. Sie fühlen sich unannehmbar, zurückgewiesen und unbehaglich und haben Schwierigkeiten damit, sich einzufügen.

Mundgeschwüre

Unsicherheit. Sie sind steckengeblieben und neigen zu destruktiven Überzeugungen und Standpunkten. Ständige Selbstzweifel und Zweifel an den eigenen Fähigkeiten. Sie bremsen sich, halten Ihre Meinung zurück und lassen es zu, dass gute Gelegenheiten ungenutzt verstreichen. Sie sind von Reue und Frustration erfüllt. Sie verschließen sich vor neuen Ideen. Sie denken oft: »Das Leben ist unfair.« Sie unterdrücken Ihre Wut und explodieren dann unkontrolliert.
Siehe auch **Darmgeschwüre, Geschwüre, Magengeschwüre**

Muskelkater

Einschränkung, Blockierung, Angst. Sie sind unentschlossen, kontrollierend, ein Perfektionist. Sie denken: »Entweder so, wie ich es will, oder gar nicht.« Rechthaberei. Sie geben sich überlegen, halten sich für allwissend. Sie sind unfähig, Herausforderungen und Fehler konstruktiv oder positiv zu handhaben.

Muskelschwund

Innerer Verfall. Sie lassen es zu, dass Angst, Trauer und Traurigkeit Sie auffressen. Verlustgefühle, Hoffnungslosigkeit. Die Probleme anderer machen Sie zu den Ihren und lassen es zu, dass sie Ihnen das Leben schwermachen. Sie tragen zu große Verantwortung. Sie meinen, Sie seien nicht wichtig.

Muskelzucken (Tic)

Stress, Besorgnis, Befürchtungen, Ängste, Aufregung. Sie sind unsicher, wie Sie auf eine Situation reagieren sollen. Angst vor der Zukunft.

Nägelkauen

Nervös, unsicher, schutzlos. Geringes Selbstwertgefühl. Verwirrt, entschlusslos, gelangweilt, gestresst. Stagnation. Aufgebracht, verärgert über ein nahes Familienmitglied oder einen engen Freund. Sie fühlen sich so, als durchdringe jemand Ihre Abwehr. Nervosität vor einem wichtigen nahenden Ereignis.

Nahrungsmittelallergie/-unverträglichkeit

Sie fühlen sich von dem, was um Sie herum geschieht, gereizt. Darauf, wie andere sich Ihnen gegenüber verhalten und was sie über Sie denken, reagieren Sie überempfindlich. Sie sind frustriert, weil Ihr Unbehagen mit dem Leben nicht erkannt und ausgeräumt wird. Sie begegnen dem Leben mit Widerstand. Sie sind zu sehr auf das konzentriert, was Sie mögen bzw. nicht mögen. Sie gestatten es sich nicht, Ihre Persönlichkeit vollständig auszudrücken.

Siehe auch **Allergien**

Narbenbildung

Es gibt Verletzungen, die nicht gänzlich verheilt sind. Eine Erinnerung an erfahrenes Leid kommt immer wieder hoch.

Sie wehren sich gegen Veränderungen und stecken in unaufgelösten Emotionen fest.

Nase, laufende

Sie drängen, wollen Dinge erzwingen, statt loszulassen und sie einfach zuzulassen. Sie ignorieren Ihre Intuition und Gefühle. Entscheidungen treffen Sie nach dem Verstand, statt nach Gefühlen und Intuition. Sie sind schlapp und aller Anstrengung müde, wissen jedoch nicht, wie Sie damit aufhören sollen. Sie neigen dazu, sich in das Leben anderer einzumischen und Rat zu geben, den Sie selbst nicht annehmen würden. Sie sind zögernd, zweifelnd, kraftlos.

Nase, verstopfte

Sie blockieren Ihre Intuition, hören nicht auf Ihren Körper oder gönnen ihm keine Ruhe. Sie brauchen eine Auszeit und mehr Freiraum für sich. Sie fühlen sich durch andere kontrolliert. Sie sind wütend darüber, dass andere sich in Ihr Leben und in Ihre Angelegenheiten einmischen.

Nasenbluten

Sie fühlen sich verletzt, schikaniert, ausgeschlossen. Schuldzuweisungen, Sie zeigen mit dem Finger auf andere. Sie sind sehr wütend und frustriert, wenn die Dinge nicht so geschehen, wie Sie es sich vorstellen. Sie fühlen sich minderwertig, beschämt, verwirrt. Sie sehnen sich nach Zuwendung und Fürsorge.

Nasensekret im Rachenraum

Sie schlucken Wut, Frustration, Groll und Traurigkeit hinunter, verbergen Ihre Gefühle und erscheinen anderen daher kalt, schroff und starr. Tief unterdrückter Schmerz und Aggression. Sie stecken in der Vergangenheit fest, leben in Phantasien und Träumen. Sie haben ein tiefes Bedürfnis nach Rettung. Sie bremsen sich in Ihrem persönlichen Wachstum und in Ihrer Entwicklung.

Nebenschilddrüsenprobleme

Versagensängste. Sie sind von sich und anderen enttäuscht. Sie fühlen sich durch Wettbewerb bedroht und geben zu leicht auf, weil Sie nicht an Ihre Fähigkeit glauben, erfolgreich sein zu können. Sie fühlen sich insbesondere durch Familienmitglieder kontrolliert und wissen nicht, wie Sie sich befreien sollen. Sie fühlen sich von anderen abhängig und suchen nach mehr Unabhängigkeit.

Neben- und Stirnhöhlenentzündung (Sinusitis)

Reizbarkeit, Frustration, Angst, Unsicherheit. Sie versuchen, Ihre Mitmenschen auf Distanz zu halten. Unterdrückte Wut, Zorn und Trauer. Sie haben tiefe Schuldgefühle und Traurigkeit aus der Vergangenheit in sich eingelagert. Sie sind unsicher darüber, wie man schwierige Situationen auflösen kann. Sie neigen zu übertriebener Selbstanalyse, fühlen sich ausgelaugt und wie in zu viele Richtungen gleichzeitig gezogen. Es fällt Ihnen schwer, für sich selbst und Ihre Überzeugungen einzustehen.

Siehe auch **Entzündungen**

Nervenzusammenbruch

Sie haben das Leben nicht im Griff. Innerer Aufruhr und Verwirrung. Ihre Mitmenschen verlangen Ihnen zu viel ab. Sie fühlen sich überfordert, überanstrengt und hoffnungslos. Starke Wut und Angst. Sie sind von sich selbst enttäuscht, geben auf und fühlen sich wie ein Versager.

Nervosität

Sie sind unfähig zu kommunizieren. Botschaften lassen Sie nicht an sich heran. Sie hören nicht auf Ihre innere Stimme und sind abgeschnitten von sich und von anderen. Angst vor Verurteilung und Zurückweisung. Sie haben das Gefühl, jemanden beeindrucken oder zufriedenstellen zu müssen, sind sich Ihrer selbst und Ihrer Fähigkeiten nicht sicher. Versagensängste und geringes Selbstvertrauen.

Nesselausschlag

Tiefsitzende Angst, Gereiztheit und innere Explosion. Sie fühlen sich überfordert, weil die Dinge Ihnen über den Kopf wachsen und Sie nicht wissen, wie Sie mit ihnen umgehen sollen. Tiefe Wut und Groll. Sie meinen, Sie bekämen nicht das, was Sie sich vorstellen.

Siehe auch **Ausschlag, Hautausschlag**

Nierenbeschwerden

Geringes Selbstwertgefühl, Groll, Erstarrung, Erschöpfung. Sie geben Ihre Macht ab, fühlen sich unbedeutend und machen dabei andere für Ihre Mängel verantwortlich. Sie suchen einen Sündenbock. Energiemangel. Sie sind ängstlich und wissen nicht, was Sie mit sich anfangen sollen. Sie haben Probleme mit der Kommunikation in einer Beziehung. Sie sind erfüllt von alter Trauer und Angst, die sich nicht abschütteln lassen.

Nierenentzündung (Nephritis)

Es gibt ungelöste Familienprobleme, gelegentlich über mehrere Generationen hinweg. Sie leiden unter großer Einsamkeit und haben eine starke Sehnsucht nach Liebe und Zuneigung. Zu viel Druck, Anstrengung und Verantwortung im Alltag machen Ihnen zu schaffen. Sie meinen, Sie müssten in Ihren Gefühlen ertrinken, und wissen nicht, was Sie tun sollen. Persönliche oder berufliche Enttäuschung.

Siehe auch **Entzündungen**

Nierensteine

Verhärtung, Negativität, Minderwertigkeitskomplexe. Vor Angst sind Sie wie gelähmt. Die Dinge müssen immer nach Ihren Vorstellungen laufen. Reue, Starre, Inflexibilität, Dickköpfigkeit. Sie betrachten das Leben aus einer negativen Perspektive. Sie leben in der Vergangenheit und tragen schmerzhafte Erinnerungen in sich. Sie können nicht vertrauen. Scham, Enttäuschung, Versagen. Sie fühlen sich wie erschlagen.

Ohnmacht, tiefe

Sie fühlen sich von der Angst überfordert, dass Ihnen zu viel zugemutet wird. Sie sind unfähig zurechtzukommen und suchen nach einem Ausweg. Sie fühlen sich abgekämpft und gestresst.

Ohnmachten, kurze

Sie haben das innere Gleichgewicht verloren. Sie fühlen sich vom Leben überfordert und müssen einen Ausweg finden. Sie leiden unter zu viel Druck, Angst oder einem Trauma.

Ohrenschmerzen

Sie fühlen sich verurteilt und verurteilen andere. Sie richten sich nicht nach Ihren eigenen Erkenntnissen oder Ihrer inneren Stimme. Sie wollen nicht hören, was man Ihnen sagt, und verschließen sich den Mitmenschen. Sie fürchten, dass andere Sie kontrollieren wollen. Schuldzuweisungen, Frustration, Wut, Missverständnisse, Streit. Sie weigern sich, Ihre Einstellung oder Perspektive zu verändern. Sie fühlen sich übersehen, unbemerkt, gekränkt, unsicher.

Operation, langsame Genesung nach

Sie fühlen sich hilflos, schuldig, frustriert und zu wenig unterstützt. Sie sehnen sich nach mehr Liebe und Zuwendung. Sie achten Ihren Körper nicht oder gönnen ihm nicht die erforderliche Ruhe. Sie stecken fest und sind verhärtet. Sie trauen Ihrem Körper nicht zu, dass er sich selbst heilen kann.

Panikanfälle

Unterdrückte Wut, Angst, Trauer oder schmerzhafte Erinnerungen kommen plötzlich an die Oberfläche, häufig in Verbindung mit zurückliegenden Traumata, die meist aus der Kindheit stammen. Sie fühlen sich schwach, gestresst, untergraben, angegriffen, kritisiert, bedrängt. Innere Schwäche. Übermüdung. Sie leisten ununterbrochen Widerstand und schwimmen immer gegen den Strom. Sie meinen, das Leben sei nichts als Kampf und Mühsal.

Siehe auch **Ängste**

Parasiten

Sie gestatten es anderen, Ihnen die Energie und Lebenskraft zu rauben. Sie fühlen sich unrein. Sie sind von Negativität, Kritiksucht und Frustration erfüllt. Sie meinen, dass Ihnen nie genug Zeit, Energie, Liebe und Unterstützung zur Verfügung stehen. Den Anforderungen anderer Menschen an Sie geben Sie zu schnell nach und kümmern sich zu wenig um Ihre eigenen Bedürfnisse. Sie geben zu viel und erhalten nicht ausreichend Anerkennung oder Wertschätzung dafür.

Siehe auch **Bandwürmer, Würmer**

Parkinson-Krankheit (Schüttellähmung)

Innerer Konflikt. Traumatische Erfahrungen, die unverarbeitet geblieben sind. Sie sind von den eigenen Gefühlen abgeschnitten. Sie nehmen sich keine Zeit für sich selbst. Sie fühlen sich wie ein Versager, zu nichts nutze, nicht liebenswert, verkannt. Angst, Unsicherheit, Starrsinn, Widerstand, Kontrollsucht. Hoffnungslosigkeit, unerfüllte Erwartungen, Schuld. Sie fühlen sich nicht angenommen und versuchen, es allen gleichzeitig recht zu machen. Der Mut hat Sie verlassen.

Phlegma, übermäßiges

Sie verlieren die Kontrolle über sich. Etwas beschäftigt Sie zu sehr, und Ihr Körper wird mit dem inneren Chaos nicht mehr fertig. Sie haben Schwierigkeiten, das zu sagen, was Sie wirklich empfinden, versuchen immer nett zu sein und unterdrücken Ihre Gefühle. Wenn Sie unter Menschen sind, haben Sie sich und Ihr Verhalten ständig unter Kontrolle.

Phobien *siehe* **Ängste, Flugangst, Höhenangst, Platzangst, Raumangst, Sozialphobie, Spinnenangst, Tod**

Pickel

Frustration und wütende Ausbrüche. Sie bekommen nicht, was Sie wollen. Sie fühlen sich unwohl in Ihrer Haut, nicht akzeptiert und nicht gut genug. Sie mögen sich selbst nicht. Sie fühlen sich provoziert, gereizt, bloßgestellt.
Siehe auch **Akne**

Pilzbefall

Gereiztheit. Grenzen fehlen. Sie gestatten es anderen, Ihnen unter die Haut zu fahren und Ihnen die Energie zu stehlen. Sie übernehmen alte, überkommene Vorstellungen. Sie tun Dinge, die Sie selbst nicht gutheißen. Sie fühlen sich manipuliert und in Situationen hineingezwungen, mit denen Sie nichts zu tun haben wollen. Familiengeheimnisse schwären unter der Haut oder brennen unter den Nägeln.

Platzangst (Agoraphobie)

Angst vor Kontrollverlust. Sie fühlen sich nicht unterstützt. Es fällt Ihnen schwer, zu vertrauen und um Hilfe zu bitten. Sie haben Angst, dass andere Sie übervorteilen und Ihnen weh tun. Sie fühlen sich wie ein Opfer, in Ihren Körper oder die äußeren Umstände eingesperrt. Inneres Leiden und Ringen. Sie empfinden aufgestaute Wut, Trauer, Hilflosigkeit

und Hoffnungslosigkeit. Sie finden, dass das Leben Ihnen schlechte Karten ausgeteilt hat. Sie wollen sich verstecken.
Siehe auch **Ängste**

Polypen

Wut, Familienstreitigkeiten. Sie fühlen sich übersehen und ungeliebt und versuchen, Negativität und Gefühle der Hoffnungslosigkeit auszublenden.

Posttraumatische Belastungsstörung

Sie klammern sich an die Vergangenheit. Es fällt Ihnen schwer, nach vorne zu schauen. Feststecken, Schock, Schuld, Reue. Sie fühlen sich wie ein Opfer, bedroht, verletzt, geschwächt. Sie errichten ein inneres Gefängnis, vor allem wenn Sie bei anderen Menschen Trauma oder Tod verursacht haben. Selbstbestrafung. Sie lassen andere nicht an sich heran. Sie fürchten sich, um Hilfe zu bitten.

Prämenstruelles Syndrom (PMS)

Wut, Verwirrung, Beklemmung, Furcht, Selbstzweifel. Sie halten Ideen zurück, weil Sie meinen, dass sie abgelehnt werden könnten. Ihnen wird nicht zugehört. Sie sind frustriert, ungeduldig, verärgert, fühlen sich in der Falle, unsicher, blockiert, unbeachtet, unglücklich. Sie klammern sich an früheren Verletzungen durch Männer fest. Minderwertigkeitskomplexe. Sie leugnen Ihre weibliche Energie, wollen männlicher und damit stark und mächtig sein.

Prellungen

Sie reagieren ärgerlich auf das Leben. Es fehlt Ihnen an Klarheit. Sie machen dumme, kleine Fehler, für die Sie sich aber schwere Vorwürfe machen. Selbstbestrafung.

Prostatakrebs

Sie ringen mit der Arbeit und den Finanzen. Verwirrung, Entschlusslosigkeit. Sie fühlen sich überfordert, lästig, zurückgewiesen, beschämt, hilflos. Sie haben Angst vor dem Altern. Sie lassen es zu, dass andere Ihren Wert festsetzen. Versagensängste.

Siehe auch **Krebs**

Rachitis

Sie sind unerfüllt und eingeschränkt. Ihnen mangelt es an einer angemessenen Fürsorge und Unterstützung. Sie hungern nach Aufmerksamkeit, Förderung und Hilfe. Schwäche. Sie ringen darum, sich um sich selbst zu kümmern.

Raumangst (Klaustrophobie)

Sie sind ängstlich, zwanghaft, leicht besorgt. Sie sind in Ihrer eigenen Wirklichkeit gefangen. Sie wollen alles und jeden kontrollieren, haben selbst aber das Gefühl, die Kontrolle verloren zu haben. Sie versuchen, alles perfekt hinzubekommen, versagen dann aber. Sie tragen große Mengen unterdrückter Wut und Enttäuschung in sich.

Siehe auch **Ängste**

Regelblutung, Ausbleiben der (Amenorrhö)

Als Frau fühlen Sie sich unwohl. Sie tragen Groll gegen Frauen in sich, insbesondere gegen Ihre Mutter. Sie fühlen sich verlassen, leiden unter mangelnder Fürsorge und vertrauen nicht in die eigene Entscheidungs- und Handlungsgewalt. Sie sind schwach, zerbrechlich und verletzbar und wissen nicht, wie Sie sich selbst gut behandeln können. Übertriebenes Körpertraining, zu viele Diäten, missbräuchliche Beziehung zum Körper und zu viel Stress.

Reisekrankheit

Angst, die Kontrolle zu verlieren. Sie sind davon überzeugt, keine Wahl zu haben. Sie fühlen sich gefangen und verwirrt. Mangelndes Sicherheitsgefühl. Sie sind unfähig, loszulassen und zu vertrauen.

Reizdarmsyndrom

Sie sind aus dem Gleichgewicht geraten, zu ernst und kontrollierend. Sie sind vor allem auf Negatives ausgerichtet, voreingenommen, rechthaberisch, leicht zu verärgern. Sie haben Schwierigkeiten damit, anderen zu vertrauen. Sie halten an veralteten Überzeugungen und Vorstellungen fest. Verwirrung, Verirrung, Richtungslosigkeit. Stress, Angst, Besorgnis. Verkrampfung im Inneren. Sie wissen nicht, wie Sie mit einer bestimmten Sachlage umgehen sollen. Sie sind auf die Probleme konzentriert, statt auf ihre Lösungen. Mangelndes Vertrauen. Unablässige Wankelmütigkeit und Infragestellung Ihres Instinkts. Sie fühlen sich von anderen angegriffen und kritisiert und sind ständig auf der Hut, um nicht verletzt zu werden.

Restless-Legs-Syndrom (RLS)

Sie fühlen sich unwohl, gereizt, ungeduldig, ruhelos. Es ist Ihnen zur Gewohnheit geworden, sich dem Fortschritt zu widersetzen, bis es nicht mehr länger geht und Sie vorangehen müssen. Sie schieben alles auf die lange Bank. Wenn Sie ein Projekt angehen wollen, finden Sie immer Ausreden, um es doch nicht zu tun. Sie sind frustriert, weil die Dinge nicht so rasch ablaufen, wie Sie es sich vorstellen, und geben auf.

Rheuma

Sie sind starr, dominant, tyrannisch, selbstgerecht. Tiefsitzender Groll, Wut und Bitterkeit. Sie sind unfähig, zu vergeben und dann Ihren Weg fortzusetzen. Sie suchen immer

Sündenböcke, statt selbst die Verantwortung zu übernehmen. Sie halten sich für das Opfer Ihres Lebens. Sie beurteilen sehr streng, als sei alles nur schwarz oder weiß.

Rheumatoide Gelenkentzündung

Sie lehnen sich selbst ab. Kritik, Feststecken, Negativität, Dickköpfigkeit. Sie denken häufig: »Entweder geht es nach meinem Willen oder gar nicht.« Sie sind sehr ernst, pingelig, streng, kontrollierend, ein Perfektionist – nichts ist jemals gut genug. Innere Bewegungsunfähigkeit sorgt dafür, dass Sie und Ihre Gelenke blockiert, entzündet und schmerzhaft bleiben. Sie halten an Schmerz, Traurigkeit, Reue oder Schuld aus der Vergangenheit fest und verweigern jede Veränderung.

Rosazea (Kupferrose)

Scham, Verlegenheit, Schuld. Sie hegen den Wunsch, wahrgenommen, angenommen und anerkannt zu werden. Sie sind von Gefühlen überfordert, die auszudrücken Ihnen verboten wurde. Sie versuchen, immer gut und nett zu sein, um andere für sich einzunehmen, statt zu erforschen, wer Sie tatsächlich sind. Ständige Selbstzweifel und Meinungswechsel.

RSI-Syndrom (Repetitive Strain Injury, Verletzung durch ständig wiederholte Bewegungsabläufe)

Sie hören nicht auf Ihren Körper. Es fällt Ihnen schwer, das Alte loszulassen und das Neue willkommen zu heißen. Unbeweglichkeit, Feststecken. Sie überlassen anderen Ihre Entscheidungsgewalt. Sie denken oft: »Ich muss weiter meine ungeliebte Arbeit machen, weil ich Geld brauche und anders keines bekomme.« Sie überlassen sich der Kontrolle anderer und der äußeren Umstände. Sie glauben nicht an sich und bezweifeln, dass es bessere Arbeitsbedingungen für Sie geben kann. Widerstand gegen Veränderungen.

Rückgratverkrümmung (Skoliose)

Sie fühlen sich nicht sicher genug, um Ihre wahren Gefühle zu offenbaren. Sie sind geheimniskrämerisch, halten sich bedeckt, geben nichts von sich preis. Sie sind unfähig, anderen zu vertrauen. Sie bewahren Gefühle von Verrat, Unterlegenheit, geringem Selbstwertgefühl in sich. Das Leben ist Ihnen eine große Belastung. Sie sind übertrieben verantwortungsbewusst. Übersteigerte Selbstkritik, Sie machen sich oft schlecht. Nichts ist jemals gut genug. Perfektionismus. Sie sind tief enttäuscht vom Leben und Ihren Mitmenschen. Innerer Konflikt und Wut. In manchen Fällen: Depression, Gefühle von Einschränkung, Versagen, Hilflosigkeit und Hoffnungslosigkeit.

Ruhr

Unfähigkeit, den Gang der Dinge weiter hinzunehmen. Der Körper rebelliert. Rasche Veränderungen sind erforderlich. Sie verlieren die Verbindung zu Ihrem Wesenskern und Ihrem Bauchgefühl. Sie haben vergessen, wie man befähigende Entscheidungen trifft. Innere Machtlosigkeit, Wut, Groll und Schuldzuweisungen.

Schilddrüsenüberfunktion (Hyperthyriose)

Sie sind ständig in Eile und versuchen, so viel wie möglich in den Tag zu pressen. Schlechtes Zeitmanagement. Sie stehen unter starkem Leistungsdruck, haben nie genug Zeit und das Gefühl, dass die Welt zusammenstürzt, wenn Sie Ihr Pensum nicht schaffen. Sie haben ständig Schuldgefühle, weil Sie nicht mehr leisten. Sie sind immer für alle da, außer für sich selbst.

Schilddrüsenunterfunktion (Hypothyriose)

Gleichgültigkeit. Sie haben oft die Einstellung: »Ist mir doch egal!« Wirre Gedanken. Erschöpfung, weil Sie zu viele Lasten tragen. Sie fühlen sich ausgelaugt, emotional ungefestigt, überanstrengt. Kommunikationsschwierigkeiten. Sie halten sich lieber im Hintergrund und überlassen es anderen, Entscheidungen zu treffen. Übermäßige Zurückhaltung. Alles scheint Ihnen zu große Anstrengungen zu verlangen.

Schlafapnoe

Sie haben Mühe, dem Lebensfluss zu vertrauen und loszulassen. Probleme und Druck überfordern Sie. Unterdrückte Wut, Ärger, Zorn. Sie kochen im Inneren. Sie versuchen, es anderen recht zu machen, um Anerkennung zu erringen.

Schlafkrankheit (Narkolepsie)

Angst vor der Zukunft, Vermeidungsstrategie, Fluchtreflex. Sie sind unfähig, eine schwierige Lage zu meistern. Hoffnungslosigkeit und Verzweiflung. Übermüdung. Sie meinen, das Leben sei zu berechenbar und monoton geworden.

Schlaflosigkeit, anhaltende

Unfähigkeit, sich zu entspannen. Sie fühlen sich nicht sicher und können nicht loslassen, machen sich viele Sorgen, spielen Abläufe im Kopf durch, sezieren Situationen bis ins Kleinste. Sie sind zerstreut, ängstlich und immer auf der Hut. Schuld- und Grollgefühle.

Schlafstörungen, kurzfristige

Sie grübeln zu viel und wissen nicht, wie Sie abschalten sollen. Sie fühlen sich verletzlich, ungeschützt, unsicher und sind immer auf der Hut. Sie denken: »Wenn ich einschlafe und loslasse, wird das jemand ausnutzen und mir etwas antun.« Ungewöhnlich große Angst und Furcht. Sie fühlen sich ständig bedroht und hilflos. Unaufgelöste Probleme plagen Sie.

Schlafwandeln

Sie haben zu viele Energien, die Sie selbst im Schlaf nicht mehr unter Kontrolle halten können. Kontrollverlust. Sie fürchten sich davor, den Menschen zu zeigen, wer Sie wirklich sind. Sie meinen, in Ihnen säße etwas Schlechtes oder Dunkles. Wenn Ihre Mitmenschen dies entdeckten, könnten sie Sie ablehnen oder lächerlich machen und sich von Ihnen abwenden. Sie müssen sich genauer erforschen und Spontaneität zulassen.

Schlaganfall

Sie fühlen sich nutzlos, hoffnungslos, unzulänglich. Überwältigender Druck und Stress. Sie kommen mit einer schwierigen Situation nicht zurecht und möchten aufgeben. Sie fühlen sich wie ein Versager. Sie machen dicht, lassen nichts und niemanden an sich heran. Sie weigern sich, etwas zu verändern, und begreifen nicht, wieso das, was Sie versucht haben, nicht funktionieren konnte.

Schleimbeutelentzündung (Bursitis)

Sie stecken in einem Muster fest. Sie haben Schwierigkeiten damit, Ihren Wohlfühlbereich zu verlassen. Ängste. Sie fühlen sich von allem, was Sie tun müssen, um vorwärtszukommen, überfordert. Sie langweilen sich, sind unzufrieden, wütend und einfallslos. Sie schleppen einen unbewältigten Konflikt im Inneren mit, der Sie auffrisst. Orientierungslosigkeit. Sie fühlen sich machtlos.

Siehe auch **Entzündungen**

Schleudertrauma

Ein Schock, der Sie darauf hinweist, dass Sie im Leben etwas verändern müssen. Verwirrung, Selbstkritik und Autoaggression. Sie machen sich Vorwürfe oder lassen sich von anderen belasten.

Schluckauf, wiederkehrender

Sie haben Mühe damit, nahestehenden Personen klare Auskunft über Ihre Gefühle zu geben. Sie sind verwirrt und wissen nicht, welche Entscheidungen Sie treffen sollen. Es herrscht ein Konflikt zwischen dem tiefen Bedürfnis, es anderen recht zu machen, und dem rebellischen Drang, alles nach den eigenen Vorstellungen zu machen.

Schnarchen

Sie sind nicht bereit, veraltete Herangehens- und Denkweisen abzulegen. Kontrollbedürfnis. Sie tun sich schwer, das auszudrücken, was Sie mitteilen wollen. Angst vor Veränderungen.

Schultersteife

Sie unterdrücken Ihre Gefühle. Sie leiden unter zu großer Anstrengung, zu viel Stress, zu großer Besorgnis. Sie nehmen Ihre Herausforderungen nicht an, sondern leugnen und »betäuben« sie. Sie haben das Gefühl festzustecken. Sie versuchen, die Ereignisse zu kontrollieren, statt sie zuzulassen. Angst vor der Zukunft. Sie möchten aufgeben und fühlen sich wie ein Versager. Ihre Probleme machen Sie handlungsunfähig, Sie sind unsicher, wie Sie Schmerz und Traurigkeit heilen sollen. Sie halten viele ungeweinte Tränen zurück.

Schuppen

Sie haben zu viel Stress, zu viel zu tun und zu viele Leute zufriedenzustellen. Ihr Leben scheint in seine Bestandteile zu zerfallen. Der ständige Hochleistungsbetrieb hat Ihre Energie und Kreativität auf den Nullpunkt gebracht.

Schuppenflechte (Psoriasis)

Sie fühlen sich unsicher, zurückgewiesen, verärgert. Sie suchen immer einen Sündenbock, statt selbst die Verantwortung zu übernehmen. Sie unterdrücken die Gefühle, bis sie sich in einem Wutausbruch äußern. Sie sind von tiefer Enttäuschung erfüllt. Selbsthass und Selbstbestrafung. Sie fühlen sich verloren, als wüssten Sie nicht, wohin Sie gehören.

Schüttelfrost

Sie verarbeiten eine Erfahrung oder Situation, die sich jenseits Ihres Wohlfühlbereichs befindet. Sie fühlen sich entblößt, verletzbar, ungeschützt, eingeengt, erstarrt. Sie wissen nicht, welchen Schritt Sie als Nächstes tun sollen. Innere Verwirrung und Angst davor, die falsche Entscheidung zu treffen.

Schwangerschaftsstreifen

Sie sind an Ihren Grenzen angelangt. Sie machen sich Sorgen, wie Sie die Zukunft bewältigen sollen. Sie fühlen sich in Ihrer Haut nicht wohl und beurteilen sich und Ihren Körper zu hart. Sie verweigern Veränderungen.

Schwangerschaftsübelkeit, extreme

Es bereitet Ihnen Schwierigkeiten, mit den Veränderungen im Körper fertig zu werden. Sie haben Angst davor, Ihre Freiheiten aufgeben zu müssen und vielleicht keine gute Mutter sein zu können. Sie leiden unter nicht aufgearbeiteten Verletzungen und Problemen in der Beziehung.

Schwellung

Sie tragen negative Überzeugungen und Gefühle in sich, die Sie auffressen und den Weg zu Gesundheit und Erfolg verstellen. Sie unterdrücken alten Schmerz, alte Trauer und viele ungeweinte Tränen und lassen sie anwachsen, bis Schwellungen entstehen.

Schwindel

Sie fühlen sich überlastet, instabil, aus dem Gleichgewicht geraten, als ob Sie sich nicht zurechtfinden. Die Dinge entwi-

ckeln sich immer anders, als Sie es erwartet haben oder es sich wünschen. Sie fühlen sich unsicher, zerstreut, belastet. Sie wünschen sich an einen anderen Ort und haben Mühe damit, die Dinge so zu akzeptieren, wie sie sind. Sie drehen sich im Kreis und wissen nicht, welche Richtung Sie einschlagen oder welche Veränderungen Sie anstreben sollen.
Siehe auch **Gleichgewichtsverlust**

Sehnenscheidenentzündung

Sie betäuben Ihre Gefühle. Sie tun Dinge, die Sie gar nicht tun wollen. Sie blockieren den Energiefluss in Ihrem Leben. Sie halten an Trauer und Traurigkeit aus der Vergangenheit fest. Sie strampeln sich ab und laden sich zu große Anstrengung und Mühsal auf. Sie fühlen sich, als hätten Sie etwas nicht im Griff.
Siehe auch **Entzündungen**

Senilität

Kraftverlust, Überforderung, zu viele unterdrückte Gefühle. Rückzug in einen kindlichen Zustand, Sie brauchen ständig die Aufmerksamkeit anderer. Sie wünschen sich, in eine andere Zeit zu entfliehen, wollen sich nicht erinnern und auch nicht in der Gegenwart leben. Sie fühlen sich verloren und verwirrt.

Sichelzellenanämie

Sie empfinden sich als blockiert, ängstlich, verwirrt. Sie geraten immer wieder in schwierige Situationen, aus denen Sie sich nur mit Mühe befreien können. Sie blockieren den Fluss des Lebens. Sie machen sich die Dinge schwerer als nötig, sind vor allem auf Anstrengung und Oberflächlichkeiten konzentriert. Sie graben nicht tief genug, um herauszufinden, wer Sie wirklich sind. Manche Dinge erledigen Sie nur halbherzig.

Sklerodermie

Sie fühlen sich unattraktiv, wertlos, zurückgewiesen, schwermütig, nutzlos. Sie neigen dazu, schnell aufzugeben. Sie sind auf Negativität, Beschränkungen und Hilflosigkeit ausgerichtet. Es fehlt Ihnen an Schwung oder am nötigen Glauben an sich selbst. Machtlosigkeit und ein Gefühl, eingesperrt zu sein. Sie fühlen sich durch andere bedroht und wissen nicht, wie Sie sich vor Aggression schützen sollen. Sie verweigern sich dem Leben und erzeugen dadurch geistige, körperliche und kreative Bewegungslosigkeit.

Sodbrennen

Sie haben Schwierigkeiten, die Ereignisse des Lebens zu verarbeiten. Sie fühlen sich unwohl mit allem, was Sie sehen, spüren, hören und erleben. Sie sind ärgerlich und frustriert über Ihre Unfähigkeit zu kontrollieren, was in Ihrem Umfeld geschieht. Schuldgefühle im Hinblick auf die Vergangenheit. Sie bereuen frühere Entscheidungen und stehen ihnen hilflos gegenüber. Sie stellen sich dem Leben entgegen, statt aus Ihren Erfahrungen zu lernen. Wut, Angst, Hass, Sie kochen innerlich. Sie haben Mühe damit, zu vertrauen und loszulassen. Rachlust. Jemand hat Ihnen das Herz gebrochen.

Sonnenstich

Sie wissen nicht, wann es genug ist, und überschreiten die Grenzen des Möglichen. Sie meinen, die üblichen Regeln gelten nicht für Sie. Rebellion. Selbstvernachlässigung.

Sozialphobie

Eine tiefsitzende Angst vor Verurteilung und Kritik. Sie sehnen sich nach Zustimmung und Liebe. Sie fühlen sich ausgegrenzt, zurückgewiesen, verlassen und isoliert. Angst vor der Wut und Reaktion anderer Menschen auf Sie.

Siehe auch **Ängste**

Spinnenangst (Arachnophobie)

Sie fühlen sich hilflos und wie ein Opfer. Mangel an innerer Kraft oder Widerstandsfähigkeit. Häufig ist diese Angst mit einem Kindheitstrauma im Zusammenhang mit Spinnen verbunden.

Siehe auch **Ängste**

Stoffwechselstörungen

Sie haben Mühe damit, Informationen aufzunehmen. Sie sind unfähig, Menschen richtig einzuschätzen und zu vertrauen. Sie ignorieren Ihren natürlichen Instinkt. Sie klammern sich an Verletzungen aus der Vergangenheit fest. Durch andere sind Sie leicht zu beeindrucken. In manchen Fällen: Sie zehren von Gefühlen des Verrats und der Enttäuschung.

Stottern

Sie fühlen sich unsicher, nicht gut und selbstbewusst genug, eingeschränkt, gefangen. Die Kommunikation mit anderen ist schwierig für Sie. Sie halten sich zurück und sprechen nicht über Ihre Gefühle. Sie unterdrücken Ihre Kreativität. Sie übernehmen die Kritik und die begrenzten Vorstellungen, die andere von Ihnen und Ihren Fähigkeiten haben.

Süchte

Sie suchen etwas im Äußeren, das Sie von Schmerz, Stress oder Angst befreien kann. Sie fürchten, dass Sie tief im Inneren kein guter Mensch sind. Vor Problemen laufen Sie davon. Es bereitet Ihnen Schwierigkeit, sich selbst zu lieben und anzunehmen.

Siehe auch **Drogensucht, Ess-Brech-Sucht, Fettsucht, Magersucht, Trunksucht**

Syphilis

Sie fühlen sich bedroht, machtlos, verletzlich, eingeschüchtert, unsichtbar, unwichtig, wertlos, ungewollt und zum Opfer gemacht. Sie finden, dass Sie weder wahrgenommen noch gehört werden. Sie tragen Scham, Schuld, Groll und Wut in sich. Sie wissen nicht, wann Sie nein sagen müssen, um gesunde Grenzen zu ziehen, und gestatten es anderen, Sie zu benutzen und dann beiseitezuschieben. Selbstsabotage und Selbsthass.

Taubheit

Ihnen gefällt nicht, was Sie zu hören bekommen. Sie fühlen sich von all der Negativität überfordert. Sie lassen nichts an sich heran und sagen oder denken ständig: »Das will ich nicht hören!« Sie fühlen sich zurückgewiesen und sind selbst zurückweisend. Sie fühlen sich wie ein Opfer und meinen, dass das, was Sie zu sagen haben, nicht wichtig ist und dass die Leute Ihnen nicht zuhören wollen. Sie sind dickköpfig, unbeweglich oder kontrollierend.

Thrombose

Sie kommen nicht weiter. Sie gestatten es sich nicht, dem Herzen und der inneren Stimme zu folgen. Sie stemmen sich gegen das Leben, kämpfen, errichten Mauern, verschleppen Entscheidungen und Handlungen. Sie halten an aufgestauter Wut und Groll fest. Sie fühlen sich bedroht und sind auf Schwierigkeiten, Kämpfe und Mühsal konzentriert.

Tic *siehe* **Muskelzucken**

Tinea (Dermatomykose)

Alte Überzeugungen, die Ihnen nicht mehr länger dienen, schwären unter der Oberfläche und fressen Sie innerlich auf. Sie klammern sich an alten Ärger und Enttäuschung. Sie sind ärgerlich und frustriert, weil Sie nicht bekommen, was Sie sich wünschen. Ungeduld, Nervosität, Intoleranz, Arroganz,

Überheblichkeit und Überlegenheit verstellen Ihnen allesamt den Weg zur Wandlung.
Siehe auch **Borkenflechte**

Tinnitus

In Ihrem Leben ist zu viel los. Sie machen dicht und möchten weder hören noch zuhören. Sie misstrauen Ihrer inneren Stimme. Halsstarrigkeit.

Tod, Angst vor dem

Sie hängen am physischen Körper und am physischen Leben. Auf die nächste Phase als Geist sind Sie noch nicht vorbereitet. Mangelndes Vertrauen, geringer Glaube. Sie meinen, Ihr Leben sei unvollständig.
Siehe auch **Ängste**

Tod, Angst vor toten Dingen und Menschen (Nekrophobie)

Irrationales Denken: »Wenn ich toten Dingen aus dem Weg gehe, dann kann ich dem Tod vielleicht entkommen.« Sie fürchten und verdrängen den Gedanken, dass der Tod für das Nichts steht. Diese Angst kommt möglicherweise daher, dass Sie einen Sterbenden oder Schwerkranken begleitet oder traumatische Berichte über den Tod gehört haben.
Siehe auch **Ängste**

Tourettesyndrom

Kontrollverlust. Sie fühlen sich unterdrückt, frustriert, verwirrt und haben Angst davor, das Wort zu ergreifen. Sie werden von anderen missverstanden. Alte Verletzungen belasten Sie noch immer. Sie wurden zum Opfer gemacht und sind traurig, einsam, deprimiert. Sie misstrauen sich und Ihrem Körper. Sie fürchten, dass in Ihnen etwas Dunkles oder Schlechtes sitzt, also leisten Sie ihm so lange Widerstand, bis es sich in den unpassendsten Augenblicken Bahn bricht. Sie

verdrängen Unangenehmes, bis Sie die Kontrolle darüber verlieren und Sie explodieren.
Siehe auch **Muskelzucken**

Trauma, emotionales

Sie fühlen sich zerbrechlich, schwach, verloren, als hätten Sie den Weltuntergang erlebt. Sie empfinden Verrat, Enttäuschung, mangelnde Fürsorge und Unterstützung. Sie haben sich festgefahren, sind erstarrt, gefühlskalt. Von Ihrer inneren Führung und Ihrem höheren Lebenssinn sind Sie abgeschnitten.

Trauma, physisches

Sie hören nicht auf Ihre innere Stimme und höhere Führung. Sie verweigern jede noch so kleine Veränderung und bremsen sich ständig aus, indem Sie negativen Gedanken die Regie überlassen. Selbstsabotage. Sie brauchen dringend einen Weckruf.

Träume

Unterdrückte Gedanken, Vorstellungen und Erfahrungen, die Ihnen Einsichten, Visionen, Ideen, neue Perspektiven und Lösungen zu einer Angelegenheit bescheren können, mit der Sie sich herumschlagen. Träume sind oft prophetisch, problemlösend, kreativ und befreiend.
Siehe auch **Alpträume**

Tripper (Gonorrhö)

Sie empfinden sexuelle Schuld und Schamgefühle, Missachtung, Angst. Sie sind unehrlich und verbergen Ihre wahre Kreativität. Sie haben zu viele schmerzhafte Beziehungen erlebt. Tiefe Abneigung gegen das eigene Ich. Selbstsabotage. Sie halten an gestörten, ungesunden Partnerschaften fest.

Trunksucht

Verdrängte Wut und unterdrückter Schmerz ohne Ventil. Selbstbestrafung, Langeweile, Stillstand, Depression. Sie suchen nach einem Ausweg. Sie denken zu viel über alles nach und ertrinken in selbstgemachten Problemen, die Sie verdrängen, statt sie zu lösen.

Siehe auch **Süchte**

Tuberkulose

Sie fühlen sich schwach, minderwertig, überfordert, wütend. Innerer Aufruhr und inneres Ringen. Sie befürchten, dass andere Sie übervorteilen und vernichten wollen, und versuchen, sich zu schützen, indem Sie andere zuerst angreifen. In manchen Fällen: Selbstsucht, Neigung zu Habgier.

Tumoren

Schock, Trauma, Selbstvernachlässigung. Sie halten Ihre Vorsätze und Versprechungen nicht ein und brechen Absprachen mit sich und anderen. Sie verdrängen emotionale Verletzungen, Wut, Rachlust und Groll. Es fällt Ihnen schwer, anderen zu glauben und zu vertrauen. Sie empfinden sich als nicht liebenswert und meinen, niemand kann Sie leiden. Sie empfinden Neid und Eifersucht.

Siehe auch **Gehirntumor**

Übelkeit

Angst, Unfähigkeit, mit Stress fertig zu werden. Probleme schlucken Sie hinunter und brauchen dann ein Ventil, um sich von ihnen zu befreien. Sie befinden sich in einer traumatischen Situation, die Sie nicht ertragen können, weil sie Ihnen Übelkeit verursacht. Es gibt etwas, womit Sie nicht zurechtkommen.

Übergewicht

Sie fühlen sich verletzlich, nicht gut genug, unattraktiv, depressiv. Sie essen maßlos, um Gefühle in Schach zu halten oder sich selbst für etwas zu bestrafen. Sie sind der Überzeugung, dass Sie sich besser vor Schmerzen schützen können, wenn Sie sich einen »Panzer« aneignen. Sie haben das Gefühl festzustecken, sind unmotiviert und haben das Gleichgewicht verloren. Sie halten an Schmerzen und Groll aus der Vergangenheit fest. Sie versuchen, Ihre Mitmenschen auf Distanz zu halten und sie fortzuschieben. Ständig zögern Sie alles hinaus und schieben die Dinge auf. Sie meinen, Gutes im Leben stehe Ihnen nicht zu, und gestatten es Ihrer inneren Schönheit und Ihrem Wesenskern nicht, sichtbar zu werden.

Siehe auch **Fettsucht**

Unfälle

Sie sind ängstlich, arrogant, rebellisch. Sie meinen, Schmerz und Bestrafung verdient zu haben. Innere Konflikte. Sie haben das Gleichgewicht verloren, sind unkoordiniert, verwirrt und von negativen Gedanken überfordert, die sich endlos wiederholen.

Unfruchtbarkeit

Die Gebärmutter ist von kalter Energie erfüllt. Sie fühlen sich zurückgewiesen, verlassen, für unwürdig befunden. Unterdrücken Schmerz, Leere, Reue, Traurigkeit, Verlustgefühle, unaufhörliche Anstrengung und Unzufriedenheit. Sie haben das Gefühl, das Leben läuft an Ihnen vorbei.

Siehe auch **Empfängnisschwierigkeiten, Fortpflanzungsorgane, Beschwerden mit**

Untergewicht

Ihnen fehlt es an Förderung und liebevoller Zuwendung. Sie nehmen sich vieles übel, bestrafen sich selbst. Schuld, Kritik, Unglück, Missbilligung. Sie hindern sich selbst an Wachstum und Entwicklung.

Unterzuckerung (Hypoglykämie) *siehe* **Diabetes**

Vaginalentzündung (Vaginitis)

Scham- und Schuldgefühle wegen Ihrer Sexualität. Sie fühlen sich schikaniert, durch frühere Beziehungen verletzt, entehrt, beleidigt und ausgelacht. Sie meinen, etwas falsch gemacht zu haben. Jemandem, der Ihnen Unrecht zugefügt hat, können Sie nicht vergeben und kommen deshalb nicht weiter voran. Sie erniedrigen sich selbst, richten Schuldzuweisungen und Wut aber auch auf andere.

Siehe auch **Entzündungen**

Verbrennungen

Sie fühlen sich ausgebrannt und erschöpft. Es fehlt Ihnen an Klarheit und innerer Richtung. Wut auf Personen, die nicht auf Sie hören oder sich Ihrem Rat verweigern. Ungeduld. Sie wollen, dass sich etwas schneller ereignet, als es das tut.

Verfolgungswahn (Paranoia)

Angst, Misstrauen, Zwangsvorstellungen, Schuldzuweisungen. Sie haben die argwöhnische Vermutung, dass jemand oder etwas Ihnen schaden will. Kontrollverlust. Sie bewahren Geheimnisse, die Sie belasten. Sie meinen, dass etwas Schlimmes geschehen wird.

Verstauchungen

Sie fühlen sich zerstreut, unkoordiniert, unschlüssig. Es mangelt Ihnen an Aufmerksamkeit. Sie überschreiten Ihre eigenen Grenzen. Ungeduld, Intoleranz. Sie sind über etwas oder jemanden verärgert. Sie sind unbewusst, nehmen nicht wahr, was um Sie herum geschieht, machen dumme Fehler und schätzen Situationen und Personen ständig falsch ein. Sie leisten Widerstand gegenüber Autoritäten.

Verstopfung

Sie fühlen sich verschlossen, halten sich zurück, stecken in alten Denkstrukturen fest. Sie verweigern Entscheidungen, wollen den Standpunkt anderer nicht sehen und lehnen es ab, etwas zu verändern. Sie versuchen, andere davon zu überzeugen, dass Sie recht haben und sich besser auskennen. Gelingt das nicht, gehen Sie in die innere Immigration. Sie klammern sich an alten Ängsten fest. In manchen Fällen: extremer Egoismus und Narzissmus, Kindlichkeit. Sie fühlen sich ungeliebt, unterbewertet und verkannt. Sie machen sich ständig Sorgen um die Zukunft.

Viren

Kontrollverlust. Sie fühlen sich verletzlich, leicht durch andere zu manipulieren und beeinflussbar, kritisiert, belästigt, bedroht, angegriffen, in die Opferrolle gedrängt.

Warzen

Das Leben kommt Ihnen abstoßend, bedrohlich und feindselig vor. Sie sind auf Negativität und auf das, was Sie ablehnen und hassen, konzentriert, statt auf das, was Sie mögen und lieben. Sie fühlen sich unzulänglich, unattraktiv und der guten Dinge des Lebens nicht wert.

Wassereinlagerungen

Sie halten an schwermütigen oder einschränkenden Gefühlen aus der Vergangenheit fest. Sie tun sich schwer, voranzukommen. Sie ertrinken in Traurigkeit und Hoffnungslosigkeit und wissen nicht, wie Sie ein glückliches Leben führen sollen. Ständige Selbstsabotage. Sie leisten Ihren Gefühlen Widerstand, statt aus ihnen zu lernen. Sie entfernen sich von dem, was Sie eigentlich wollen. Familiäre Konflikte.

Wassersucht (Ödem)

Sie klammern sich an Verletzungen und Schmerzen aus der Vergangenheit fest. Sie versuchen, überbordende Gefühle zu kontrollieren und zu unterdrücken. Vor Herausforderungen weichen Sie zurück, statt sich ihnen zu stellen. Angst, bezwungene Wut, Verzögerungstaktiken, Verletzlichkeit, mangelndes Selbstvertrauen. Sie zögern, nach vorne zu schauen und voranzugehen.

Wechseljahrsbeschwerden

Angst vor dem Altern. Sie meinen, Sie seien Liebe und Zuwendung nicht wert. Selbstmitleid. Sie haben Angst davor, nicht mehr attraktiv zu sein. Sie lehnen Ihre weibliche Seite ab, fühlen sich nutzlos und so, als hätten Sie Ihr »Verfallsdatum« überschritten.

Weinen

Sie gestatten es sich, Spannung und alten Stress abzubauen. Es bietet sich die Gelegenheit, das Leben aus einer neuen Perspektive zu sehen. Es wirkt außerordentlich heilend, wenn unterdrückte Gefühle anerkannt und damit abgebaut werden. Innere Reinigung, um für neue Einsichten Platz zu schaffen. In machen Fällen: Freudentränen.

Weitsichtigkeit

Sie sind von der Vergangenheit enttäuscht. Desillusionierung. Sie haben Schwierigkeiten, mit der Gegenwart zurechtzukommen.

Windpocken

Sie sind ärgerlich, fühlen sich nicht wertgeschätzt und nicht wahrgenommen. Sie sehnen sich nach Liebe und Zuwendung und brauchen eine Auszeit, um sich auszuruhen. Sie sind unruhig und aufgewühlt, als wüssten Sie nicht, wohin Sie gehören. Sie sind enttäuscht und fühlen sich im Stich gelassen.

Wunden

Unterdrückte Verletzungen, die als Wunden an die Oberfläche treten. Sie fühlen sich wie ein Opfer. Selbstkritik und Selbstverurteilung. Sie können nur schwer vergeben.

Wundstarrkrampf (Tetanus)

Sie fühlen sich ausgelaugt, verdorben, blockiert, widerständig. Sie sind unfähig, sich um sich selbst zu kümmern oder auf Dinge achtzugeben. Sie wünschen sich an einen anderen Ort. Ständige Anspannung, Besorgnis, Druck. Sie fühlen sich eingesperrt, als hätten Sie keine Wahl.

Würmer

Sie gestatten es anderen, Sie auszunutzen und zu vereinnahmen. Sie fühlen sich überfordert, unterschätzt, zurückgewiesen. Sie meinen, Sie seien schmutzig und dass etwas mit Ihnen nicht stimmt. Sie fühlen sich mit Ihrem Körper unwohl.
Siehe auch **Bandwürmer, Parasiten**

Zähneknirschen

Sie sind unfähig, den Alltagsstress loszulassen oder mit ihm fertig zu werden. Sie halten an Wut und Ängsten aus der Vergangenheit fest und machen sich Sorgen über die Zukunft. Sie können sich nicht entscheiden, nicht entspannen oder abschalten. Sie meinen, es gibt zu viel, um das Sie sich kümmern müssen, und müssen zu viele Entscheidungen treffen. Sie laden sich zu viel auf und können es dann nicht abarbeiten.

Zahnfleischbluten

Sie fühlen sich unwohl mit sich selbst. Sie haben Schwierigkeiten, um Hilfe zu bitten, und fühlen sich nicht genug unterstützt. Alles soll am besten schon gestern erledigt sein. Sie lehnen Veränderungen ab. Sie stellen überhöhte Anforderungen an sich und andere. Vernachlässigung des Körpers.

Zahnfleischentzündung (Gingivitis)

Sie sind gereizt, aufgeschreckt, ungeerdet, verletzlich. Sie tragen Wut, Scham und ein Gefühl der Erniedrigung in sich. Sie haben eine miese Einstellung zum Leben. Sie zögern alles endlos hinaus und haben immer das Gefühl, nicht genug Zeit zu haben.

Siehe auch **Entzündungen**

Zahnwurzelkanalbeschwerden

Innerer Verfall, selbstschädigendes Verhalten, Unsicherheit. Sie empfinden sich als Schwächling. Sie haben Schwierigkeiten, für sich selbst einzustehen. Sie klauen anderen Leuten ihre Ideen. Sie fühlen sich beschämt und minderwertig. Sie sind von Ihren Wurzeln abgeschnitten und lehnen einen Aspekt Ihres Selbst ab.

Zerebrale Kinderlähmung

Sie haben keine Freude am Leben. Sie fühlen sich blockiert, eingeengt und unfähig, sich auszudrücken. In Ihrem Körper fühlen Sie sich nicht wohl, weil Sie ihn nicht kontrollieren können. Sie fühlen sich von Geburt an überfordert. Sie sind davon überzeugt, dass das Leben ein Kampf, unkontrollierbar und unvorhersehbar ist.

Zöliakie

Sie sind übersensibel, leicht verletzt und genervt. Sie haben Mühe damit, für sich einzustehen. Sie konzentrieren sich vor

allem auf das, was falsch läuft, statt auf das, was funktioniert. Sie können nicht mit Kritik umgehen.
Siehe auch **Glutenunverträglichkeit**

Zuckerkrankheit *siehe* **Diabetes**

Zuckungen

Innere Konflikte, Widerstände und Unruhe. Passive Aggressivität. Unzufriedenheit bewirkt Wut und Gewalt im Inneren. Sie bemühen sich sehr, das zu unterdrücken und unter Kontrolle zu halten, was Sie als Ihre dunkle Seite empfinden.

Zwangsstörungen

Sie sind unfähig, mit den Ereignissen des Lebens klarzukommen. Sie haben ein großes Bedürfnis nach Kontrolle und Vorhersagbarkeit. Sie fühlen sich unsicher, ängstlich und ständig auf der Hut. Sie hegen Misstrauen gegenüber bestimmten Personen und Situationen. Sie haben Angst davor, dass Ihr Leben durch zu große Veränderungen aus dem Ruder laufen könnte. Sie machen sich selbst für schwierige oder negative Ereignisse verantwortlich, mit denen Sie selbst oder Personen aus Ihrem Umfeld sich zurechtfinden mussten.
Siehe auch **Esszwang**

Zwölffingerdarmbeschwerden

Es bereitet Ihnen Schwierigkeiten, sich von veralteten Denk-, Lebens- und Kommunikationsweisen zu verabschieden. Sie kümmern sich um zu vieles gleichzeitig, wissen nicht, wie Sie das alles bewältigen sollen, und schieben es von sich fort. Angst vor der Zukunft und davor, was sie bringen mag.

Zysten

Unerfüllte Träume. Sie klammern sich an Reuegefühle, die Sie daran hindern, vorwärtszukommen. Sie haben Angst davor, verletzt und ausgenutzt zu werden. Sie halten an den Enttäuschungen und Fehlschlägen der Vergangenheit fest. Sie übernehmen die Ängste und falschen Vorstellungen anderer und lassen es zu, dass Ihr Leben von Zweifeln und Einschränkungen dominiert wird.

Siehe auch **Eierstockzysten**

III. DIE VERBORGENE SPRACHE DER EMOTIONEN

Krankheitverursachende Emotionen verstehen und heilen

In diesem Kapitel erkläre ich Ihnen, auf welche Weise viele Emotionen die Gesundheit beeinflussen und sich auf die Lebenserfahrung auswirken können, indem sie zu bestimmten Krankheiten und Leiden beitragen.

Die meisten Menschen unterdrücken unangenehme Emotionen unbewusst, um sich zu schützen, weil sie auf irgendeiner Ebene glauben, dass sie Schmerzen oder eine Vielzahl anderer möglicher Gefühle nicht aushalten. Aus meiner eigenen Erfahrung und der meiner Klienten weiß ich, dass Emotionen nicht einfach verschwinden, nur weil wir es uns nicht gestatten, sie zu fühlen, oder weil wir sie unterdrücken. Tatsächlich bleiben Emotionen im Körper erhalten und stauen sich auf, bis sie schließlich erkannt, anerkannt und aufgelöst werden. Wenn dies nicht geschieht, können angestaute und bedrückende Gefühle einen Beitrag zu Krankheit und Funktionsstörungen des Körpers leisten.

Ich habe mit vielen Patienten gearbeitet, die feststellen mussten, dass Gefühle von vor dreißig, vierzig und fünfzig Jahren so lange Kampf, Unglück und Krankheit in ihr Leben brachten, bis sie sie endlich abbauten.

Nehmen Sie z. B. die inspirierende Geschichte von Lauren. Mit fünfundsechzig Jahren kam sie zu mir, weil sie an Depressionen litt, seit sie zehn Jahren alt war. Lauren meinte, sie müsse es jedem recht machen, wenn sie von ihren Mitmenschen akzeptiert werden wollte, und sie wusste nicht, wie man nein sagt. Nachdem sie sich bewusst gemacht hatte, welche Last sie schulterte, machte sie regelmäßig einige der Übungen, die ich in diesem Buch empfehle, um sich von ungesunden Emotionen zu befreien. Innerhalb kürzester Zeit war Lauren kaum mehr wiederzuerkennen. Sie hielt sich gerade, wirkte und sprach selbstbewusst und vermittelte den Eindruck, dass das, was sie sagte, wirklich wichtig war. Sie begann, anderen dann ein Nein zuzumuten, wenn sie es für erforderlich hielt, und zu sich selbst häufiger ja zu sagen. Doch am bemerkenswertesten war, dass sie nun sehr zufrieden damit war, Lauren zu sein.

Ihren Freunden und Bekannten fiel auf, wie gut sie nach ihrer wundersamen Transformation aussah und wie glücklich sie wirkte, und sie verbrachten ihre Zeit gerne mit Lauren. Sie fing an, mit jungen Menschen zu arbeiten und sie dazu zu inspirieren, ihr Bestes zu geben. Endlich hatte Lauren den Anschluss an ihr authentisches Ich gefunden und die Einschränkungen aufgegeben, die sie sich im Hinblick darauf auferlegt hatte, was sie sein oder tun konnte. Sie fing an, das erfüllende und inspirierende Leben zu führen, das sie sich schon immer gewünscht hatte.

Tess, eine andere meiner Klientinnen, quälte sich schon seit Jahren mit wiederkehrenden Kopfschmerzen. Ihre Mutter hatte sie als Kind sehr ablehnend behandelt, und Tess hatte daraus gelernt, sich unablässig selbst zu beurteilen und zu kritisieren. Sie war sehr unsicher und kontrollierend. Als Tess diese Zusammenhänge durchschaute, begann sie mit den Übungen in diesem Buch, und innerhalb weniger Wochen hörten ihre Kopfschmerzen auf. Tess arbeitete an vielen Aspekten ihrer Persönlichkeit, um zu einem besseren emotionalen Gleichgewicht zu finden. Es gelang ihr sogar, ihre kleinen Kinder darin zu unterweisen, wie man seine

Gefühle auf heilsame Weise zum Ausdruck bringen kann. Indirekt gab sie so ihrem eigenen Leiden einen neuen, positiven Impuls.

Jason war zu Beginn unserer Zusammenarbeit übergewichtig und hatte es mit schweren Rückenschmerzen und Magenkrämpfen zu tun. Seit siebzehn Jahren war er in einer großen Firma angestellt und seit kurzem geschieden. Die Schuld- und Grollgefühle, die er wegen des Auseinanderbrechens seiner Familie hatte, stauten sich im Körper an. Er erkannte, dass er sich von Wut, Groll und Schuldgefühlen befreien und mehr Vergebung zulassen musste, wenn er eine gesunde Beziehung zu seiner Ex-Frau und zu seinen Kindern aufbauen wollte. Während er seine negativen Gefühle abbaute, verlor er zugleich fünfzehn Kilo an Gewicht. Seine Rückenschmerzen und Magenkrämpfe verschwanden, und es gelang ihm, seine eigenen und die Bedürfnisse seiner Mitmenschen besser wahrzunehmen. Seine Kinder profitierten ebenfalls von seinem Wandel, und sie verbrachten wertvolle Zeit miteinander, in der er ihnen beibrachte, ihre Gefühle zum Ausdruck zu bringen und auf sie zu hören.

Die Erfahrungen meiner Klienten zeigen, dass die Anwendung der hier vorgestellten Reinigungsprozesse auch Einfluss auf Familie, Freunde und all jene Menschen haben, mit denen Sie in Verbindung stehen. Wie oft ist es schon vorgekommen, dass Sie voller Anspannung und gestresst einem neuen Menschen begegnet sind, der Sie zu Veränderungen inspirierte und auf geheimnisvolle Weise dafür sorgte, dass Sie sich besser fühlen? In der Vergangenheit meinten Sie vielleicht, keine Wahl zu haben, weil Sie nicht wussten, wie Sie positive Veränderungen initiieren können, doch mit diesem Buch stehen Ihnen entsprechende Werkzeuge zur Verfügung. Ich hoffe, dass die Erfolgsgeschichten meiner Klienten Sie ermutigen, sich auf den Weg zu machen und Ihr Leben zu transformieren. Ich bin überzeugt davon, dass jeder inneren

Frieden, Klarheit und Freude erfahren kann, wenn man nur die richtigen Hilfsmittel in die Hand bekommt. Ich habe mit Tausenden Menschen zusammengearbeitet, die mit den einfachsten Methoden ihrem Leben eine neue Wende geben konnten. Ich wünsche mir von Herzen, dass Sie ebenfalls zu diesen Menschen gehören mögen.

Da es nicht möglich ist, in diesem Buch all die vielfältigen Emotionen detailliert zu beschreiben, die einem zur Herausforderung werden können, liefere ich Ihnen ein allgemeines Verfahren, das auf jede angestaute Emotion, die der Auflösung bedarf, anwendbar ist.

Dieses Kapitel handelt davon, wie Sie sich selbst heilen können, indem Sie angestaute, ungesunde Emotionen auflösen. Aber bevor Ihnen dies gelingen kann, müssen Sie die entsprechenden Emotionen erst einmal identifizieren. Zwar spreche ich von der positiven oder negativen Energie von Emotionen, doch ist es wichtig, zu erkennen, dass Emotionen für sich genommen weder ungesund noch negativ sind. Jedes Gefühl ist wichtig und eine Segnung. Erst wenn Sie sich an Emotionen klammern, in ihnen steckenbleiben und sie über lange Zeit festhalten, entfalten sie ihre ungünstige und oft krank machende Wirkung. Jede Emotion ist ein Geschenk und trägt eine Lektion in sich, deren Inhalt Sie herausfinden müssen. Suchen Sie sich für diese Übung einen ruhigen, bequemen Ort, nehmen Sie einen Stift und Papier zur Hand und gehen Sie folgendermaßen vor:

Übung zur Identifizierung und Auflösung ungesunder Emotionen

1. Verbinden Sie sich mit Ihren Gefühlen. Dies gelingt, indem Sie die Aufmerksamkeit nach innen richten

und herausfinden, in welchem Teil des Körpers Sie bedrückende Emotionen einlagern.

2. Sobald Sie sich den oder die betroffenen Körperteile bewusst gemacht haben, legen Sie die Hände darauf und atmen ein oder zwei Minuten tief in diese Emotion hinein. Fragen Sie beim Atmen, ob sie Ihnen etwas mitteilen möchte.
3. Seien Sie für eine Antwort offen. Möglicherweise hören Sie ein Wort, das Sie zu etwas führt, das Sie wieder und wieder durchlebt haben, oder Sie erinnern sich an eine schwierige Situation, die Sie verdrängt und nicht heilend zum Abschluss gebracht haben. Was immer Sie erfahren, verzichten Sie darauf, es zu werten.
4. Schreiben Sie die gewonnene Einsicht auf und erforschen Sie ihre Bedeutung. Vollziehen Sie den in den nachfolgenden Abschnitten beschriebenen Reinigungsprozess für die entsprechende Emotion, bis Sie spüren, dass sich ihre Verdichtung und Negativität auflöst und durch ein erweitertes Bewusstsein, durch Licht und Frieden ersetzt wird.
5. Wenn Sie die Negativität der angestauten Emotion aufgelöst haben, wenden Sie sich dem dazugehörigen positiven Aspekt zu, der am Ende jedes Reinigungsprozesses aufgeführt wird. Dieser Schritt unterstützt Sie darin, die Transformation von negativer in positive Energie zu vervollständigen. Sie können auch nur mit den positiven Emotionen arbeiten, wie etwa Vertrauen, Freude oder Frieden, um die Entstehung dieser Gefühle in sich zu fördern.

Ungesunde Emotionen abbauen

Sobald Sie eine angestaute Emotion identifiziert haben, schlagen Sie sie hier nach und arbeiten daran, sie bewusst aufzulösen. Wenn Sie die vorgeschlagenen Worte sagen, versuchen Sie, das, was Sie sagen, auch wirklich zu empfinden. Sprechen Sie die Worte laut aus, damit Sie ihre Kraft deutlich spüren. Wenn Sie sie lediglich im Kopf denken oder stumm lesen, können Sie sich nicht so gut darauf konzentrieren, wie jedes Einzelne sich auf Sie auswirkt.

Visualisieren Sie dabei orangerote Farbe, die durch Ihren Körper fließt und ihn reinigt. Ich rate dazu, bei der Auflösung angestauter und verdichteter Emotionen orangefarbenes Licht zu verwenden, weil dieser Farbton Emotionen zur Heilung und Transformation an die Oberfläche zu holen vermag. Außerdem stimuliert er Bewegung, Energie, Wärme und Begeisterung.

In meinen Workshops konnte ich herausfinden, dass Musik bei der Auflösung vieler schwieriger Gefühle, mit denen man sich herumschlägt, äußerst hilfreich sein kann. So wird etwa die Auflösung von Wut oder Frustration erleichtert, wenn man sich zu lauter, rhythmischer Musik kräftig ausschüttelt. Wenn man das Gefühl hat, im Leben steckengeblieben zu sein, dann helfen weiche, flüssige Bewegungen zu fließender Musik, während man es seinem Geist gestattet, die Herausforderung oder Situation, in der man sich festgefahren hat, aus einer neuen Perspektive zu sehen. Beim Abbau von zwanghaften Kontrollbedürfnissen helfen staccatohafte Bewegungen, verbunden mit der bildlichen Vorstellung, die Ketten dieses Zwangs zu zerreißen. Seien Sie kreativ, und verbinden Sie Atem, Bewegung, Gefühle, Berührungen und Visualisierungen miteinander.

Für Emotionen, die sich besonders hartnäckig gegen ihre

Auflösung zur Wehr setzen, habe ich Audioprogramme entwickelt, die bisher jedoch leider nur in englischer Sprache vorliegen (Beispiele hierzu können Sie auf meiner Website www.innasegal.com finden).

Ablehnung

Das Gefühl, abgelehnt worden zu sein, kann viele Jahre lang an einem haften bleiben – zum Schaden zwischenmenschlicher Beziehungen und des Wohlergehens. Oftmals nimmt man Zurückweisungen persönlich und meint, man sei nicht gut genug oder dass irgendetwas mit einem nicht stimme. Statt also nach vorne zu schauen und Veränderungen zu begrüßen, gibt man auf, verschließt sich und bemitleidet sich selbst.

Wenn man massiver Ablehnung ausgesetzt war, gelingt es vielleicht nicht mehr, sich zu öffnen, zu vertrauen oder einem Mitmenschen nahe zu kommen. Die meisten haben Angst vor Zurückweisung und Ablehnung und treten manchmal lieber von der Verwirklichung ihrer Träume zurück oder verzichten auf die Freuden des Lebens, nur um sich dieser Gefahr nicht auszusetzen.

Gefühle der Ablehnung verstärken zahlreiche Krankheiten und Funktionsstörungen wie etwa Benommenheit, Endometriose, Fieberbläschen, Frigidität, Gelenkentzündung, Lähmung, Magersucht und Multiple Sklerose. Sie fördern außerdem nervöse Ängste, Spannungen, Stress und Zusammenbrüche.

Wie Sie Ablehnung auflösen:

- Legen Sie die Hände auf den Bereich Ihres Körpers, wo Sie Ablehnung am deutlichsten spüren. Atmen Sie ein paar Augenblicke lang in diesen Bereich hinein. Gestatten Sie es dabei allen Emotionen, an die Oberfläche zu kommen, ohne ihnen Widerstand entgegenzusetzen.

- Entspannen Sie die Hände.
- Sagen Sie: »Göttliche Heilintelligenz, gieße dein orangerotes Licht der Reinigung in jeden Aspekt meines Seins und befreie mich von allen Mustern der Angst, Zurückweisung, Ablehnung, Selbstkritik und des Selbstmitleids. Löse alle Vorstellungen in mir auf, dass ich nicht gut oder wichtig genug oder nicht dazu in der Lage sein könnte, ein außergewöhnliches Leben zu führen. Setze Stress, Anstrengung und die Angst vor dem Versagen aus meinem Bewusstsein frei und verleihe mir innere Stärke und Weisheit. Vielen Dank.«
- Wiederholen Sie das Wort »LÖSCHEN« so oft, bis Sie sich leichter fühlen.
- Beobachten Sie, wie die orangerote Flamme Ihren Körper und Geist, Ihre Emotionen und Ihr Energiefeld durchdringt und alle negativen Gedanken, Worte, Gefühle, Erinnerungen und inneren Bilder von Zurückweisung, Selbstmitleid und Anstrengung auflöst.
- Erwecken Sie Gefühle der Akzeptanz, indem Sie die Übung für Anerkennung machen.

Abwehr/Angriff *siehe* Kritisieren

Angst, Ängstlichkeit

Aufgrund von Erfahrungen in der Vergangenheit, fürchten viele die Zukunft. Aus Angst ist man fähig zu Verrat, Lügen, Vorurteilen, Betrug, Schuldzuweisung, Zurückweisung, Unheil und Gewalt. Angst lässt einen in Negativität, Besorgnis, Stress und im Schockzustand verharren. Sie verhindert Veränderung und Fortschritt, denn man gibt sich lieber mit dem zufrieden, was man hat, um Risiken zu vermeiden. Dann steckt man fest und kommt nicht voran. Angst wirkt kontrollierend, lähmend und wie ein Kerker. Sie hindert einen daran, zu handeln, sich selbst zu vertrauen und seine Ziele zu erreichen. Sie sabotiert alle Anstrengungen, erzeugt einen Rückschlag nach dem anderen, und schließlich fühlt man sich vollkommen machtlos. Angst beeinträchtigt das Urteilsvermögen, vernebelt das Denken, beschränkt und blockiert die Fähigkeit zu lieben und hindert einen daran, Frieden und Freude zu empfinden.

Angst fördert zahlreiche gesundheitliche Beschwerden und Krankheiten, beispielsweise Diabetes, Geschlechtskrankheiten, Geschwüre, Hämorrhoiden, Harnwegsinfektion, Impotenz, Ischiasschmerz, Krebs, Leberentzündung, Magersucht, Parkinson-Krankheit, Platzangst, Rückenschmerzen, Schlaflosigkeit, Stirn- und Nebenhöhlenentzündungen, Tumoren, Zwangsstörungen und Zysten.

Wie Sie Angst auflösen:

- Legen Sie die Hände auf den Bereich Ihres Körpers, wo Sie Ihre Angst am deutlichsten spüren. Atmen Sie ein paar Augenblicke lang in diesen Bereich hinein. Gestatten Sie es dabei allen Emotionen, an die Oberfläche zu kommen, ohne ihnen Widerstand entgegenzusetzen.
- Entspannen Sie die Hände.
- Sagen Sie: »Göttliche Heilintelligenz, bitte löse mit der orangeroten Flamme der Reinigung alle Angst, Ängstlichkeit, Besorgnis und Machtlosigkeit in meinem Körper auf. Hilf mir, Gefühle der Hilflosigkeit, Hoffnungslosigkeit, des Verrats und der Traumata abzubauen. Hilf mir, in jeder Herausforderung einen Segen zu erkennen und mich auf den bestmöglichen Ausgang zu konzentrieren. Vielen Dank.«
- Wiederholen Sie das Wort »LÖSCHEN« so oft, bis Sie sich leichter fühlen.
- Beobachten Sie, wie die orangerote Flamme Ihren Körper und Geist, Ihre Emotionen und Ihr Energiefeld durchdringt und alle negativen Gedanken, Worte, Gefühle, Er-

innerungen und inneren Bilder von Angst, Ängstlichkeit, Besorgnis und Machtlosigkeit auflöst.

- Erwecken Sie Gefühle der Liebe und Bestärkung, indem Sie die Übung für Liebe machen.

Besorgnis *siehe* **Angst**

Blockiertheit *siehe* **Festgefahrenheit**

Depression

Depression ist für viele Menschen zu einem großen Problem geworden, insbesondere für jene, die sich in einer immer komplizierteren Gesellschaft überfordert fühlen und vor allem finanziellem Druck nicht mehr standhalten können.

Hoffnungslosigkeit und Depression können entstehen durch tiefe Enttäuschung, Vertrauensbruch, Verlust eines geliebten Menschen, Versagen, nach innen gerichtete Wut, einen Unfall, ein schweres Trauma oder eine Krankheit. Depression heißt, dass man sich hilflos, fehlgeleitet, verwirrt, erschöpft und melancholisch fühlt. Man meint, dass das Leben seinen Sinn verloren hat und stumpfsinnig, farblos und sinnlos geworden ist. Man fühlt sich in der Dunkelheit des Geistes gefangen und tut sich schwer, einen Ausweg zu finden.

Jedoch bietet Depression auch die Gelegenheit, an den Persönlichkeitsanteilen anzuknüpfen, mit denen man sich bisher nur wenig beschäftigt und die man vielleicht sogar abgelehnt oder unterdrückt hat. Mit ihnen zu arbeiten kann nicht nur zu einem tieferen Verständnis der Persönlichkeit führen, sondern auch tiefgreifende Heilung und Transformation herbeiführen.

Auf der physischen Ebene können Depressionen unter anderem zu Problemen mit Blut, Brust, Galle, Gallensteinen, Lunge und Prostata führen oder Abszesse, Alzheimer-Krankheit, Erinnerungsverlust, Esszwang, Gelenkversteifungen, Rückenschmerzen, Skoliose, Trunksucht und viele andere Leiden bewirken.

Wie Sie Depression auflösen:

- Legen Sie die Hände auf den Bereich Ihres Körpers, wo Sie Ihre Depression am deutlichsten spüren. Atmen Sie ein paar Augenblicke lang in diesen Bereich hinein. Gestatten Sie es dabei allen Emotionen, an die Oberfläche zu kommen, ohne ihnen Widerstand entgegenzusetzen.
- Entspannen Sie die Hände.
- Sagen Sie: »Göttliche Heilintelligenz, bitte entferne mit der orangeroten Flamme der Reinigung alle Depression, Enttäuschung, Dumpfheit und Hilflosigkeit aus meinem Körper. Hilf mir, einen Ausweg aus diesem niederdrückenden und trostlosen Zustand zu finden, und erneuere meine Lebenskraft, damit ich die guten Seiten des Lebens sehen kann, die voller Freude, Humor und Spaß sind. Stelle meine Begeisterungsfähigkeit und meinen Lebenshunger wieder her, damit ich meinen Beitrag leisten und all die Unterstützung und Freundlichkeit zurückgeben kann, die zu empfangen ich bisher das Glück hatte. Vielen Dank.«
- Wiederholen Sie das Wort »LÖSCHEN« so oft, bis Sie sich leichter fühlen.
- Beobachten Sie, wie die orangerote Flamme Ihren Körper und Geist, Ihre Emotionen und Ihr Energiefeld durchdringt und alle negativen Gedanken, Worte, Gefühle, Erinnerungen und inneren Bilder der Depression und Enttäuschung auflöst.
- Erwecken Sie Gefühle der Freude und Lebhaftigkeit, indem Sie die Übung für Freude machen.

Eifersucht

Eifersucht und Neid sind außerordentlich zerstörerische Emotionen, die einen zu Wachsamkeit, Zurückhaltung und

Engstirnigkeit veranlassen. Sie erwecken Misstrauen und die Angst, dass jemand, den man liebt, einem weh tun könnte. Eifersucht verschließt das Herz und erzeugt in jedem Teil des Körpers Angst und Anspannung. Der Wunsch, etwas oder jemanden zu besitzen, das oder der einem anderen gehört, basiert auf Minderwertigkeitskomplexen und Gefühlen von Unzulänglichkeit.

Indem der Eifersüchtige demjenigen, den er beneidet, ungute Gefühle entgegenbringt, wirkt er auf sich selbst kontrollierend, zerstörerisch und einschränkend. Für gewöhnlich sorgt Eifersucht dafür, dass der Eifersüchtige in einem Teufelskreis aus Groll, Argwohn und Misstrauen steckenbleibt.

Auf der physischen Ebene leisten Neid und Eifersucht ihren ungünstigen Beitrag unter anderem zu Herzinfarkten, Lungenbeschwerden, Magen- und Verdauungsproblemen, Rückenschmerzen und Tumoren.

Wie Sie Eifersucht auflösen:

- Legen Sie die Hände auf den Bereich Ihres Körpers, in dem Sie Eifersucht und Neid am deutlichsten spüren. Atmen Sie ein paar Augenblicke lang in diesen Bereich hinein. Gestatten Sie es dabei allen Emotionen, an die Oberfläche zu kommen, ohne ihnen Widerstand entgegenzusetzen.
- Entspannen Sie die Hände.
- Sagen Sie: »Göttliche Heilintelligenz, bitte brenne mit der orangeroten Flamme der Reinigung Eifersucht, Neid und Angst aus meinem Bewusstsein. Hilf mir, zu erkennen, dass es nichts und niemanden gibt, auf den ich neidisch sein muss. Nichts, was ein anderer besitzt, schmälert das, was ich im Leben noch dazugewinnen kann. Jeder hat seinen eigenen Weg zu gehen, und ich muss mir den meinen zu eigen machen und dankbar für das sein, was ich habe. Bitte hilf mir, alles Misstrauen, Kontrollbedürfnis und allen Argwohn, die ich in mir trage, aufzugeben. Verleihe

mir die Fähigkeit, allen Groll, alle schlechten Gefühle und die Vorstellung in mir zu löschen, dass ich weniger wert bin als andere und keine wunderbaren Dinge im Leben haben darf. Vielen Dank.«

- Wiederholen Sie das Wort »LÖSCHEN« so oft, bis Sie sich leichter fühlen.
- Beobachten Sie, wie die orangerote Flamme Ihren Körper und Geist, Ihre Emotionen und Ihr Energiefeld durchdringt und alle negativen Gedanken, Worte, Gefühle, Erinnerungen und inneren Bilder des Neids, der Eifersucht und der Angst auflöst.
- Erwecken Sie Gefühle der Ermutigung und Unterstützung, indem Sie die Übung für Unterstützung machen.

Festgefahrenheit

Viele Probleme, auch körperliche, treten dann auf, wenn man sich an einen Standpunkt festklammert, festgefahren und unbeweglich ist. In dieser Situation befindet man sich häufig, wenn man ein und dasselbe Szenario im Geist wieder und wieder durchspielt.

Wenn man meint festzustecken, wird alles im Leben steif und unbeweglich. Die Kreativität ist blockiert. Plötzlich empfindet man das Leben als Mühsal und Anstrengung und glaubt, alles sei schwer, womit man wiederum Verhärtungen in Körper und Geist und in den Emotionen bewirkt.

Auf lange Zeit kann Festgefahrenheit Fettsucht, Ischiasschmerz, Krampfadern, Lähmungen, Mundgeschwüre, Nierenbeschwerden, rheumatoide Gelenkentzündungen, RSI-Syndrom und viele andere Krankheiten bewirken.

Wie Sie Festgefahrenheit auflösen:

- Legen Sie die Hände auf den Bereich Ihres Körpers, wo Sie Festgefahrenheit am deutlichsten spüren. Atmen Sie ein paar Augenblicke lang in diesen Bereich hinein. Gestatten

Sie es dabei allen Emotionen, an die Oberfläche zu kommen, ohne ihnen Widerstand entgegenzusetzen.
- Entspannen Sie die Hände.
- Sagen Sie: »Göttliche Heilintelligenz, bitte löse mit der orangeroten Flamme der Reinigung alle Festgefahrenheit, Versteifung, Erstarrung, Blockierung, Anstrengung und eingeengten Standpunkte auf. Hilf mir, alle Verhärtungen des Geistes und der Gefühle abzustreifen. Unterstütze mich darin, Muster der Anstrengung, Mühe, Belastung und des Widerstands abzubauen. Bitte entferne alle Blockierungen aus meinem Geist, meinem Körper und meinen Emotionen, damit die Energie wieder ungehindert in mir fließen kann. Vielen Dank.«
- Wiederholen Sie das Wort »LÖSCHEN« so oft, bis Sie sich leichter fühlen.
- Beobachten Sie, wie die orangerote Flamme Ihren Körper und Geist, Ihre Emotionen und Ihr Energiefeld durchdringt und alle negativen Gedanken, Worte, Gefühle, Erinnerungen und inneren Bilder der Festgefahrenheit, Unbeweglichkeit, des Widerstands und der Einschränkung auflöst.
- Bereichern Sie Ihr Leben um größere Beweglichkeit, indem Sie die Übung für Beweglichkeit und Bewegung machen.

Frustration

Frustration ist eine sehr weit verbreitete Emotion. Sie weist Elemente der Ungeduld, des Kampfes, Leidens und Ärgers auf. Oftmals ist man frustriert, wenn die Dinge sich nicht nach den eigenen Vorstellungen entwickeln, z. B. wenn man meint, dass eine bestimmte Situation anders aussehen sollte, oder wenn man darauf warten muss, dass etwas lang Ersehntes sich endlich ereignet. Aus langanhaltender Frustration wird Aggression, Verärgerung, Aufruhr und Angriff.

In ihrer positiven Rolle kann Frustration die Antriebskraft sein, die einem hilft, dem Leben eine neue Richtung zu geben.
Auf der physischen Ebene kann Frustration Probleme mit Augen, Dickdarm, Füßen (Fußpilz eingeschlossen), Galle und Haut sowie Knötchen, Schlafapnoe, Stirn- und Nebenhöhlenentzündungen und Zöliakie noch vergrößern.

Wie Sie Frustration auflösen:

- Legen Sie die Hände auf den Bereich Ihres Körpers, wo Sie Frustration und Ärger am deutlichsten spüren. Atmen Sie ein paar Augenblicke lang in diesen Bereich hinein. Gestatten Sie es dabei allen Emotionen, an die Oberfläche zu kommen, ohne ihnen Widerstand entgegenzusetzen.
- Entspannen Sie die Hände.
- Sagen Sie: »Göttliche Heilintelligenz, bitte löse mit der orangeroten Flamme der Reinigung alle Gedanken, Gefühle und Muster auf, die mit Frustration, Gereiztheit und Verärgerung in Zusammenhang stehen. Bitte fege Ungeduld, Anstrengung und Leid aus meinem Bewusstsein. Gestatte es mir, meine Frustration in Inspiration und leidenschaftliches Handeln zu verwandeln. Führe mich in eine Richtung, in der ich meine Vorhaben in die Tat umsetzen kann, damit ich mit dem zufrieden sein kann, was ich erreicht habe. Vielen Dank.«
- Wiederholen Sie das Wort »LÖSCHEN« so oft, bis Sie sich leichter fühlen.
- Beobachten Sie, wie die orangerote Flamme Ihren Körper und Geist, Ihre Emotionen und Ihr Energiefeld durchdringt und alle negativen Gedanken, Worte, Gefühle, Erinnerungen und inneren Bilder der Frustration, Verärgerung und Zuspitzung auflöst.
- Erwecken Sie Gefühle der Zufriedenheit und Inspiration, indem Sie die Übung für Zufriedenheit machen.

Gereiztheit *siehe* **Frustration**

Groll

Groll ist eine tiefe Verletzung, aus der Wut entsteht, wenn sie unterdrückt und nicht zum Ausdruck gebracht wird. Oftmals richtet sich Groll gegen ein Familienmitglied oder eine nahestehende Person. Wenn man sich ungerecht behandelt fühlt oder ausgenutzt wird, dann entsteht leicht Groll.

Für gewöhnlich drücken Menschen, die von Groll erfüllt sind, diesen durch Selbstgerechtigkeit aus. Sie denken »Ich bin im Recht und die anderen im Unrecht« und klammern sich an dieses Gefühl, weil sie glauben, es würde ihnen die Macht verleihen, einen anderen Menschen zu verletzen. Tatsächlich aber kehrt sich Groll immer gegen denjenigen, der ihn empfindet, und verursacht Krankheit und körperliche Beschwerden.

Langanhaltender Groll bringt zahlreiche negative Gefühle hervor, darunter Verbitterung, Verletzung, Angst, Wut und Rachegefühle. Er bewirkt Missverständnisse und Argwohn. Wenn man kein Vertrauen aufbringen kann, ist es niemals möglich, zu entspannen, da man, ob bewusst oder unbewusst, immer auf der Hut ist.

Auf der physischen Ebene bewirkt Groll unter anderem Hauttuberkulose, Knochenschwund, Rückenschmerzen, Syphilis und Tumoren.

Wie Sie Groll auflösen:

- Legen Sie die Hände auf den Bereich Ihres Körpers, wo Sie Ihren Groll am deutlichsten spüren. Atmen Sie ein paar Augenblicke lang in diesen Bereich hinein. Gestatten Sie es dabei allen Emotionen, an die Oberfläche zu kommen, ohne ihnen Widerstand entgegenzusetzen.
- Entspannen Sie die Hände.
- Sagen Sie: »Göttliche Heilintelligenz, bitte entferne mit

der orangeroten Flamme der Reinigung Groll, unterdrückte Wut, Verletzung, Ungerechtigkeit, Misstrauen und Gefühle der Selbstgerechtigkeit aus meinem Zellgedächtnis, meinen Emotionen, meinem Geist und meinem Energiefeld. Befreie mich von dem Groll, den ich gegenüber (setzen Sie, wenn zutreffend, den Namen einer Person, eines Ortes oder einer Erfahrung ein) empfinde, und löse auch die Feindseligkeit auf, die andere mir entgegenbringen. Ich bitte darum, dass alle negativen und belastenden Energien, die mit Groll in Zusammenhang gebracht werden können, sich jetzt auflösen und aus meinem Leben weichen. Vielen Dank.«

- Wiederholen Sie das Wort »LÖSCHEN« so oft, bis Sie sich leichter fühlen.
- Beobachten Sie, wie die orangerote Flamme Ihren Körper und Geist, Ihre Emotionen und Ihr Energiefeld durchdringt und alle negativen Gedanken, Worte, Gefühle, Erinnerungen und inneren Bilder auflöst, die Sie mit einer Person, einem Ort oder einer Erfahrung verbinden, der oder dem Sie grollen.
- Wenn Sie bereit sind, dieser Person zu vergeben, machen Sie die Übung für Versöhnlichkeit.

Hass

Hass offenbart sich auf vielerlei Weise, häufig in Form von Angst vor jenen, die einer anderen Gemeinschaft, Religion, Kultur oder Nation angehören. Manchmal wird Hass von einer Generation an die nächste weitergereicht. Persönlicher Hass beruht auf Schmerz, Wut und Groll. Tiefe Liebe, die zu schwerer Verletzung und einem gebrochenen Herzen geführt hat, kann sich in Hass verwandeln, wenn die beteiligten Personen nicht über ihre Fehler in der Vergangenheit miteinander sprechen und einander keine Vergebung gewähren.

Hass ist abstoßend und verursacht immer Schmerz und Leid. Er macht die Menschen hart, schneidet sie von anderen ab, lässt sie ängstlich, besorgt, aggressiv, gewaltbereit, feindselig und grausam erscheinen. Manchmal klammert man sich an den Hass, weil er einem das – falsche – Gefühl gibt, Macht zu haben. Derjenige, der von Hass erfüllt ist, meint, er kann sich im Recht und überlegen fühlen.

Hass wirkt jedoch entmachtend und einschränkend und erzeugt Stillstand. Er verschließt die Herzen und hindert die Seelen daran, sich vollständig zum Ausdruck zu bringen und die Kraft der Liebe, Vergebung, Nähe und Freundlichkeit zu spüren. Langanhaltender Hass verdirbt den Körper, macht verbittert, hoffnungslos und hilflos.

Auf der physischen Ebene fördert Hass Atembeschwerden, Bluthochdruck, Herzkrankheiten, Leber- und Lungenprobleme, Sodbrennen und Warzenbildung.

Wie Sie Hass auflösen:

- Legen Sie die Hände auf den Bereich Ihres Körpers, wo Sie Hass am deutlichsten spüren. Atmen Sie ein paar Augenblicke lang in diesen Bereich hinein. Gestatten Sie es dabei allen Emotionen, an die Oberfläche zu kommen, ohne ihnen Widerstand entgegenzusetzen.
- Entspannen Sie die Hände.
- Sagen Sie: »Göttliche Heilintelligenz, bitte befreie mich mit der orangeroten Flamme der Reinigung aus den schädlichen Fängen des Hasses, den ich (fügen Sie den Namen der Person oder der Sache ein) entgegenbringe. Ich bitte darum, dass die orangerote Flamme alle Wut, Angst und Verletzung, allen Schmerz und Groll, die meinen Körper und mein Leben schwer, eingeschränkt und träge machen, verbrennen soll. Bitte hilf mir, in dieser Situation Licht und Weisheit zu erkennen und meinen Hass in Mitgefühl, meine Angst in Liebe, meine Abgeschnittenheit in Fürsor-

ge und meine Boshaftigkeit in Freundlichkeit zu verwandeln. Gib mir neue Augen und eine neue Perspektive, damit ich meine Sicht auf die Dinge transformieren kann. Vielen Dank.«

- Wiederholen Sie das Wort »LÖSCHEN« so oft, bis Sie sich leichter fühlen.
- Beobachten Sie, wie die orangerote Flamme Ihren Körper und Geist, Ihre Emotionen und Ihr Energiefeld durchdringt und alle negativen Gedanken, Worte, Gefühle, Erinnerungen und inneren Bilder des Hasses, der Wut und Angst auflöst.
- Erwecken Sie Gefühle der Freundlichkeit und Fürsorge, indem Sie die Übung für Mitgefühl machen.

Hoffnungslosigkeit

Hoffnungslosigkeit macht sich breit, wenn man das Gefühl hat, nichts an einer herausfordernden Situation verändern und keinen Einfluss auf sie nehmen zu können. Wer von Hoffnungslosigkeit erfasst wird, der fühlt sich oft, als habe er keine andere Wahl, als aufzugeben. Man sieht keinen Ausweg aus einer verzweifelten Situation und bleibt folglich in einem Zustand der Enge und Aussichtslosigkeit stecken.

Andererseits kann man einer scheinbar hoffnungslosen Situation begegnen, indem man sie aus einer anderen Perspektive betrachtet und sich davon inspirieren lässt, einen eigenen Beitrag zu leisten und damit allen Beteiligten Hoffnung zu spenden.

Auf der körperlichen Ebene kann Hoffnungslosigkeit verstärkend wirken auf Aufgedunsenheit, Brüche (Hernien), Durchfall, Geisteskrankheit, Masern, Muskelschwund, Nervenzusammenbruch, Platzangst, Prostatakrebs, Schlafkrankheit, Schlafstörungen, Schlaganfall und Skoliose.

Wie Sie Hoffnungslosigkeit auflösen:

- Legen Sie die Hände auf den Bereich Ihres Körpers, wo Sie Ihre Hoffnungslosigkeit am deutlichsten spüren. Atmen Sie ein paar Augenblicke lang in diesen Bereich hinein. Gestatten Sie es dabei allen Emotionen, an die Oberfläche zu kommen, ohne ihnen Widerstand entgegenzusetzen.
- Entspannen Sie die Hände.
- Sagen Sie: »Göttliche Heilintelligenz, bitte befreie mich mit dem orangeroten Lichtschwert der Reinigung von aller Hoffnungslosigkeit, Hilflosigkeit und Verzweiflung. Gestatte mir, dort Licht zu sehen, wo alles dunkel scheint, Hoffnung zu haben, wenn alles hoffnungslos scheint und in der Verzweiflung die Gelegenheit zur Veränderung zu sehen. Ich bitte darum, den Gesamtzusammenhang sehen zu dürfen, neue Einsichten und Weisheit zu gewinnen und die Gelegenheiten zur Veränderung für mich und andere zu erkennen. Vielen Dank.«
- Wiederholen Sie das Wort »LÖSCHEN« so oft, bis Sie sich leichter fühlen.
- Beobachten Sie, wie sich das orangerote Flammenschwert einen Weg durch Ihren Körper und Geist, Ihre Emotionen und Ihr Energiefeld bahnt und alle negativen Gedanken, Worte, Gefühle, Erinnerungen und inneren Bilder der Hilf- und Hoffnungslosigkeit auflöst.
- Erwecken Sie Gefühle der Hoffnung und den Glauben an neue Möglichkeiten, indem Sie die Übung für Glauben machen.

Kritisieren

Wann immer man beginnt, an sich selbst herumzukritisieren, oder sich selbst entwertet bzw. die Kritik anderer für sich übernimmt, verliert der Körper seine Lebenskraft und wird schwach. Knochen und Muskeln fällt es schwer, das Gewicht von Kritik und Negativität zu tragen, und sie bauen ab.

Die Angst vor Kritik kann einen, ebenso wie die Angst vor dem Versagen, daran hindern, dem Herzen zu folgen, und plötzlich ist das Leben weniger interessant und macht weniger Spaß. Über längere Zeit hinweg kritisiert und angegriffen zu werden führt oft zu Minderwertigkeitskomplexen und zu einem negativen Selbstbild und kann Depression verursachen. Ob man nun selbst kritisiert oder die Kritik anderer für sich übernimmt, man durchbohrt sich dadurch wie mit Messern aus negativer Energie und schneidet sich von positiver Energie ab. Jemandem, den man kritisiert, fällt man im wahrsten Sinne des Wortes in den Rücken.
Langanhaltendes Kritisieren kann unter anderem zu Hämorrhoiden, Herzinfarkten, Leberbeschwerden und -entzündungen und zu Störungen des Nervensystems führen.

Wie Sie das Kritisieren auflösen:

- Legen Sie die Hände auf den Bereich Ihres Körpers, wo Sie Aggression und Kritik am intensivsten spüren. Atmen Sie ein paar Augenblicke lang in diesen Bereich hinein. Gestatten Sie es dabei allen Emotionen, an die Oberfläche zu kommen, ohne ihnen Widerstand entgegenzusetzen.
- Entspannen Sie die Hände.
- Sagen Sie: »Göttliche Heilintelligenz, bitte löse mit der orangeroten Flamme der Reinigung alle Gedanken, Gefühle und Erfahrungen in meinem Körper und Bewusstsein auf, die mit Aggression, Kritik, Schwäche, Ärger und Wut in Zusammenhang stehen. Entferne auch die energetischen Angriffe und Messer aus meinem Rücken. Hilf mir, Schuldzuweisungen, Scham, Einschränkungen und jegliche negative Programmierungen, die ich von anderen übernommen habe, aufzugeben. Wecke in mir Mut, Mitgefühl und den Glauben an mich selbst. Vielen Dank.«
- Wiederholen Sie das Wort »LÖSCHEN« so oft, bis Sie sich leichter fühlen.

- Beobachten Sie, wie die orangerote Flamme Ihren Körper und Geist, Ihre Emotionen und Ihr Energiefeld durchdringt und alle negativen Gedanken, Worte, Gefühle, Erinnerungen und inneren Bilder von Kritik, Aggression, negativer Programmierung, Schwäche und Einschränkung auflöst.
- Erwecken Sie Gefühle des Lobes und der Ermutigung, indem Sie die Übung für Ermutigung machen.

Minderwertigkeitskomplexe

Menschen mit Minderwertigkeitskomplexen meinen oft, dass sie im Leben zu kurz kommen. Wer sich als wertlos empfindet und sich selbst nicht wertschätzt, wird bei Beförderungen, sportlichen Aktivitäten, Freundschaften und anderen Gelegenheiten oft übersehen. Man sieht sich in der Opferrolle und zieht deshalb Schwierigkeiten und Mühsal förmlich an. Gefühle von Wertlosigkeit und die Vorstellung, selbst nichts Wertvolles beitragen zu können, bewirken Depression, Erschöpfung, Selbstkritik und -verurteilung.

Wenn man sich ein geringes Selbstwertgefühl auflädt, nimmt der Körper nicht selten ernsthaft Schaden. Unter anderem treten Akne, Diabetes, Eierstockkrebs, Gedächtnisverlust, Genitalherpes, Geschwüre, Gewichtsprobleme, Sklerodermie und Warzenbildung auf.

Wie Sie Minderwertigkeitskomplexe auflösen:

- Legen Sie die Hände auf den Bereich Ihres Körpers, wo Sie Ihre Gefühle der Minderwertigkeit am deutlichsten spüren. Atmen Sie ein paar Augenblicke lang in diesen Bereich hinein. Gestatten Sie es dabei allen Emotionen, an die Oberfläche zu kommen, ohne ihnen Widerstand entgegenzusetzen.
- Entspannen Sie die Hände.
- Sagen Sie: »Göttliche Heilintelligenz, bitte lösche mit dei-

ner orangeroten Flamme der Reinigung alle Gedanken, Gefühle und Erfahrungen der Wertlosigkeit und des geringen Selbstwertgefühls, die ich in mir trage. Hilf mir, Opferbewusstsein, Beschränkungen, Erschöpfung und Stress von meinem Körper, meinem Geist, meiner Seele und meinem Energiefeld abzustreifen. Löse Mühsal, Schwierigkeiten oder Kritik, die ich angezogen habe, aus meinem Energiefeld und gib mir mein Selbstvertrauen, meinen Glauben und meine innere Kraft zurück. Vielen Dank.«

- Wiederholen Sie das Wort »LÖSCHEN« so oft, bis Sie sich leichter fühlen.
- Beobachten Sie, wie die orangerote Flamme der Reinigung Ihren Körper und Geist, Ihre Emotionen und Ihr Energiefeld durchdringt und alle negativen Gedanken, Worte, Gefühle, Erinnerungen und inneren Bilder von Wertlosigkeit, geringem Selbstwertgefühl, Opferbewusstsein, Erschöpfung und Mühsal auflöst.
- Erwecken Sie Gefühle von Vertrauen, indem Sie die Übung für Vertrauen machen.

Neid *siehe* Eifersucht

Scham

Scham ist eine Emotion, über die die meisten nicht gerne sprechen, es sei denn in feststehenden Redewendungen wie »Schäm dich!« oder »Du solltest dich was schämen!«. Doch tiefe Beschämung kann sich für lange Zeit im Körper festsetzen. Scham, die man in der Kindheit erfährt, wird nicht selten mit in das Erwachsenenalter genommen und kann sich gravierend auf Selbstvertrauen, Wohlergehen und Erfolg auswirken. Man empfindet sie als Peinlichkeit und Demütigung, gerade wenn man sie durch die Menschen erfährt, die einem am nächsten stehen, also vor allem durch die Familie.

Es ist auch möglich, dass man fremde Scham im Körper einlagert, etwa von Familienmitgliedern, die Demütigung und Erniedrigung erdulden mussten. Man kann sich sogar für sein Heimatland schämen, wenn es etwas erlebt hat, dem man starken Widerstand entgegenbringt, wie z. B. einen Krieg. Manche Menschen schämen sich auch für ihre Eltern, Religion, Arbeit, ihr Äußeres usw.

Oder aber man schämt sich, weil man betrogen, gelogen, jemanden eingeschüchtert oder ihm Schmerzen verursacht hat. Diese Scham geht häufig mit einer falschen Reue und Gewissensbissen einher. Wenn man nicht loslässt und verzeiht, frisst Scham den Körper langsam auf.

Insbesondere wirkt sich Scham auf die Fortpflanzungs- und Sexualorgane aus. Sie kann Krankheiten wie Aids, Chlamydieninfektionen, Eierstock- und Prostatakrebs, Esszwang, Gelenkentzündungen, Genitalherpes, Harnwegsinfektionen, Impotenz, Multiple Sklerose, Nierensteine, Scheiden- und Zahnfleischentzündungen verstärken.

Wie Sie Schamgefühle auflösen:

- Legen Sie die Hände auf den Bereich Ihres Körpers, wo Sie Schamgefühle am deutlichsten spüren. Atmen Sie ein paar Augenblicke lang in diesen Bereich hinein. Gestatten Sie es dabei allen Emotionen, an die Oberfläche zu kommen, ohne ihnen Widerstand entgegenzusetzen.
- Entspannen Sie die Hände.
- Sagen Sie: »Göttliche Heilintelligenz, bitte befreie mich mit deinem orangeroten Flammenschwert der Reinigung von den Fesseln der Scham, Peinlichkeit, Blamage, Schande und Demütigung. Hilf mir, Verlegenheit, Selbstzweifel, Gefühle von Unsicherheit und Einschüchterung aufzulösen. Gestatte mir, all jenen zu vergeben, die mich beschämt haben, und gewähre mir Vergebung von denen, die ich beschämt habe. Hilf mir, mein Selbstwertgefühl, meinen

Glauben und Selbstrespekt zurückzuerlangen, damit ich mein Leben in Würde führen kann. Vielen Dank.«

- Wiederholen Sie das Wort »LÖSCHEN« so oft, bis Sie sich leichter fühlen.
- Beobachten Sie, wie die orangerote Flamme der Reinigung Ihren Körper und Geist, Ihre Emotionen und Ihr Energiefeld durchdringt und alle negativen Gedanken, Worte, Gefühle, Erinnerungen und inneren Bilder von Scham, Peinlichkeit, Schande und Kränkung auflöst.
- Erwecken Sie Gefühle des Respekts und der Ehre, indem Sie die Übung für Respekt machen.

Schmerz *siehe* Trauer

Schuld

Unser gesamtes Justizsystem basiert auf der Vorstellung von schuldig und unschuldig. Jeder weiß, dass ein Schuldspruch schwerwiegende Konsequenzen hat. Bewusst oder unbewusst assoziiert man Schuld mit Verurteilung, Gefängnis und der Pflicht, eine Strafe absitzen zu müssen. Ein Schuldspruch folgt einer Beurteilung, die Scham und Beschämung mit sich bringen kann. Scham und Schuld nagen am Körper, weil man auf selbstzerstörerische Weise meint, Bestrafung zu verdienen.

Man fühlt sich schuldig, weil man zu viel arbeitet, zu wenig arbeitet, nicht genug Zeit mit den Kindern verbringt, zu viel Geld ausgibt, zu viel Alkohol trinkt usw. Selbst Entspannung und Muße oder die Tatsache, dass man mehr Geld und Luxus hat als andere, kann Schuldgefühle hervorrufen. Paradoxerweise veranlassen Schuldgefühle einen oft dazu, gerade das zu tun, wofür man sich schuldig fühlt. Ein einfaches Beispiel: Je mehr Schuldgefühle jemand hat, wenn er zu viele Süßigkeiten oder Junk-Food isst, desto mehr wird er aller Voraussicht nach immer wieder davon essen.

Alle Schuldgefühle sind gleich; sie wirken sich zerstörerisch

auf Körper und Seele aus. Sie halten einen in einem Gefängnis, statt dabei zu helfen, sich zu verändern und Freiheiten zu entdecken.
Schuldgefühle bewirken unter anderem Brüche (Hernien), Geschlechtskrankheiten, Gewichtsprobleme, Herzkrankheiten, Hüftbeschwerden, Impotenz, Knochenschwund, Migräne, Neben- und Stirnhöhlenentzündungen, Parkinson-Krankheit und Schlaflosigkeit.

Wie Sie Schuldgefühle auflösen:

- Legen Sie die Hände auf den Bereich Ihres Körpers, wo Sie Ihre Schuldgefühle am deutlichsten spüren. Atmen Sie ein paar Augenblicke lang in diesen Bereich hinein. Gestatten Sie es dabei allen Emotionen, an die Oberfläche zu kommen, ohne ihnen Widerstand entgegenzusetzen.
- Entspannen Sie die Hände.
- Sagen Sie: »Göttliche Heilintelligenz, bitte lösche mit deiner orangeroten Flamme der Reinigung alle Gedanken, Gefühle und Erinnerungen der Schuld, des Bedauerns und der Verurteilung aus meinem Bewusstsein. Hilf mir, mich von Selbstbestrafung, Selbstbeschränkungen und Selbstsabotage zu befreien und Traurigkeit, Trauer und Verlustgefühle zu heilen. Arbeite mit mir daran, Muster der Scham, Beschämung und Zerstörung aufzulösen. Ich bin jetzt bereit, mich von all den schweren Lasten, die mich niederdrücken, zu befreien und meine Freiheit zu gewinnen. Vielen Dank.«
- Wiederholen Sie das Wort »LÖSCHEN« so oft, bis Sie sich leichter fühlen.
- Beobachten Sie, wie die orangerote Flamme der Reinigung Ihren Körper und Geist, Ihre Emotionen und Ihr Energiefeld durchdringt und alle negativen Gedanken, Worte, Gefühle, Erinnerungen und inneren Bilder von Schuld, Selbstbestrafung, Verurteilung und Reue auflöst.

- Erwecken Sie Gefühle der Unschuld und Reinheit, indem Sie die Übung für Unschuld machen.

Stress

Stress ist eines der größten Probleme der modernen westlichen Gesellschaft. Viele Menschen leiden unter dem Druck, Geld verdienen und Leistung erbringen zu müssen, der für ein auf Wettbewerb beruhendes Wirtschaftssystem typisch ist. Man klagt darüber, dass der Tag nicht genügend Stunden hat, um alle Aufgaben zu bewältigen, die einem gestellt werden, und strengt sich immer noch ein bisschen mehr an. In der Folge vernachlässigt man seine eigenen Bedürfnisse wie auch die Bedürfnisse der Menschen, die einem nahestehen, und gefährdet damit die Gesundheit aller.

Gestressten Menschen gelingt es häufig nicht, in der Gegenwart zu leben. Stattdessen sind sie auf Ereignisse in der Zukunft ausgerichtet, etwa darauf, pünktlich irgendwo anzukommen, eine Frist einzuhalten oder rechtzeitig etwas zu besorgen.

Stress erzeugt Anspannung in Körper, Geist und Emotionen und blockiert das Vorankommen. Wer unter Stress steht, wird schneller müde, verliert rasch seine Konzentration und Inspiration und braucht daher länger, um eine gestellte Aufgabe zu erledigen.

Stress verstärkt zahlreiche körperliche Probleme wie Angina Pectoris, Gedächtnisverlust, Glatzköpfigkeit, Hefepilzinfektionen, Herzinfarkte, Immunschwäche, Kieferprobleme, Krampfanfälle, Lungenaufblähungen, Magersucht, Nägelkauen, Schlaganfälle und Zähneknirschen.

Wie Sie Stress auflösen:

- Legen Sie die Hände auf den Bereich Ihres Körpers, wo Sie Stress am deutlichsten spüren. Atmen Sie ein paar Augenblicke lang in diesen Bereich hinein. Gestatten Sie es dabei allen Emotionen, an die Oberfläche zu kommen, ohne ihnen Widerstand entgegenzusetzen.

- Entspannen Sie die Hände.
- Sagen Sie: »Göttliche Heilintelligenz, bitte hilf mir mit deiner orangeroten Flamme der Reinigung, allen in meinem Körper festgehaltenen Stress aufzulösen. Inspiriere mich dazu, mich auszuruhen, zu pflegen und zu entspannen, damit mein Körper sich erholen und Spannung, Druck und Beanspruchung abbauen kann. Erinnere mich daran, dass ich jedes Mal, wenn ich Anspannung und Stress spüre, innehalte, bewusst atme und mich entspanne. Verhilf mir dazu, dass ich mir auch in stressigen Situationen Humor und Leichtigkeit bewahre, damit ich gesünder, stärker und lebendiger werde. Vielen Dank.«
- Wiederholen Sie das Wort »LÖSCHEN« so oft, bis Sie sich leichter fühlen.
- Beobachten Sie, wie die orangerote Flamme der Heilung Ihren Körper und Geist, Ihre Emotionen und Ihr Energiefeld durchdringt und alle negativen Gedanken, Worte, Gefühle, Erinnerungen und inneren Bilder von Stress, Schwere und Anspannung auflöst.
- Erwecken Sie Gefühle der Ruhe und Entspannung, indem Sie die Übung für Entspannung machen.

Trauer

Man empfindet Trauer, wenn man etwas verloren hat. Trauer ist ein wichtiger Teil des Heilungsprozesses, doch wenn sie unterdrückt wird, kann sie zu Depression, Opferhaltung, Selbstmitleid, Hoffnungslosigkeit, Schuldzuweisungen, Verzweiflung und Krankheit führen.

Der Verlust eines geliebten Menschen, des Arbeitsplatzes, einer guten Gelegenheit oder der Jugend oder das Scheitern der Ehe lösen in vielen Menschen Trauer aus. In ein fremdes Land zu ziehen und geliebte Menschen zu verlassen kann ebenfalls Trauer bewirken, wenn man sich in der neuen Heimat nicht zugehörig und isoliert fühlt und die eigene Identität verliert.

Traurigkeit und Trauer müssen erkannt und zum Ausdruck gebracht werden, um Heilung zu ermöglichen. Mit Verlusten werden viele nur sehr schwer fertig. Jeder geht anders damit um und investiert unterschiedlich viel Zeit in seine Heilung. Bedenklich ist es jedoch, wenn Trauer den Blick zu lange in die Vergangenheit gerichtet hält und einen daran hindert, auf dem Lebensweg weiter voranzugehen.

Traurigkeit, Trauer und Verlustgefühle können unter anderem Blutarmut, Eierstockzysten, Gedächtnisverlust, Hämorrhoiden, Herzbeschwerden, Lungenentzündungen, Muskelschwund, Neben- und Stirnhöhlenentzündungen, Nierenbeschwerden, Parkinson-Krankheit, Reizdarmsyndrom, Rückenschmerzen im Lendenwirbelbereich, Schultersteife und Sehnenscheidenentzündungen bewirken.

Wie Sie Trauer auflösen:

- Legen Sie die Hände auf den Bereich Ihres Körpers, wo Sie Ihre Trauer am deutlichsten spüren. Atmen Sie ein paar Augenblicke lang in diesen Bereich hinein. Gestatten Sie es dabei allen Emotionen, an die Oberfläche zu kommen, ohne ihnen Widerstand entgegenzusetzen.
- Entspannen Sie die Hände.
- Sagen Sie: »Göttliche Heilintelligenz, bitte hilf mir mit deiner orangeroten Lichtflamme, alle Traurigkeit, Trauer und Verlustgefühle zu heilen. Befreie mich von Schuldzuweisungen, Selbstmitleid, Verwirrung und Verzweiflung. Bitte löse den intensiven Schmerz, die Sehnsucht und meine Depression auf. Gewähre mir Einblick in die verborgenen Segnungen, die ich durch meine Trauer und meinen Schmerz erhalte, und lass mich klüger und stärker werden. Vielen Dank.«

- Wiederholen Sie das Wort »LÖSCHEN« so oft, bis Sie sich leichter fühlen.
- Beobachten Sie, wie die orangerote Flamme des Schwertes Ihren Körper und Geist, Ihre Emotionen und Ihr Energiefeld durchdringt und alle negativen Gedanken, Worte, Gefühle, Erinnerungen und inneren Bilder von Traurigkeit, Trauer, Schuldzuweisung und Selbstmitleid auflöst.
- Erwecken Sie Gefühle des Glücks, indem Sie die Übung für Glück machen.

Traurigkeit *siehe* **Trauer**

Überforderung

In unserer modernen Welt fühlen sich viele manchmal schnell von der Masse an Informationen und den zur Verfügung stehenden Wahlmöglichkeiten überfordert. Diese Überbelastung mit Informationen führt nicht selten zu Verwirrung, Unsicherheit und einem Gefühl von Chaos.
Die Last der Verantwortung, die manche schultern müssen, wird immer größer und schwerer. Es gibt immer zu viel zu tun, und weder stehen genügend Zeit noch Mittel dafür zur Verfügung. Der Druck, der auf jemandem lastet, der versucht, zu viel zu schaffen, kann ihn zutiefst überfordern und Stress, Müdigkeit und Erschöpfung bewirken.
Auf der physischen Ebene begünstigt Überforderung unter anderem Alzheimer-Krankheit, Brustprobleme, Erkältungen, grünen Star, Kopfschmerzen, Krampfanfälle, Krämpfe, Nervenzusammenbrüche, Ohnmacht, Prostatakrebs, Rückenschmerzen, Schlaganfälle, Schulter- und Gelenkbeschwerden, Senilität, Taubheit und Tumoren.

Wie Sie Überforderung auflösen:

- Legen Sie die Hände auf den Bereich Ihres Körpers, wo Sie Ihre Überforderung am deutlichsten spüren. Atmen

Sie ein paar Augenblicke lang in diesen Bereich hinein. Gestatten Sie es dabei allen Emotionen, an die Oberfläche zu kommen, ohne ihnen Widerstand entgegenzusetzen.

- Entspannen Sie die Hände.
- Sagen Sie: »Göttliche Heilintelligenz, bitte kehre mein ganzes Körpersystem mit der orangeroten Lichtflamme aus, und befreie mich von Stress, Müdigkeit und Gefühlen der Überforderung. Bitte hilf mir, meine schweren Lasten abzulegen und eine leichtere, ausgeglichene Seite des Lebens zu sehen. Unterstütze mich darin, Chaos in Ordnung, Unsicherheit in Selbstvertrauen und Verwirrung in Klarheit zu verwandeln. Gestatte es mir, mein Leben durch Gleichgewicht zu bereichern, damit ich jeden Schritt meines Lebensweges annehmen und genießen kann. Vielen Dank.«
- Wiederholen Sie das Wort »LÖSCHEN« so oft, bis Sie sich leichter fühlen.
- Beobachten Sie, wie die orangerote Flamme der Heilung Ihren Körper und Geist, Ihre Emotionen und Ihr Energiefeld durchdringt und alle negativen Gedanken, Worte, Gefühle, Erinnerungen und inneren Bilder von Verwirrung und Chaos auflöst.
- Erwecken Sie Gefühle des Gleichgewichts und der Klarheit, indem Sie die Übung für Klarheit machen.

Versagen

Viele Menschen bewerten sich als Versager und ihre Bemühungen als Fehlschläge und nutzen dies als Vorwand, um alle Anstrengungen einzustellen, mit denen sie ihre Ziele erreichen könnten. Oder aber ihre Angst zu versagen veranlasst sie gleich dazu, ihre Träume aufzugeben, weil sie ihnen unerreichbar erscheinen. Wenn man versagt, erfährt man Enttäuschung und fühlt sich im Stich gelassen, was Depressionen und Hoffnungslosigkeit hervorrufen kann.

Andererseits bietet Scheitern die Gelegenheit, einen neuen Weg zu entdecken, wie man seine Ziele erreichen kann. Möglicherweise inspiriert es einen zu neuer Kreativität und lässt frühere Fehlschläge als Trittsteine auf dem Weg zum Erfolg erkennen. Es lohnt sich, darüber nachzudenken, was man aus schwierigen Situationen lernen kann, um mit größerem Selbstvertrauen voranzugehen.

Auf der physischen Ebene fördern Versagensängste unter anderem Bindehautentzündungen, Esszwang, Fettsucht, Fibrom, Fieberbläschen, Gallensteine, Herzblockierungen, Hodgkin-Krankheit, Magenverstimmungen, Nervenzusammenbrüche, Nierensteine, Parkinson-Krankheit, Prostatakrebs, Rückenschmerzen, Schlaganfälle, Schultersteife, Skoliose, Unregelmäßigkeiten des Blutdrucks, Weitsichtigkeit und Zysten.

Wie Sie Versagensängste auflösen:

- Legen Sie die Hände auf den Bereich Ihres Körpers, wo Sie Versagensängste und Enttäuschungen am deutlichsten spüren. Atmen Sie ein paar Augenblicke lang in diesen Bereich hinein. Gestatten Sie es dabei allen Emotionen, an die Oberfläche zu kommen, ohne ihnen Widerstand entgegenzusetzen.
- Entspannen Sie die Hände.
- Sagen Sie: »Göttliche Heilintelligenz, bitte befreie mich mit dem orangeroten Schwert des Lichts von aller Sorge und Angst davor, bei der Verfolgung meiner Ziele zu versagen. Löse alle Enttäuschung und Frustration über früheres Versagen und meine Rückschläge in mir auf. Gestatte mir, mit erneuertem Glauben an mich selbst und an meine Fähigkeit, erfolgreich zu sein, vorwärtszustürmen und wunderbare Dinge zu erreichen, die einen wertvollen Beitrag zum Leben leisten. Hilf mir, mir bewusst zu machen, wie ich meine Niederlagen in Erfolge verwandeln kann.

Erinnere mich daran, Dankbarkeit für alle zurückliegenden Erfolge zu empfinden, und öffne mir die Tür für weitere. Vielen Dank.«

- Wiederholen Sie das Wort »LÖSCHEN« so oft, bis Sie sich leichter fühlen.
- Beobachten Sie, wie die orangerote Flamme des Schwertes Ihren Körper und Geist, Ihre Emotionen und Ihr Energiefeld durchdringt und alle negativen Gedanken, Worte, Gefühle, Erinnerungen und inneren Bilder des Versagens, der Enttäuschung und Frustration auflöst.
- Erwecken Sie Gefühle des Erfolgs und der Erfüllung, indem Sie die Übung für Erfolg machen.

Verurteilung

Wir alle geben jeden Tag harmlose kleine Werturteile ab, sei es bei der Beurteilung eines Produkts, beim Überqueren der Straße, beim Kauf eines Geschenks oder bei der Anstellung eines neuen Mitarbeiters. Doch Beurteilungen können auch die Form von ungesunden Verurteilungen und Wertungen annehmen; manche Menschen verurteilen sich selbst, ihren Körper, ihr Aussehen, ihre Freunde, ihre Familienmitglieder usw. Nicht selten können sich Beurteilungen in Diskriminierung, Vorurteile und Intoleranz gegenüber anderen verwandeln. In diesem Fall erzeugen sie Konflikte, die zu Streit, Wut und Hass und sogar zu Kriegen führen können.

Voreingenommene Menschen neigen zu Kontrollsucht, weil sie sich davor fürchten, ihrerseits von anderen kritisiert zu werden. Tatsächlich ist man aber meist selbst sein strengster Kritiker. Verurteilungen erfolgen häufig in Form von Vergleichen: Er ist ein besserer Schüler als sie, sie ist eine bessere Schwester, er ist erfolgreicher, sie ist schöner, reicher, klüger als ich usw. Außerdem verurteilt man vor allem diejenigen besonders erbarmungslos, die sich ähnlich verhalten wie man selbst. Das liegt daran, dass man sich bei anderen gerade an den Persönlichkeitsmerkmalen stört, die man für sich selbst nicht annehmen möchte. Die so verurteilte Person hält einem den Spiegel vor und zeigt darin einen Aspekt der eigenen Persönlichkeit, den man nicht sehen und akzeptieren will. Die Mitmenschen spiegeln einem also die Eigenschaften, die man ablehnt. Wenn Sie die Möglichkeit in Betracht ziehen, dass Sie und ein Gegenüber einander ähnlich sein können, dann hören Sie auf, ihn so herzlos zu verurteilen, und werden offener, entgegenkommender und liebevoller.

Sich selbst und andere zu verurteilen kann einen daran hindern, das Leben voll und ganz zu leben und anzunehmen; Verurteilungen machen es schwer, sich zu entspannen und an den schönen Dingen des Lebens zu freuen. Verurteilungen tragen Frustration, Unruhe, Angst und Stress ins Leben.

Auf der physischen Ebene kann Verurteilung Kehlkopfentzündungen, Kopfschmerzen und Probleme mit dem Atemsystem, Hals, Knochengerüst, Nervensystem, den Ohren und der Zunge bewirken.

Wie Sie Verurteilung auflösen:

- Legen Sie die Hände auf den Bereich Ihres Körpers, wo Sie Verurteilung am deutlichsten spüren. Atmen Sie ein paar Augenblicke lang in diesen Bereich hinein. Gestatten Sie es dabei allen Emotionen, an die Oberfläche zu kommen, ohne ihnen Widerstand entgegenzusetzen.
- Entspannen Sie die Hände.
- Sagen Sie: »Göttliche Heilintelligenz, bitte hilf mir mit der orangeroten Flamme der Reinigung, alle Verurteilung, Ungleichbehandlung, Frustration, Wut und Unruhe in mir aufzulösen. Hilf mir, Stress, Angst und selbstzerstörerische Gewohnheiten loszulassen. Lass mich lernen, mich selbst und andere zu achten und wertzuschätzen. Befreie mich von meinen harten Verurteilungen, Meinungen und Überzeugen und von denen meiner Mitmenschen. Vielen Dank.«

- Wiederholen Sie das Wort »LÖSCHEN« so oft, bis Sie sich leichter fühlen.
- Beobachten Sie, wie die orangerote Flamme Ihren Körper und Geist, Ihre Emotionen und Ihr Energiefeld durchdringt und alle negativen Gedanken, Worte, Gefühle, Erinnerungen und inneren Bilder von Verurteilung, Ungleichbehandlung und Wut auflöst.
- Erwecken Sie Gefühle der Liebe und Akzeptanz, indem Sie die Übung für Ehre machen.

Wertlosigkeit *siehe* Minderwertigkeitskomplexe

Wut

Wut erwächst häufig aus Selbstgerechtigkeit, Angst oder Verurteilung, die entstehen, wenn man meint, dass einem Unrecht widerfährt oder man nicht bekommt, was einem vermeintlich zusteht. Statt die Verantwortung zu übernehmen, beschuldigt man dann gerne andere. Wut verleiht einem ein falsches Machtgefühl, und man hält es für gerechtfertigt, andere zu kritisieren, schlecht zu machen, zu hassen und ihnen zu grollen. Wütende Menschen meinen, sie haben das Recht, zu kämpfen, andere zu verletzen oder schlecht zu behandeln.

Andererseits kann Wut der Katalysator sein, der Leidenschaft und Begeisterung befeuert und auf diese Weise Veränderung und Transformation herbeiführt. Wenn einmal etwas falsch läuft und man wütend ist, verschafft einem diese Wut die Gelegenheit, sich von angestauten Gefühlen wie Depression, Machtlosigkeit, Überforderung usw. zu befreien. Doch wenn diese Emotion über längere Zeit aufrechterhalten wird, dann entzieht sie einem Energie und Lebenskraft. Langanhaltende Wut kann dafür sorgen, dass man sich erschöpft, schwach, unglücklich und verbraucht fühlt.

Unaufgelöste Wut fördert unter anderem Bluthochdruck,

Entzündungen, Krebs, Lungenentzündungen, Neben- und Stirnhöhlenentzündungen, prämenstruelles Syndrom, Schuppenflechte, Tinea und Tumoren.

Wie Sie Wut auflösen:

- Legen Sie die Hände auf den Bereich Ihres Körpers, wo Sie Ihre Wut am intensivsten spüren. Atmen Sie ein paar Augenblicke lang in diesen Bereich hinein. Gestatten Sie es dabei allen Emotionen, an die Oberfläche zu kommen, ohne ihnen Widerstand entgegenzusetzen.
- Entspannen Sie die Hände.
- Sagen Sie: »Göttliche Heilintelligenz, durchdringe jeden Aspekt meines Seins, der von Wut, Hass, Verletzung und Rachegedanken erfüllt ist, mit der orangeroten Flamme der Reinigung. Bitte löse alle Gefühle von Angst, Abgestumpftheit, Zorn und Verurteilung in mir auf. Gestatte es mir, neue, heilsame Wege zu finden, um meine Wut auszudrücken und aufzulösen. Hilf mir zu erkennen, dass ich nicht meine Wut bin; sie ist eine Emotion, die ich übernommen und die loszulassen ich mich bisher gefürchtet habe. Doch nun bin ich bereit für etwas Besseres, Sanfteres und Gesünderes. Ich bin bereit, meine Wut in Frieden zu verwandeln. Vielen Dank.«
- Wiederholen Sie das Wort »LÖSCHEN« so oft, bis Sie sich leichter fühlen.
- Beobachten Sie, wie die orangerote Flamme Ihren Körper und Geist, Ihre Emotionen und Ihr Energiefeld durchdringt und alle negativen Gedanken, Worte, Gefühle, Erinnerungen und inneren Bilder der Wut, des Zorns, der Überlegenheit, Verurteilung, Abgestumpftheit und Angst auflöst.
- Erwecken Sie Gefühle des Friedens und der inneren Ruhe, indem Sie die Übung für Frieden machen.

Zwanghaftes Kontrollieren

Viele Menschen schränken sich in ihren Möglichkeiten ein, indem sie sich selbst und die Menschen ihres Umfelds auf zwanghafte Weise zu kontrollieren versuchen und auf diesem Weg Stress, Besorgnis und Anspannung erzeugen. Das Bedürfnis zu zwanghaftem Kontrollieren entsteht, wenn man meint, dass das Leben nur dann perfekt ist, wenn man anderen ihr Handeln diktieren und sie dominieren kann. Man ist überzeugt, dass eine Vielzahl von Regeln erforderlich ist, um das Leben zu »ordnen«. Kontrollbedürfnisse und Perfektionismus verweisen darauf, dass es an Selbstvertrauen fehlt sowie am Glauben an sich selbst und andere. Beides hält einen in engen Grenzen gefangen und kappt die Verbindung zum eigenen Herzen.

Zwanghaftes Kontrollieren verwandelt sich häufig in Aggression, wenn sich die Person oder Situation, über die Kontrolle ausgeübt werden soll, nicht fügt. Menschen mit einem hohen zwanghaften Kontrollbedürfnis fürchten Spontaneität, Kreativität, Phantasie und Spaß, weil diese Unterdrückung und Einengung aufbrechen.

Auf der physischen Ebene fördert zwanghaftes Kontrollieren unter anderem Akne, Allergien, Asthma, Brüche (Hernien), Diabetes, Eierstockkrebs, Entzündungen, Ess-Brech-Sucht, Frigidität, Gehirntumoren, Geschwüre, Gicht, Glatzköpfigkeit, Hodgkin-Krankheit, Kopfschmerzen, Krebs, Magersucht, Migräne, Parkinson-Krankheit, Platzangst, Reizdarmsyndrom, RSI-Syndrom, Schultersteife, Taubheit und Verfolgungswahn.

Wie Sie zwanghaftes Kontrollieren auflösen:

- Legen Sie die Hände auf den Bereich Ihres Körpers, wo Sie Ihr zwanghaftes Kontrollieren am intensivsten spüren. Atmen Sie ein paar Augenblicke lang in diesen Bereich hinein. Gestatten Sie es dabei allen Emotionen, an die

Oberfläche zu kommen, ohne ihnen Widerstand entgegenzusetzen.

- Entspannen Sie die Hände.
- Sagen Sie: »Göttliche Heilintelligenz, bitte löse mit Hilfe der orangeroten Flamme mein Bedürfnis auf, zu kontrollieren, zu manipulieren und zu dominieren. Hilf mir, den Stress abzubauen, der entsteht, wenn ich Regeln zwanghaft einhalten muss und alles ausschließlich nach meinen eigenen Vorstellungen realisieren will. Befreie mich von dem Wunsch, andere zu kontrollieren, ebenso wie von der Kontrolle durch sie. Hilf mir, beweglicher, spontaner, aufgeschlossener und zu Wachstum bereit zu sein. Vielen Dank.«
- Wiederholen Sie das Wort »LÖSCHEN« so oft, bis Sie sich leichter fühlen.
- Beobachten Sie, wie die orangerote Flamme Ihren Körper und Geist, Ihre Emotionen und Ihr Energiefeld durchdringt und alle negativen Gedanken, Worte, Gefühle, Erinnerungen und inneren Bilder von Kontrolle und Manipulation auflöst. Gestatten Sie es sich, die Freiheit der Wahl, Kreativität und Spontaneität zu erleben.
- Erwecken Sie Gefühle der Freiheit und des Wahlvermögens, indem Sie die Übung für Freiheit machen.

Gesunde Emotionen aufbauen

Konzentrieren Sie sich auf positive Emotionen. Entscheiden Sie sich bewusst dafür, die angestauten Gefühle damit zu ersetzen, die Sie bisher davon abgehalten haben, das Leben zu führen, das Ihren Vorstellungen entspricht. Suchen Sie sich für die Übungen einen ruhigen, angenehmen Ort und eine bequeme Körperposition. Nehmen Sie sich zu Beginn die Zeit, ein paar tiefe, entspannende Atemzüge zu machen. Halten Sie ein Notizbuch und einen Stift bereit, damit Sie Einsichten, die Ihnen im Verlauf der Übungen zuteilwerden, aufschreiben können.

Anerkennung

- Sagen Sie: »Göttliche Heilintelligenz, ich bitte das rosafarbene Licht der Liebe, mein Herz zu öffnen, damit ich mich daran erfreuen kann, Liebe, Wertschätzung und Heilung zu empfangen. Hilf mir zu erkennen, wer ich in Wahrheit bin: eine einzigartige, göttliche Seele. Lehre mich, die göttlichen und verborgenen Aspekte des Universums wertzuschätzen, an sie zu glauben und ihnen zu vertrauen. Lass meine gegenwärtigen Beziehungen heilen und aufblühen. Führe wunderbare neue Menschen in mein Leben, die unser Miteinander unterstützen, wertschätzen und pflegen. Vielen Dank.«
- Wiederholen Sie das Wort »LÖSCHEN« so oft, bis Sie sich leichter fühlen.
- Seien Sie bereit zu empfangen. Wenn Ihnen jemand ein Kompliment oder ein Geschenk macht, Ihnen eine Lohnerhöhung oder ein Lob gewährt, halten Sie einen Moment inne, um das, was Sie erhalten, auch wirklich anzunehmen, und zollen Sie sich selbst Anerkennung. Nehmen Sie jeden Tag wahr, was im Leben gut, positiv und schön ist. Halten

Sie Ihre Eindrücke in einem Tagebuch fest und bestätigen Sie sie sich immer wieder, indem Sie es sich jeden Morgen, bevor Sie aufstehen, vorlesen. Lernen Sie, die großartigen Dinge, die sich tagtäglich ereignen, auch als solche zu erkennen.

Beweglichkeit und Bewegung

- Sagen Sie: »Göttliche Heilintelligenz, ich bitte den grünweißen Lichtstrahl der Verjüngung, alle Bereiche meines Bewusstseins zu reinigen und mit neuer Energie zu versorgen. Bitte stelle meine Beweglichkeit vollständig wieder her. Erwecke meine Kreativität, mein Verständnis und mein Mitgefühl. Gestatte es, dass Liebe, Heilung und Fülle schrankenlos in mein Leben hineinfließen können. Vielen Dank.«
- Wiederholen Sie das Wort »LÖSCHEN« so oft, bis Sie sich leichter fühlen.
- Um mehr Bewegung und Beweglichkeit zu gewinnen, müssen Sie bereit sein, Ihren Körper zu bewegen und anpassungsfähig zu werden. Am besten geschieht dies, wenn man sich darauf konzentriert, Körper und Geist zu entspannen und zugleich Inspiration frei fließen zu lassen. Tanzen hilft beim Auflockern, macht Spaß und befreit die Seele. Legen Sie entspannende Musik auf, nehmen Sie eine lockere Position ein und stellen Sie sich vor, dass Sie eine Welle im Ozean sind. Gestatten Sie es sich, in den Rhythmus zu finden und sich zu bewegen, während Sie sich zugleich auf Leichtigkeit, Beweglichkeit, Offenheit, Empfänglichkeit, Wertschätzung, Akzeptanz und Billigung konzentrieren.

Ehre

- Sagen Sie: »Göttliche Heilintelligenz, bitte tauche mein Bewusstsein, meine Emotionen und meinen Körper in das rosafarbene Licht der bedingungslosen Liebe und Ehrerbietung. Gestatte es mir, meinen wahren Wert zu sehen, zu spüren und zu erleben. Erwecke mein Mitgefühl für andere Menschen und führe mich, damit ich sie auf die beste, liebevollste Weise unterstütze. Inspiriere mich, meine eigene Großartigkeit und die meiner Mitmenschen zu erkennen, unsere Anerkennung und Ehre. Belebe meine innere Stärke neu und festige meinen Glauben an mich selbst und meine Fähigkeit, starke Entscheidungen zu treffen. Vielen Dank.«
- Wiederholen Sie das Wort »LÖSCHEN« so oft, bis Sie sich leichter fühlen.
- Machen Sie sich bewusst, wie Wertungen Ihr Leben und die Menschen in Ihrem Umfeld beeinflusst haben. Fangen Sie an, sich und andere wertzuschätzen, zu ehren und zu unterstützen, damit Sie das Leben zu einer wertvolleren Erfahrung machen. Denken Sie jeden Tag darüber nach, wie Sie andere Menschen einschätzen und beurteilen. Wissen Sie sie zu schätzen und würdigen Sie die Rolle ausreichend, die sie in Ihrem Leben spielen?

Entspannung

- Sagen Sie: »Göttliche Heilintelligenz, bitte umfange mich mit deinem sanften, beruhigenden smaragdgrünen Licht. Lass es durch jeden Muskel, jeden Knochen und jedes Gewebe meines Körpers fließen, um ihn zu beruhigen, zu entspannen und zu lockern. Hilf mir, in dem Chaos, das mich umgibt, Frieden zu finden. Inspiriere mich, mir Zeit für mich selbst zu nehmen, mit der Natur zu kommunizieren und wieder zu mir zu kommen, damit ich erkennen kann, was wirklich wichtig ist. Gestatte es mir, Freude an den einfachen Dingen zu finden und daran zu denken, das wertzuschätzen, was mir in meinem Leben wichtig ist. Vielen Dank.«

- Wiederholen Sie das Wort »LÖSCHEN« so oft, bis Sie sich leichter fühlen.
- Machen Sie sich bewusst, wie Ihr Körper sich anfühlt. Konzentrieren Sie sich darauf, langsam und tief zu atmen, damit jeder Bereich, in dem sich Stress festgesetzt hat, locker und entspannt wird und loslassen kann. Erlauben Sie es sich selbst, Zeit für sich, für die Entspannung und zum Ausruhen zu beanspruchen.

Erfolg

- Sagen Sie: »Göttliche Heilintelligenz, bade mich im goldenen Licht von Erfolg, Leistung und Erfüllung. Gestatte es mir, alle meine erzielten Erfolge anzuerkennen und zu feiern und mit ihnen die Menschen, die ihren Beitrag dazu geleistet haben. Hilf mir, meinen Horizont zu erweitern, meine Fähigkeiten auszubauen und mich auf die grenzenlosen Möglichkeiten vorzubereiten, die mir auf meinem Weg noch begegnen werden. Ich bitte darum, ein Magnet für Fülle, Erfolg und Wohlstand zu sein und mein Glück mit anderen zum Wohle aller teilen zu dürfen. Vielen Dank.«
- Wiederholen Sie das Wort »LÖSCHEN« so oft, bis Sie sich leichter fühlen.
- Jeder Mensch hat andere Vorstellungen davon, was Erfolg bedeutet. Für manche ist es das Anhäufen großer Reichtümer, andere sind glücklich, wenn sie ihre Fertigkeiten noch verfeinern, Kinder haben, gesund sind oder in einer erfüllenden Beziehung leben. Was immer Erfolg für Sie bedeutet, wertschätzen sie den, der bereits Bestandteil Ihres Lebens ist. Es ist sehr viel einfacher, auf etwas Vorhandenem aufzubauen. Erkennen Sie den Erfolg auch dann

an, wenn er nur klein ist, und schreiten Sie voller Zuversicht voran.

Ermutigung

- Sagen Sie: »Göttliche Heilintelligenz, ich rufe den weißen Lichtstrahl der Ehre auf, meine Meinung von mir selbst zu verbessern, meine Lebenskraft zu steigern und meinen Geist zu erheben. Gieße dein heilendes Licht in jeden Bereich meines Körpers, in dem sich Orientierungslosigkeit, Verletzung, Schwäche und Entmutigung angestaut haben. Hülle mich in Ermutigung, Lob und Harmonie und gib mir eine sichere innere Stimme. Hilf mir, in eine heilige Beziehung zu mir selbst zu treten, damit ich mein Herz und meine Seele erkennen kann. Vielen Dank.«
- Wiederholen Sie das Wort »LÖSCHEN« so oft, bis Sie sich leichter fühlen.
- Richten Sie Ihre Aufmerksamkeit auf Lob statt auf Kritik. Machen Sie sich Ihr Denken bewusst. Neigen Sie dazu, sich und andere zu ermutigen oder zu kritisieren? Setzen Sie Ihr Augenmerk darauf, Ihr Selbstwertgefühl aufzubauen. Gehen Sie freundlich mit sich um, wenn Ihnen Fehler unterlaufen.

Freiheit

- Sagen Sie: »Göttliche Heilintelligenz, bitte belebe mein Bewusstsein mit deinem violetten Licht der Freiheit. Gestatte es mir, die Freiheit der Wahl, Zuversicht und Selbstausdruck zu erfahren. Hilf mir, unabhängig zu werden, bestärkende Entscheidungen zu treffen und meine Träume zu verwirklichen. Lass mich mein Leben frei von inneren Ketten und Konflikten leben, da sie meinen Selbstausdruck hemmen und mir die Lust nehmen, das Leben auszukosten. Setze mich in ein Umfeld, das mir die Freiheit gewährt, meine Neigungen zu entdecken, und die Mittel, sie auszuleben. Führe mich zu meiner Göttlichkeit und wahren Größe. Vielen Dank.«

- Wiederholen Sie das Wort »LÖSCHEN« so oft, bis Sie sich leichter fühlen.
- Der erste Schritt zur Freiheit ist die Erkenntnis, dass Sie die Wahl haben. Jeder Mensch hat die Freiheit, die Welt aus einer Perspektive zu betrachten, die er sich selbst wählt. Nehmen Sie wahr und wertschätzen Sie, wo Sie bereits Freiheit besitzen, und arbeiten Sie daran, dort innere Schranken und Konflikte abzubauen, wo Ihnen die Freiheit noch fehlt.

Freude

- Sagen Sie: »Göttliche Heilintelligenz, bitte bring mit deinem freudigen Sonnenstrahl Glück, Vertrauen, Lebensfreude und Kraft in mein Leben. Hilf mir, ausgelassener, kraftvoller und dynamischer zu werden. Überflute mich mit deinem Licht und erlaube es meinem Leben, leicht, harmonisch und anmutig dahinzufließen. Hilf mir, eine tiefe Verbindung zur Göttlichkeit des Lebens aufzunehmen und Zugang zu grenzenloser spiritueller Nahrung, Inspiration, Freude und Liebe zu finden. Hilf mir, mein Herz ganz und gar zu öffnen und Wärme, tiefe Zuneigung, Mitgefühl und Offenheit zu erfahren, in dem Wissen, dass ich geliebt, wertgeschätzt und umsorgt werde. Gib mir den Glauben daran, dass ich nicht allein bin und immer behütet sein werde. Vielen Dank.«
- Wiederholen Sie das Wort »LÖSCHEN« so oft, bis Sie sich leichter fühlen.
- Man erfährt Freude, wenn man sein Herz öffnet, um Liebe zu geben und zu empfangen. Wer auch immer Sie sind, Sie besitzen die Fähigkeit, für andere einen Beitrag zu leisten, ihr Herz zu berühren und zu wärmen. Wenn Sie sich nach mehr Freude im Leben sehnen, konzentrieren Sie sich dar-

auf, was Sie für einen anderen Menschen tun oder wie Sie ihn inspirieren können. Achten Sie darauf, wie sich Ihr Herz dann öffnet. Wenn man von Freude erfüllt ist, dann ist man mit der göttlichen Quelle der Liebe verbunden. Treten Sie jeden Tag aufs Neue mit diesem spirituellen Teil in Ihnen in Verbindung. Hören Sie auf diesen göttlichen Aspekt Ihrer selbst und lassen Sie sich von ihm führen.

Frieden

- Sagen Sie: »Göttliche Heilintelligenz, ich rufe das blaue Licht des Friedens und der Seelenruhe. Bitte bade mich im heilenden Licht deiner Gelassenheit, Ruhe und Stille. Besänftige alle Gereiztheit und allen Ärger in meinem Bewusstsein und verwandle sie in Begeisterung, Gleichgewicht und Lebensfreude. Gestatte es mir, Frieden in der Ruhe meines Geistes zu finden. Hilf mir, mein Leben wertzuschätzen und mehr Dynamik, Lebhaftigkeit und Kraft zu entwickeln. Vielen Dank.«
- Wiederholen Sie das Wort »LÖSCHEN« so oft, bis Sie sich leichter fühlen.
- Wie würde es sich anfühlen, wenn Sie sich von aller Wut und Negativität verabschieden könnten, um Frieden und Freiheit zu entdecken? Seien Sie bereit, Ihre Wut loszulassen und sich stattdessen auf Frieden zu konzentrieren. Finden Sie Zeit für Stille und Ruhe, damit Ihre Inspiration in Fluss kommen kann.

Glaube

- Sagen Sie: »Göttliche Heilintelligenz, erfülle mich mit deinem magentafarbenen Lichtstrahl des Glaubens. Umgib mich mit dem Geist der Weisheit, des Mutes und der göttlichen Liebe. Hilf mir, an mich selbst zu glauben und meine Fähigkeit zu entwickeln, mutig und selbstbewusst mit herausfordernden Situationen umzugehen und dennoch darauf zu vertrauen, dass ich geliebt und beschützt werde. Erwecke in mir die klarsten und reinsten Absichten zum Wohl aller. Hilf mir, meinen Glauben zu festigen und selbst noch in den dunkelsten Augenblicken um göttliches Eingreifen zu beten. Bitte zeige mir täglich, dass ein wenig Glauben und Freundlichkeit Berge versetzen und Leben verändern kann. Vielen Dank.«

- Wiederholen Sie das Wort »LÖSCHEN« so oft, bis Sie sich leichter fühlen.
- Wenn man von Glauben erfüllt ist, stimmt man sich auf die unsichtbaren und geheimnisvollen Aspekte der Welt ein. Im Inneren weiß man mit Bestimmtheit, dass Hilfe auf dem Weg ist. Besitzt man Glauben, ist man auch mutig genug, seine Träume zu verfolgen und zu verwirklichen. Denken Sie darüber nach: Was wollten Sie schon immer einmal gerne erleben – und haben sich bisher nur nicht getraut?

Glück

- Sagen Sie: »Göttliche Heilintelligenz, bitte leuchte mit deinem gelben Licht des Glücks in jeden Aspekt meines Seins und belebe, aktiviere und erleuchte mich. Erwecke Humor, Freude und Spaß in mir. Bring mir meinen Optimismus, meine innere Kraft und Lebensfreude zurück. Durchdringe jede Zelle meines Körpers; erwecke, belebe und stärke ihn. Vielen Dank.«
- Wiederholen Sie das Wort »LÖSCHEN« so oft, bis Sie sich leichter fühlen.
- Man muss sich für das Glück entscheiden. Entscheiden Sie sich bewusst, Glück, Freude und Humor willkommen zu heißen. Fragen Sie sich: »Worüber bin ich jetzt gerade glücklich?« Konzentrieren Sie sich auf Freude, Vergnügen, Lachen und Spaß. Viele Menschen, die in Alltagsproblemen gefangen sind, haben aufgehört, sich um sich selbst zu kümmern und Spaß zu haben. Freude, Glück

und Spaß halten gesund, stärken und erfüllen einen mit Begeisterung. Also überlegen Sie: Was könnten Sie tun, das Ihnen wirklich Spaß macht? Achten Sie fortwährend darauf, was Ihnen Freude bereitet, selbst wenn Sie gerade im Verkehr feststecken oder in einem Geschäft in der Schlange anstehen.

Klarheit

- Sagen Sie: »Göttliche Heilintelligenz, erfülle mich mit deinem leuchtenden Strahl der Klarheit. Lege alle grauen Gefühle der Verwirrung, des Konflikts und der Besorgnis frei, die ich möglicherweise empfinde, und löse sie mit deinem strahlenden Licht auf. Hilf mir, die Richtung, die ich auf meinem Lebensweg einschlagen soll, die Entscheidungen, die ich treffen muss, und die Gelegenheiten, die ich ergreifen möchte, kristallklar und scharf zu sehen. Erleuchte meinen Weg mit deiner blendenden Weisheit, damit ich genug Selbstvertrauen habe, um Fragen zu stellen, und mich öffne, um die Antworten zu empfangen, die mich voranbringen. Hilf mir, jedem neuen Tag zielbewusst, zuversichtlich und freudig entgegenzutreten. Vielen Dank.«
- Wiederholen Sie das Wort »LÖSCHEN« so oft, bis Sie sich leichter fühlen.
- Klarheit ist ein Zustand, in dem der Geist frei ist von Besorgnis und Unsicherheit. Sie setzt eine gewisse Kenntnis Ihrer selbst voraus, damit die Entscheidungen, die Sie treffen, Sie stärken und Ihre Lebenserfahrung vertiefen und bereichern. Wenn Sie Klarheit brauchen und gestärkt aus einer Entscheidungsfindung hervorgehen wollen, dann stellen Sie sich Fragen wie die folgende: »Wenn ich mein Herz und meine Seele befrage und das Beste für alle will, wie würde ich dann entscheiden?« Oder aber Sie fragen: »Ist diese Entscheidung für mich die richtige?« Die Ant-

worten, die man auf solche Fragen erhält, basieren auf der individuellen Wahrnehmung sowie den Ereignissen und Erfahrungen der Vergangenheit.

Liebe

- Sagen Sie: »Göttliche Heilintelligenz, ich wende mich an das rosafarbene Licht göttlicher Liebe und Weisheit. Bitte heile jeden Teil meines Bewusstseins und Zellgedächtnisses, in dem ich Angst statt Liebe bewahre, Besorgnis statt Frieden, Beklemmung statt Glauben. Umhülle mich mit deinem liebevollen, schützenden, friedlichen Licht, damit ich mich in jeder Situation, in die ich gerate, sicher, gestärkt, unterstützt, umsorgt und geliebt fühlen kann. Vielen Dank.«
- Wiederholen Sie das Wort »LÖSCHEN« so oft, bis Sie sich leichter fühlen.
- Sehen Sie in jeder herausfordernden Situation eine Segnung, und erinnern Sie sich daran: Was immer Sie auch denken, ziehen Sie an. Konzentrieren Sie sich auf das, was Sie sich im günstigsten Fall wünschen, statt sich darüber Sorgen zu machen, was im ungünstigsten Fall geschehen könnte.
- Beginnen Sie jeden neuen Tag mit einer Vorstellung davon, wie er ablaufen sollte. Sagen Sie zu sich: »Der heutige Tag wird ein wunderbarer, bereichernder Tag sein.« Denken Sie an all die großartigen Dinge, die Sie an diesem neuen Tag schaffen wollen. Seien Sie dankbar für all die guten Gelegenheiten, die Ihnen begegnen.

Mitgefühl

- Sagen Sie: »Göttliche Heilintelligenz, bitte gieße dein rosafarbenes Licht des Mitgefühls in jede Zelle meines Körpers, die mit Hass, Groll und Angst belastet ist. Wasche aus meinem Körper, aus meinem Geist und aus allem, was mich beschäftigt, alles heraus, was sich dort angestaut hat. Hilf mir, sanfter zu werden und mir wie auch anderen für Fehler, Unwissenheit und mangelndes Verständnis zu vergeben. Hilf mir, mich versöhnlich von Hass, Verletzung, Angst und Groll zu befreien und sie in Mitgefühl, Freundlichkeit, Zuneigung und Zugehörigkeit zu verwandeln. Vielen Dank.«

- Wiederholen Sie das Wort »LÖSCHEN« so oft, bis Sie sich leichter fühlen.
- Um Zugang zu echtem Mitgefühl zu finden, müssen Sie sich in die Lage Ihrer Mitmenschen hineinversetzen. In welcher Not müssen diese sein, um anderen verletzend und grausam zu begegnen? Statt negativ auf sie zu reagieren, was die Situation nur verschlimmern würde, suchen Sie nach Wegen, um Ihren Hass und Ihre Angst zu heilen und in Mitgefühl zu verwandeln. Ihr Mitgefühl verschafft anderen die Gelegenheit, sich zu befreien, ihren Blick auf sich selbst und die von ihnen herbeigeführte Situation zu verändern.

Respekt

- Sagen Sie: »Göttliche Heilintelligenz, bitte erfülle meinen Körper, mein Bewusstsein und meine Emotionen mit dem orangefarbenen Licht lebendiger Energie. Bitte durchströme mich mit Mut, Optimismus und Respekt. Fülle mein Energiereservoir auf und erneuere mein Selbstwertgefühl und meinen Glauben an mich selbst. Beseitige die Scham, den Schmerz und andere angestaute Gefühle aus meinen zurückliegenden und zukünftigen Beziehungen und erfülle sie mit Licht, Liebe, Ehrerbietung, Respekt und Wertigkeit. Lehre mich, mich selbst zu lieben, mich anzuerkennen und wertzuschätzen. Vielen Dank.«
- Wiederholen Sie das Wort »LÖSCHEN« so oft, bis Sie sich leichter fühlen.

- Werfen Sie einen kritischen Blick auf Ihr Leben und machen Sie sich bewusst, welche Bereiche Sie ehren, anerkennen und stärken und wo Sie es andererseits an Ehrung und Respekt für Ihre Person fehlen lassen. Wenn Sie sich die Bereiche bewusst gemacht haben, an denen Sie arbeiten müssen, können Sie mit der Heilung, Veränderung und Transformation beginnen. Greifen Sie immer wieder auf diese Übung zurück, um Scham abzubauen und Respekt willkommen zu heißen.

Unschuld

- Sagen Sie: »Göttliche Heilintelligenz, ich rufe die grünweiße Flamme der Reinheit auf, meinen Körper zu regenerieren, meinen Geist zu reinigen und meine Seele zu erheben. Bitte erschließe mir alle Bereiche meines Lebens, die Freude, Vergnügen, Unschuld und Licht enthalten. Befreie mich von aller Negativität, von allen Fesseln und allen Beschränkungen. Erwecke meine Begeisterung für das Leben von Neuem und hebe mein Bewusstsein aus der Eintönigkeit hinauf zu Klarheit und Inspiration. Vielen Dank.«
- Wiederholen Sie das Wort »LÖSCHEN« so oft, bis Sie sich leichter fühlen.
- Konzentrieren Sie sich auf alles, was rein ist, wie etwa Babys, Blumen, Tiere oder spirituelle Unterweisung. Tragen Sie außerdem ein paar Tage lang grüne und weiße Kleidung oder visualisieren Sie, wie Sie Ihren Körper in diesen Farben baden.

Unterstützung

- Sagen Sie: »Göttliche Heilintelligenz, bitte umfange mich mit deinem sanften, tragenden und erhebenden goldenen Licht. Erfülle mich mit Mitgefühl, Verständnis, Freundlichkeit und Weisheit. Hilf mir, rücksichtsvoll, aufmerksam und nachsichtig zu werden. Verwandle jeglichen Neid, den ich spüren mag, in Ermutigung, mit der ich anderen weiterhelfe, und in Glück, das ich ihnen für ihre Vorhaben wünsche. Sobald ich für die glücklichen Umstände, die mir und anderen zuteilwerden, dankbar bin, belohne mich mit großartigen, opulenten Überraschungen. Vielen Dank.«

- Wiederholen Sie das Wort »LÖSCHEN« so oft, bis Sie sich leichter fühlen.
- Richten Sie Ihre Aufmerksamkeit auf die Frage, wie Sie andere darin unterstützen können, ihr Bestes zu geben. Konzentrieren Sie sich darauf, über den Erfolg anderer glücklich zu sein. Je besser es Ihnen gelingt, sich mit anderen über ihren Erfolg zu freuen, desto weiter stoßen Sie das Tor zu Ihrem eigenen Glück auf. Üben Sie sich jeden Tag darin, in jedem, der Ihnen unterwegs begegnet, einen erfolgreichen Menschen zu sehen. Sie können dabei sogar die folgende Affirmation aussprechen: »Sie sind sehr erfolgreich.«

Versöhnlichkeit, Vergebung

- Stellen Sie sich die Person vor, der zu vergeben Sie jetzt bereit sind. Bedenken Sie, dass Sie sich diesem Prozess vielmehr für sich als für den anderen unterziehen, denn wenn Sie vergeben, verabschieden Sie sich von einer zerstörerischen Emotion. Das bedeutet nicht, dass Sie die verletzenden Worte oder Taten dieser Person stillschweigend akzeptieren. Sie lassen lediglich das zerstörerische Gefühl los, das Sie aufgrund der Verletzung durch diese Person in sich tragen.
- Sagen Sie: »Göttliche Heilintelligenz, ich bitte die blauweiße Flamme der Versöhnlichkeit, mir zu helfen, alle schädlichen und schmerzlichen Verbindungen zwischen mir und (setzen Sie den Namen der Person ein, mit der Sie

sich bisher nicht versöhnen konnten) aufzulösen. Bitte hilf mir, allen Groll, Wut, Verletzung und Misstrauen zwischen uns loszulassen. Lieber (setzen Sie den Namen ein), ich vergebe dir dafür, dass du (setzen Sie die Ursache Ihrer Verletzung oder Ihrer Wut ein).«

- Falls es für Sie zutrifft, sagen Sie: »Ich bitte dich, mir zu vergeben, dass ich (setzen Sie das ein, wofür Sie Vergebung erbitten). Ich bitte darum, dass das blau-weiße Licht der Versöhnlichkeit unsere Herzen und unseren Geist reinigt und uns ganz und gar befreit. Bitte erfülle uns mit göttlicher Liebe und göttlichem Mitgefühl. Vielen Dank.«
- Konzentrieren Sie sich auf Ihr Herz und Ihre Seele. Stellen Sie sich vor, wie jeglicher Groll aus Ihnen entweicht. Lassen Sie es zu, dass die blau-weiße Flamme alle abträglichen Bande zwischen Ihnen und dem anderen Menschen löst und Ihre Herzen und Ihre Seelen läutert. Sobald die angestauten Gefühle sich auflösen, konzentrieren Sie sich darauf, Ihr Herz mit göttlicher Liebe und göttlichem Mitgefühl zu füllen. Möglicherweise müssen Sie diesen Prozess mehrmals wiederholen, um vollständige Vergebung zu erlangen.

Vertrauen

- Sagen Sie: »Göttliche Heilintelligenz, ich rufe dein goldenes Licht der Weisheit an. Bitte erwecke meine innere Kraft, mein Vertrauen und mein Selbstwertgefühl. Hilf mir, mein Herz für Liebe, Begeisterung und Lebensfreude zu öffnen. Erfülle mich mit deinem Licht, deiner Weisheit und deinem Glauben. Kräftige meinen Glauben an mich selbst, und unterstütze mich, indem du meine Träume wahr werden lässt. Vielen Dank.«
- Wiederholen Sie das Wort »LÖSCHEN« so oft, bis Sie sich leichter fühlen.
- Konzentrieren Sie sich auf Ihre Kraft. Worin sind Sie gut?

Was macht Ihnen Spaß? Was lässt Ihr Herz höherschlagen? Schreiben Sie sich diese Dinge auf und beginnen Sie damit, Ihre Träume zu verwirklichen. Feiern Sie jeden Erfolg.

Zufriedenheit

- Sagen Sie: »Göttliche Heilintelligenz, umfange mich mit dem strahlenden goldenen Licht der Zufriedenheit, des Glücks, der Erfüllung und des Entzückens. Lass mich darauf vertrauen, dass ich in die für mein Leben beste Richtung unterwegs bin. Hilf mir, all die wunderbaren Dinge, die ich erreicht habe, all die einzigartigen Menschen, mit denen ich in Kontakt getreten bin, und all die reichen Erfahrungen, die ich machen durfte, als das zu erkennen, was sie sind, und sie zu feiern. Indem ich erkenne, wie großartig mein Leben ist, fühle ich mich wahrhaft gesegnet. Vielen Dank.«
- Wiederholen Sie das Wort »LÖSCHEN« so oft, bis Sie sich leichter fühlen.
- Befriedigung entsteht, wenn man sein Leben und dessen bereichernde Erfahrungen feiert. Statt sich auf das zu konzentrieren, wovon Sie nicht genug haben, sollten Sie Ihre Aufmerksamkeit auf das richten, womit Sie gesegnet sind – selbst auf Ihre Fähigkeit, die Hand zu bewegen, einen Stift aufzunehmen, einen Eintrag im Tagebuch zu machen, ein Buch zu lesen oder mit der Welt eine besondere Begabung zu teilen. Sie können auch einfach die Tatsache feiern, dass Sie lebendig sind, dass die Sonne jeden Morgen aufgeht oder dass die Vögel singen. Nehmen Sie Ihre Zufriedenheit an und zeigen Sie sie und Sie werden bemerken, wie die Dinge in Ihrem Leben nun schneller wachsen und sich entwickeln.

IV. DIE VERBORGENE SPRACHE DER FARBEN

Ihre positive Wirkung für die Heilung nutzen

Farben besitzen ein bemerkenswertes Heilpotenzial. Schon immer haben sich die Menschen der Farben bedient, um Heilung zu bewirken, um das Auge anzusprechen, um Schönheit zu schaffen und sich strahlender und lebendiger zu fühlen. Farben gibt es überall: in der Natur, zu Hause, in der Mode und bei den Lebensmitteln.

Sobald man die Charakteristiken der einzelnen Farben zu durchschauen beginnt, kann man sie bewusst einsetzen. Jede Farbe hat Eigenschaften wie Temperatur, Gewicht und Schwingung. Das bedeutet, dass manche Farben Hitze erzeugen, während andere eher kühlend wirken. In wissenschaftlichen Untersuchungen, bei denen ein Thermometer in ein farbiges Glas gegeben wurde, hat sich gezeigt, dass Rot die größte Hitze abstrahlt, während Blau am kältesten ist.

Jede Krankheit hat eine bestimmte Schwingung und damit eine Farbe. Wenn eine Komplementärfarbe auf einen erkrankten Bereich einwirkt, beeinflusst sie die Schwingung der Krankheit und kann Linderung schaffen. Damit Farbheilung wirkungsvoll ist, muss sie sich gegen die Gesamtursache richten und nicht nur gegen ein Symptom. Die Verbindung von Farbheilung und emotionalen Reinigungsprozessen kann äußerst wirkungsvoll sein.

Farbheilung ist auf vielerlei Weise einsetzbar: in der Visualisierung, bei der Farbwahl von Kleidern und Schuhen, von

Nahrungsmitteln und Getränken, bei der Gestaltung von Innenräumen, bei der Bettwäsche, in der Natur, in Form von Kristallen, Badeölen, Licht, Kerzen, Schmuck und Make-up, bei der Arbeit mit Pflanzen oder Blumen, bei Gemälden und Zeichnungen, der Wahl der Haarfarbe oder sogar wenn man Wasser aus einem farbigen Glas trinkt, das zuvor in der Sonne stand.

Im ersten Kapitel haben Sie erfahren, dass Farben auch mit bestimmten Körperbereichen assoziiert werden. Lesen Sie nun die nachfolgenden Absätze, erfahren Sie mehr über jede einzelne Farbe und stimmen Sie sich dann auf Ihren Körper ein. Wenn Sie sich bewusst machen, welcher Körperteil bzw. welches Organ besondere Aufmerksamkeit braucht, können Sie seine Heilung unterstützen, indem Sie im Geiste mit der zugehörigen Farbe arbeiten.

Die Farben können Sie auch sehr gut spüren, wenn Sie die Hände aneinanderreiben, sie dann in einem geringen Abstand voneinander vor sich halten und so lange Farben visualisieren, bis Sie deren Schwingung spüren. Wenn es sich um die Farbe Lila handelt, werden Sie größere Hitze spüren, als wenn es Türkis ist, das eher kühl wirkt. Sobald Sie die Schwingung wahrnehmen, legen Sie die Hände auf oder in die Nähe des Bereichs Ihres Körpers, der diese Farbe braucht, und atmen langsam und tief ein und aus. Dann stellen Sie sich vor, wie die Farbe durch den betroffenen Bereich wandert und Heilung schafft.

Farben sind dazu in der Lage, das Herz zu öffnen, Energie zu steigern, das Selbstvertrauen zu stärken, Klarheit zu schaffen, Stress abzubauen und Frieden zu stiften. Diejenigen meiner Patienten, die gelernt haben, mit Farben zu heilen und sie im Alltag sinnvoll einzusetzen, konnten deutlich davon profitieren.

Andrea, die gerne Schwarz trug, schien nie genug Kraft für ihre beiden kleinen Kinder zu haben. Wenn sie meinen Behandlungsraum betrat, wirkte sie häufig erschöpft, als trüge sie eine schwere Last auf ihren Schultern. Als ich von ihr wissen wollte, warum sie immer nur Schwarz trug, erklärte sie mir, dass alle Kleidungsstücke in ihrem Schrank diese Farbe hätten. Interessanterweise schien auch alles andere in Andreas Leben entweder schwarz oder weiß zu sein. Ich riet Andrea dazu, mehr Farbe in ihr Leben zu bringen, in ihre Kleidung, in ihre Wohnung, in die Speisen, die sie für sich zubereitete, usw. Als Andrea farbigere Kleidung zu tragen begann, veränderte sich erstaunlicherweise auch ihre Einstellung zum Leben. Sie wurde flexibler, kreativer und zufriedener. Ich forderte sie außerdem dazu auf, in ihren Visualisierungen mit Farben zu arbeiten, und bereits nach kurzer Zeit stieg ihr Energiepegel spürbar an.

Viele meiner Patienten, von denen einige Masseure oder Kosmetikerinnen sind, visualisieren bei der Arbeit mit ihren Klienten verschiedene Heilfarben. Sie berichten, dass ihre Klienten sich nach der Behandlung immer besonders entspannt und viel besser fühlen.

Es ist leicht, sich Farben zunutze zu machen. Tragen Sie Blau und Weiß, wenn Sie Frieden und Entspannung suchen, oder stellen Sie in Ihrer Umgebung mehr Grünpflanzen auf. Um Ihr Herz für die Liebe zu öffnen, können Sie orangefarbene Kleidung und einen rosa Kristall tragen. Wenn Sie mehr Energie brauchen, dann essen Sie rote Speisen und tragen Kleidungsstücke in Rot, Orange oder Gold. Falls es Ihnen an Vertrauen fehlt, können Sie es mit türkisfarbenem Schmuck und blauen Kleidungsstücken fördern. Um besser schlafen zu können, eignet sich indigofarbene Bettwäsche. Es ist sogar möglich, Rot und Gold zu tragen, um Wohlstand und Fülle in Ihr Leben zu holen.

Denken Sie darüber nach, wie Sie Ihren Arbeitsplatz und Ihr Zuhause gestaltet haben und welche Farben Sie bei Ihrer Kleidung bevorzugen. Farbe ist nur ein Faktor von vielen, aber er kann sehr wichtig sein. Nutzen Sie die Informationen im nachfolgenden Abschnitt, um die verborgene Sprache der Farben zu entdecken und zu erfahren, welchen Einfluss sie auf das Leben nehmen können.

Die Farben im Einzelnen

Blau

Blau erzeugt Stille, Gelassenheit und Frieden, indem es den Geist beruhigt. Diese Farbe entspannt die Nerven, bekämpft Infektionen und reinigt das Energiefeld. Sie vermag es, einen zu seiner inneren Wahrheit zu führen und die Verbindung zum Göttlichen herzustellen. Sich im Geiste in blaue Strahlen zu tauchen ist hilfreich, wenn man sich vor angestauten Energien schützen und den Weg zurück in die eigene Mitte finden will. Blau ist die Farbe des Glaubens, der Geduld, Akzeptanz, Vergebung und Unabhängigkeit. Sie wirkt kühlend, beruhigend, aufbauend und schützend.

Auf der physischen Ebene hilft Blau bei der Entgiftung und der Bekämpfung von Hautproblemen. Es hilft, Blut nach einer Entzündung oder Überreaktion in den Normalzustand zurückzuführen. Wenn man nervös, manisch oder übertrieben aufgeregt ist, dann wirkt Blau beruhigend. Einen introvertierten Menschen vermag Blau aus der Reserve zu locken. Blau hat keimtötende Qualitäten und trägt zur Heilung von Verbrennungen bei, stoppt Blutungen und senkt Fieber. Außerdem mildert es nervöse Reizungen, verbessert den Stoffwechsel und steigert die Lebenskraft.

Tragen Sie blaue Farbtöne, um Ihre Gedächtnisleistung zu verbessern, emotionalen Schmerz abzubauen und Kontakt zu Ihrer inneren Weisheit herzustellen. Blau verbessert die Kommunikationsfähigkeiten, löst Ängste auf und stattet Sie mit dem nötigen Selbstbewusstsein aus, damit Sie Ihre Ansichten vertreten können. Blau hilft bei Beschwerden wie Bluthochdruck, Durchfall, Epilepsie, Geschwüren, grünem Star, Halsschmerzen, Herzklopfen, Hysterie, Juckreiz, Kehlkopfentzündungen, Kopfschmerzen, Krampfadern, Linsentrübung, Menstruationsbeschwerden, Reizdarmsyndrom, Rheuma, Schock, Sonnenstich, Verbrennungen und Zahnschmerzen.

Zu viel Blau macht kalt, müde, deprimiert und traurig. Falls Sie unter niedrigem Blutdruck leiden, unter Problemen mit den unteren Atemwegen, Asthma, Erkältungen, Hyperventilation oder Lähmung oder wenn Sie abnehmen wollen, sollten Sie sich der Farbe Blau so wenig wie möglich aussetzen.

Braun

Braun symbolisiert Erdigkeit, Ruhezustand, Genährtsein und Stabilität. Es bringt einen mit der Natur, der Weisheit von Tieren und der universellen Intelligenz in Kontakt. Braun hilft dabei, gesunde Grenzen zu ziehen und eine ausgeglichene Perspektive einzunehmen. Man kann besser zu den heilenden Eigenschaften der Natur in Beziehung treten, um mit ihrer Hilfe Energie und Kreativität neu zu beleben. Braun schützt, unterstützt und gibt Struktur. Diese Farbe gewährt Zugang zum gesunden Menschenverstand, sorgt für Fruchtbarkeit, Zuverlässigkeit, Versorgung und Widerstandsfähigkeit, schenkt Sachlichkeit, Geduld, geistige Stabilität und Sicherheit und fördert Besinnung und Ausdauer. Auf der physischen Ebene unterstützt Braun die Reinigung von Magen und Darm und schafft ein Gefühl der Erneuerung.

Am besten nutzt man diese Farbe, wenn man im Garten arbeitet oder in einen Park geht, wo man Kontakt zu den Bäumen und zur Natur aufnehmen kann.

Zu viel Braun kann dazu führen, dass man sich träge fühlt, Angst vor Veränderung und Entwicklung bekommt und es ablehnt, seine Gefühle auszudrücken.

Gelb

Hell, sonnig, freudig, vergnüglich, grenzenlos, fruchtbar und erfrischend wirkt die Farbe Gelb. Daher ist sie die Farbe des Intellekts und dient der mentalen Stimulierung. Gelb bringt das Gehirn auf Trab und hilft, schnell und klar zu denken und Entscheidungen zu treffen. Es kurbelt Gedächtnis, Selbstausdruck und Kreativität an, sorgt beim Schreiben, Lesen, Lernen und Rätsellösen, bei Interviews und Prüfungen für zielgerichtetes Denken, inspiriert zu neuen Ideen und unterstützt darin, sich wichtige Informationen zu merken. Gelb sorgt dafür, negative Muster aus der Vergangenheit abzubauen, löst Pessimismus auf und verstärkt die Selbstachtung. Es hilft, tiefsitzende Probleme zu erkennen und zu bewältigen. Gelb holt Freude, Selbsterneuerung, Optimismus, Vergnügen, Heiterkeit und innere Kraft in Ihr Leben. Außerdem senkt diese Farbe den Stresspegel und löst nervöse Anspannungen auf.

Gelb vermag beschädigte Zellen zu stimulieren und zu reparieren wie auch Nerven zu regenerieren. Es reinigt das Blut, entfernt Abfallprodukte, stimuliert das Lymphsystem, stillt Entzündungen, löst Verstopfungen auf und reinigt die Schleimhaut. Es wird außerdem mit Gewichtsreduktion und dem Abbau von Cellulitis assoziiert. Darüber hinaus hilft Gelb bei Diabetes, Gelenkentzündungen, Hautausschlägen, Hitzewellen in den Wechseljahren, Lähmungen, Magersucht, Menstruationsbeschwerden, Verdauungsproblemen und Verstopfung sowie bei Problemen mit Bauchspeicheldrüse, Galle, Haut, Hormonen, Leber, Milz, Nieren und Ohren. Gelb reinigt die Därme und die Leber und nützt bei der Bekämpfung von Würmern und anderen Parasiten.

Am besten lässt sich Gelb durch das Sonnenlicht, Blumen und Nahrung aufnehmen.

Verwenden Sie Gelb vorsichtig. Zu viel davon führt zu Reizüberflutung, Erschöpfung und Depression.

Gold

Die Farbe Gold zieht Fülle an, erweitert das Nervensystem und steigert das Bewusstsein. Sie hilft dabei, Weisheit, tiefes Wissen, Selbstvertrauen, innere Kraft, Mut und Freude zu erlangen.

Gold ist sehr wirkungsvoll, unterstützt bei der Heilung fast aller Krankheiten, befreit von Gefühlen der Frustration, Unzulänglichkeit und Sinnlosigkeit, löst Traumata auf und schafft Wohlbefinden.

Auf der physischen Ebene hilft Gold bei der Behandlung von Depression, Narben, Verdauungsbeschwerden, Reizdarmsyndrom, Parasiten, Wechseljahrsbeschwerden und Rheuma. Gold stellt eine mächtige, schützende Energie dar, stärkt alle Bereiche des Körpers und des Geistes und hilft, das zu akzeptieren, was im Leben geschieht. Machen Sie sich die Farbe Gold zunutze, wenn Sie Klarheit erlangen möchten, Entscheidungen treffen wollen oder die Anbindung an das spirituelle Reich suchen.

Es kann jedoch auch passieren, dass Gold den Körper überwältigt und erdrückt. Daher sollte es nur in Maßen zum Einsatz kommen.

Grau

Grau ist hilfreich, wenn man gerade lernt, wie man seinen Körper im Geiste abtastet, denn es hilft dabei, Blockierungen im Körper und im Energiefeld zu erkennen.

Grau versorgt einen außerdem mit Informationen über den mentalen, emotionalen und physischen Zustand eines anderen Menschen. Es verhilft einem zu einer neuen Sichtweise und gibt einem die erforderliche Kraft, um mit den Herausforderungen fertig zu werden, die einem hoffnungslos erscheinen.

Zu viel Grau kann bewirken, dass man sich lustlos, erschöpft und emotional leer fühlt.

Grün

Die Farbe Grün hilft, Furcht zu überwinden und den Körper zu beruhigen. Wenn Sie sich mit Problemen aus der Vergangenheit herumschlagen, nutzen Sie grün, um Harmonie herzustellen. Grün kann Ihnen auch helfen, kluge Entscheidungen und eine gute Wahl zu treffen.

Grün trägt dazu bei, Aggression in Beziehungen aufzulösen oder ein gebrochenes Herz zu trösten. Diese Farbe löst negative Muster und Überzeugungen auf, hilft dabei, sich in Stresssituationen wieder zu zentrieren, füllt das Energiereservoir auf und unterstützt beim Entspannen, Meditieren und bei der Heilung. Grün gibt Hoffnung, stärkt das Selbstbewusstsein und zieht Geld und Reichtum an. Es ist die Farbe der Fruchtbarkeit, Wahrheit, Jugend und Unschuld. Außerdem kann Grün als Aphrodisiakum und zur Stimulierung sexueller Energie dienen.

Grün reinigt das Blut und stellt die Gesundheit wieder her. Es verfügt über antibakterielle Eigenschaften, belebt Nervensystem, Herz, Thymusdrüse, Lunge und Leber, stimuliert das Wachstum und trägt zur Heilung von Knochenbrüchen bei, baut Muskulatur auf und repariert Gewebe. Außerdem hilft es gegen Platzangst, Gallenkrankheit, Kopfschmerzen, Bluthochdruck, Muskelzucken, Stottern und Mandelentzündung. Es ist nützlich bei Rückenbeschwerden, Asthma, Kolik, Erschöpfung, Schlaflosigkeit, Heuschnupfen, Herzbeschwerden, Kehlkopfentzündung, Geschwüren und Geschlechtskrankheiten.

Andererseits wird Grün auch mit Neid, Eifersucht und Aberglaube in Verbindung gebracht.

Indigo

Die Farbe Indigo hilft bei Krankheiten, die Kopf, Augen, Ohren und Nase betreffen. Indigo stimuliert die Intuition, schenkt Inspiration und Weisheit, steigert die Konzentration,

die Gedächtnisleistung und Manifestationsfähigkeit, ermutigt zu spiritueller Entfaltung und öffnet das Stirnchakra. Es hilft, das Leben leichter zu nehmen und die Last der Verantwortung, die man auf den Schultern trägt, abzulegen. Außerdem verstärkt diese Farbe die Kommunikationsfähigkeit.
Indigo ruft alte, begrabene Ängste wach und hilft dabei, die Wurzel eines Problems zu finden sowie alte Festgefahrenheiten aufzulösen. Es ist nützlich bei der Behandlung von Verhaltensauffälligkeiten bei Kindern sowie von mentaler und emotionaler Verwirrung bei Erwachsenen. Man kann Stress leichter auflösen, Klarheit schaffen und sich im Leben neu ausrichten und wird darin ermutigt, den Weg der Heilung und Erneuerung zu gehen.
Indigo reinigt das Blut und stillt Blutungen, verbessert das Geruchsvermögen und wirkt wie ein Schmerzmittel. Indigo kann herangezogen werden zur Heilung von Asthma, Blinddarmentzündung, Bronchienentzündung, Entzündungen, Gesichtslähmungen, Hautproblemen, Hörstörungen, Ischiasschmerzen, Knochenproblemen, Linsentrübung und anderen Augenkrankheiten, Lungenentzündungen, Lungen- und Halsprobleme, Migräne, Nasenbluten, Neben- und Stirnhöhlenentzündungen, Rückenschmerzen, Schilddrüsenüberfunktion und Schlaflosigkeit.

Lila

Die Farbe Lila räumt mentale Komplexe aus und bringt Führungsqualitäten an die Oberfläche. Sie schafft eine Verbindung zwischen Körper, Geist und Seele und holt Hoffnung und Erfolg ins Leben. Außerdem unterstützt sie das Seh-, Hör- und Geruchsvermögen und löst Negativität und Verärgerung auf.
Lila stärkt das Immunsystem und unterstützt allgemein Heilungsprozesse wie etwa bei Hautausschlägen, Rheuma, nervöser Anspannung, Problemen mit den Knochen, den

Nieren, der Lunge und dem Magen. Diese Farbe senkt den Blutdruck, beruhigt Herzklopfen und wirkt bei Gehirnerschütterung, Entzündungen und Unfruchtbarkeit.
Zu viel Lila kann jedoch dazu führen, dass man den Bezug zur Wirklichkeit verliert und depressiv wird und dass man sich wie im Laufrad fühlt, ohne je irgendwo anzukommen. Das Gegenmittel gegen zu viel Lila ist Gold.

Magenta

Magenta ist die Farbe tiefsten inneren Wissens. Sie fördert Wahrheit, Klarheit und Glauben und kann die Lebensfreude wecken. Sie motiviert dazu, Kontakt zum höheren Reich spiritueller Führer aufzunehmen, zu Engeln, Göttinnen und Heiligen, und unterstützt einen bei der Reise zur Selbstentdeckung und spirituellen Erfüllung.
Magenta erleichtert es einem, Anschluss an die Gefühle zu finden, erweckt ein tieferes Empfinden von Wohlergehen, hilft bei der Manifestation der eigenen Träume, bewirkt die Befriedung von Konfliktsituationen, kann Einigungen herbeiführen und fördert ausgezeichnet die Organisationsfähigkeit.
Anderseits kann zu viel Magenta einem das Gefühl geben, festzustecken, zu viel in Erinnerungen an die guten alten Zeiten zu schwelgen und dabei das Leben in der Gegenwart zu vergessen.

Malve

Malve, ein Farbton zwischen Lila und Rosa, hilft dabei, mit seiner Intuition in Verbindung zu treten, die Inspiration zu wecken und das spirituelle Bewusstsein zu erweitern. Die Farbe Malve unterstützt darin, niederdrückende, angestaute Energien abzubauen und das Leben leichter zu nehmen.
Es ist die Farbe der Milde, der Sanftheit und des Zulassens. Sie erzeugt ein Gefühl von Frieden und Ruhe, verbessert die

Gedächtnisleistung und die Konzentrationsfähigkeit, wirkt gegen Festgefahrenheit und gewährt einem in schwierigen Situationen neue Erkenntnisse. Wenn man Pech in der Liebe hatte, dann hilft diese Farbe, das Herz wieder zu öffnen. Zudem wirkt sie lindernd bei Augen- und Ohrenproblemen.

Orange

Wie Sie im dritten Kapitel gesehen haben, ist die Farbe Orange ein Heilmittel gegen ungesunde Emotionen, weil sie fähig ist, Gefühle an die Oberfläche zu holen, um sie zu bearbeiten. Entsprechend wichtig ist die Rolle, die sie in der Heilarbeit spielt. Orange hilft bei der Behandlung von Ängsten, Einsamkeit und Depression, es stärkt das Immunsystem und die Lebenskraft, weckt sexuelle und kreative Energie, symbolisiert Wärme und Wohlstand und fördert Optimismus, Begeisterung, Mut, Entschlossenheit und Spontaneität.

Orange unterstützt darin, sich in einer Beziehung aneinander zu binden, Liebe zu geben und Liebe zu empfangen. Diese Farbe verbindet einen mit der inneren Weisheit und Intuition, lässt einen Freude und Heiterkeit erleben, Verlust, Trauer und Schock verarbeiten und Hemmungen, Schüchternheit und Verlegenheit abbauen. Als Farbe der Bewegung und Veränderung stimuliert und steigert Orange die Pulsfrequenz.

Wenn sich jemand auffallend stark zu dieser Farbe hingezogen fühlt, kann dies ein Hinweis auf ein Trauma oder einen Schock sein, der ihn daran hindert, voranzukommen oder in der Gegenwart zu leben. Orange ist dazu in der Lage, alte Gefühle zutage zu fördern, damit sie geheilt werden können.

Orangefarbene Lichtstrahlen helfen bei der Heilung von Verdauungsstörungen, abweichender Adrenalinproduktion und Nierenproblemen, sie stärken die Milz und die Bauchspeicheldrüse, helfen bei der Aufnahme von Sauerstoff durch die Atmungsorgane, stellen die Beweglichkeit der Gelenke wieder her, entkrampfen Muskeln und stärken die Lunge.

Orange unterstützt die Behandlung von Asthma, Bronchienentzündungen, Entzündungen, Erkältungen, Gallensteinen, geistiger Erschöpfung, Gicht, Lungenproblemen, Nieren, Rheuma, Schleimhautreizungen und Tumoren. Es stimuliert den Appetit und hilft bei Darm- und Verdauungsbeschwerden. Außerdem bringt es verdrängte Ängste ans Licht und kann bei Magersucht, psychischen Störungen, Depression sowie bei emotionaler und geistiger Lähmung wirken. Es gleicht auch die Hormonproduktion aus und hilft bei Empfängnisschwierigkeiten.

Rosa

Die Farbe Rosa ist die Energie bedingungsloser Liebe. Sie öffnet das Herz und trägt zu seiner Heilung bei. Auch bei der Auflösung emotionaler Probleme und bei der Entwicklung von Selbstakzeptanz und innerer Ruhe ist Rosa ein gutes Hilfsmittel. Rosa wirkt auch bei Schlaflosigkeit und bei der Verwirklichung von Träumen.

Rosa ist die Farbe von Mitgefühl, Zuneigung, Wärme, Freundlichkeit, Liebenswürdigkeit, Dankbarkeit, Freigebigkeit, Kraft und Fürsorge. Sie hilft bei der Auflösung von Sorgen, Stress und Negativität und ersetzt diese durch Liebe. Rosa wirkt beruhigend, stärkend, wohltuend und heilend. Sie fördert Toleranz und Verständnis.

Rosa kann bei der Bearbeitung schwieriger Beziehungen zu Eltern, Kindern und Partnern helfen. Diese Farbe unterstützt diejenigen, die unter geringem Selbstwertgefühl, Einsamkeit und Traurigkeit leiden, sowie Menschen in der Midlife-Crisis, die sich schwertun, alte Muster aufzubrechen. Verwenden Sie Rosa für die Muskelentspannung und für den Abbau von Verärgerung, Wut und Angst.

Rosa aktiviert die Intuition, erleichtert es einem, sich mit der weiblichen Energie und spirituellen Schönheit zu verbinden, und zieht Menschen und Beziehungen an.

Rosa hilft, wenn man das Gefühl hat, zu wenig Liebe zu erhalten, bei emotionalem Ungleichgewicht, Erschöpfung, Depression, gebrochenem Herzen, Trauer und Verlust, Angst, Trauma, Schock, Verfolgungswahn, Stress und in der Midlife-Crisis sowie bei emotional verursachten Essstörungen. Es unterstützt die Heilung von Gelenkentzündungen, Problemen mit den Handgelenken, Händen, Knien, Knöcheln und Füßen, wirkt bei Gewichtsproblemen, Verdauungsbeschwerden und Herzproblemen wie Angina Pectoris und Herzinfarkt.

Zu viel Rosa fördert Sentimentalität, kindisches Verhalten, Überempfindlichkeit sowie den Wunsch, andere zu kontrollieren.

Rot

Die Farbe Rot enthält grenzenlose Energie, Hitze, Lebendigkeit und Kraft. Sie ist die Farbe der Begeisterung, Leidenschaft, Sinnlichkeit und des Mutes, von Optimismus, Motivation und Leistung und kann dazu beitragen, Geld, neue Gelegenheiten und Wohlstand ins Leben zu holen, die Kreativität zu wecken und gesteckte Ziele zu erreichen.

Rot ist ein wirkungsvolles Heilmittel bei Bluterkrankungen und unterstützt den Blutkreislauf. Diese Farbe wird erfolgreich bei der Heilung verschiedener Krankheiten eingesetzt, zum Austrocknen von Wunden, zur Erwärmung unterkühlter Körperbereiche, zur Reduzierung von Schmerzen, zum Abbau von Adrenalin und zur Stimulierung von mentaler und physischer Energie. Rot hilft bei der Überwindung von Depression, Hoffnungslosigkeit, Festgefahrenheit und Erstarrung sowie bei der Auflösung giftiger Energien, Gedanken und Gefühle im Körper.

Rot kann beim Abnehmen unterstützen, bei der Steigerung der Libido, der Verjüngung des Körpers und der Wiederherstellung der Lebensfreude. Es wirkt erdend, hilft dabei, ein stärkeres Selbst- und Zugehörigkeitsgefühl zu entwickeln und einen Partner zu finden, falls man nicht bereits in einer Beziehung lebt. Schüchterne Menschen werden ermutigt, aus ihrem Schneckenhaus zu kommen und mehr Selbstvertrauen aufzubringen.

Rot zieht Erfolg an. Es steht für Feuer, Wachstum und Aufregung, auch für Gefahr und Zerstörung und verleiht ein gewisses Machtgefühl. Es stimuliert das sensorische Nervensystem und ist nützlich, wenn man schlecht hören, riechen, sehen, schmecken und tasten kann. Außerdem weckt Rot die Nerven, regt die Bildung roter Blutkörperchen an, belebt das Herz, entspannt verkrampfte Muskeln, löst Blutandrang und befreit den Körper von Schleim.

Rot ist nützlich bei der Behandlung von Blutarmut, Bronchienentzündungen, Erkältungen (ohne Fieber), Verstopfung, Teilnahmslosigkeit, Lungenentzündungen, Fortpflanzungsschwierigkeiten, Tuberkulose und Lähmungen.

Im Fall von Bluthochdruck, Herzbeschwerden, Fieber, Stress, emotionalen Störungen oder Angstzuständen wird jedoch davon abgeraten, mit Rot zu arbeiten, da seine anregende Wirkung hier kontraproduktiv ist.

Zu viel Rot kann Ängstlichkeit, Impulsivität, Verärgerung, Frustration und Neigung zu Gewalt bewirken. Beste Ergebnisse erzielen dann rote in Verbindung mit orangefarbenen und blauen Lichtstrahlen.

Schwarz

Schwarz ist die Farbe der Absicherung, der Stärke und des Rückzugs und steht in Zusammenhang mit Disziplin, Beharrlichkeit und Respekt. Sie ist ein Tor zu neuen Erfahrungen und versinnbildlicht die Erprobung von Kraft und Entschlossenheit. Viele Menschen durchlaufen die dunkle Nacht der Seele. Sie erlangen Weisheit und kommen auf der anderen Seite verändert wieder heraus. Jugendliche nutzen die Farbe

Schwarz als Symbol der Rebellion, mit der sie für sich Kontrolle und Unabhängigkeit erlangen wollen.
Schwarz kann helfen, das Alte aufzulösen und loszulassen, damit das Neue Platz hat. Zu viel Schwarz jedoch schwächt den Körper, leitet Energie ab und erzeugt Trübsinn und Pessimismus. Es kann daran hindern, voranzugehen, oder dafür sorgen, dass man in den eigenen Beschränkungen steckenbleibt.
Schwarze Flecken oder Punkte im Energiefeld können bedeuten, dass man krank ist, unter Energiemangel leidet, sich einsam fühlt oder in der Opferrolle verharrt. Sie erzeugen Negativität und Unzufriedenheit.
Kombinieren Sie Schwarz mit anderen Farben, damit Sie Ihre Ziele selbstbewusst erreichen können.

Silber

Silber ist die Farbe des Friedens und der Beharrlichkeit. Es beruhigt nervöse Anspannung, schafft Gleichmut und erweitert das Bewusstsein. Außerdem kann diese Farbe den Heilungsprozess und die Reinigung verstärken, indem sie beispielsweise Krankheit und Anstauungen im Körper auflöst oder Gifte aus Blut und Gewebe spült. Silber heilt die Nieren und bringt die Hormonproduktion ins Gleichgewicht. Es schafft Klarheit und wirkt gut als Schutz und Erdung.

Türkis

Die Farbe Türkis verbindet einen mit den Gefühlen und der Intuition. Sie fördert das Vertrauen, verbessert die Kommunikation, weckt Einfühlungsvermögen, öffnet das Herz und hilft einem, den Sinn des Lebens zu ergründen.
Türkis macht altes Wissen zugänglich, stellt eine Verbindung zu seinem inneren Meister her, hilft bei der Auflösung von Beziehungsproblemen und schafft die für wichtige Entscheidungen erforderliche Klarheit. Diese Farbe hilft, selbst-

zerstörerische Gedanken und Gefühle abzustellen und in schwierigen Situationen Frieden zu finden.
Auf der physischen Ebene ist Türkis im Hals- und Brustbereich wirksam. Es beruhigt die Nerven, löst Stress auf und heilt emotionalen Schock. Es hilft gegen Fieber, Nervenschmerz und Hautprobleme wie Reizungen und Narbenbildung. Außerdem fördert diese Farbe den Hautaufbau, beschleunigt die Heilung und Neubildung der Haut.
Zu viel Türkis kann hingegen Kälte, Gleichgültigkeit und mangelndes Mitgefühl verursachen.

Violett

Die Farbe Violett regeneriert das Nervensystem, heilt Schlaflosigkeit, geistige Störung, körperliche Krankheit und Hirnverletzungen. Violett aktiviert die Intuition, fördert die Kreativität, steigert die übersinnliche Wahrnehmung, hilft bei der Überwindung schlechten Karmas und löst Schwierigkeiten, die einem in der Vergangenheit zu schaffen gemacht haben. Bei der Heilarbeit zum Einsatz gebracht, sorgt Violett dafür, sich selbst und die Mitmenschen mehr zu schätzen zu lernen. Menschen mit hohem spirituellem Bewusstsein fühlen sich von der Farbe Violett meist stark angezogen.
Auf der physischen Eben ist Violett nützlich bei der Behandlung von Epilepsie, Augenverletzungen, Nierenbeschwerden, Nervenschmerzen, Rheuma, Ischiasschmerz und Tumoren. Violett unterstützt das Knochenwachstum, stimuliert die Milz, reinigt das Blut, mildert Wut und Zorn, gleicht Energien aus und unterstützt die Neuprogrammierung der Zellen.
Zu viel Violett wird mit Verantwortungslosigkeit, Arroganz, Unzuverlässigkeit und anderem launischem Verhalten in Verbindung gebracht.

Weiß

Die Farbe Weiß umfasst das vollständige Farbspektrum und heilt den gesamten Körper. Besonders hilfreich ist Weiß bei der Auflösung von Toxizität und bei der Reinigung des Körpers. Wenn Weiß zur Behandlung eingesetzt wird, ist es wichtig, es mit einer anderen Farbe zu kombinieren, die den zu heilenden Teil des Körpers direkt anspricht.

Weiß fördert Klarheit und Verständnis. Es ist die Farbe der Wahl, Aufrichtigkeit, Reinheit, des Schutzes und der Besinnung. Weiß unterstützt einen darin, seine Träume zu verwirklichen, verleiht einem bei großen Herausforderungen Mut und macht einem die Gesamtzusammenhänge deutlich. Nutzen Sie Weiß, um Gleichgewicht zu schaffen, Ihr spirituelles und visionäres Kraftreservoir aufzufüllen und um sich der unendlichen Zahl von Möglichkeiten zu öffnen. Weiß löst insbesondere die negativen Gedanken und Gefühle auf, die zwischen den Menschen stehen können. Es bringt Frieden, schafft Wohlbefinden auf der höchsten Ebene und steht für Integrität, Helligkeit, Heiligkeit, Wahrheit und Hingabe.

Weiß befeuchtet und belebt die Haut und macht sie geschmeidig und kann daher bei der Heilung von Hauterkrankungen sehr hilfreich sein. Es wirkt kühlend und erfrischend und wird aus diesem Grund gerne von Menschen getragen, die in heißen Regionen leben. Weiß kann sowohl verbergen als auch offenbaren.

Zu viel Weiß kann dazu führen, dass man sich leer und verbraucht fühlt.

V. DIE VERBORGENE SPRACHE DER KÖRPERSYSTEME

Ganzheitliche Klärungsprozesse anregen

Die Körpersysteme können einen etwas über Stärkung, Vertrauen, Liebe, Mitgefühl, Vergebung und noch vieles mehr lehren. In diesem Kapitel werden Sie etwas über die verschiedenen Organsysteme des Körpers erfahren und über die Rolle, die sie spielen. Außerdem werden Sie herausfinden, welche Gedanken und Gefühle die einzelnen Systeme negativ beeinflussen können.

Es ist möglich, mit Farben und emotionalen Klärungsprozessen, oder indem Sie Ihr Denken verändern, Körpersysteme als Ganzes zu heilen. Oder aber Sie befassen sich mit den einzelnen Bestandteilen eines Systems und arbeiten mit den im ersten Teil des Buches angebotenen Übungen.

Je tiefere Einblicke man in den Körper und seine einzelnen Organe gewinnt, desto mehr Möglichkeiten hat man, ihn wieder gesund zu machen und ins Gleichgewicht zu bringen. Heilprozesse führen durch zahlreiche verschiedene Phasen und Schichten, in denen man entdeckt, wer man ist. Manchmal verändert sich etwas rasch, und manchmal stößt man auf Festgefahrenheit, Frustration und Chaos. Heilung geschieht auf vielen Ebenen – auf der physischen, mentalen, emotionalen und energetischen. Seien Sie geduldig und nehmen Sie sich genug Zeit, all die vielen verschiedenen Aspekte Ihrer Persönlichkeit zu entdecken und zu integrieren.

Das Atmungssystem

Aufgabe der Atmungsorgane ist es, das Blut mit Sauerstoff anzureichern und Abfallstoffe aus dem Körper abzutransportieren. Indem sie den Körper mit Sauerstoff versorgen, helfen sie dabei, Energie zu erzeugen und Beweglichkeit und Wachstum zu gewährleisten. Das Atmungssystem besteht aus Stirn- und Nebenhöhlen, Rachen, Luftröhre und Lunge. Es ist gefährdet, wenn man Gefühle von Einsamkeit, Wertlosigkeit, Hass, Groll, Bitterkeit, Trauer, Verurteilung und Wut in sich aufstaut.

Einer ernsthaften Erkrankung kann man vorbeugen, indem man Mitgefühl, Versöhnlichkeit, Liebe, Hoffnung und Vertrauen in sich fördert.

Das endokrine System

Das endokrine System ist dafür verantwortlich, Hormone zu produzieren und in den Blutkreislauf einzubringen. Dort fungieren die Hormone als Botenstoffe, die auf nahezu jeden Teil des Körpers Einfluss nehmen. Das endokrine System spielt eine wichtige Rolle bei der Regulierung von Emotionen und Verhalten, der Gewebefunktionen und des Stoffwechsels. Es fördert Wachstum, stimuliert den Sexualtrieb und kontrolliert die Körpertemperatur. Außerdem hilft es, beschädigtes Gewebe zu reparieren und Energie bereitzustellen. Das endokrine System setzt sich aus Hypothalamus, Hirnanhangsdrüse, Epiphyse, Schilddrüse, Nebenschilddrüse, Thymus, Nebenniere, Eierstöcken, Hoden und Bauchspeicheldrüse zusammen.

Es kann Schaden erleiden, wenn man sich dauerhaft unausgeglichen, gestresst, überemotional, festgefahren, verwirrt und frustriert fühlt.

Um Abhilfe zu schaffen, muss man sich darin üben, auf die

Botschaften des Körpers zu hören. So erhält man die Gelegenheit, Gleichgewicht, Gesundheit und eine glücklichere Lebensführung zu entwickeln.

Die Fortpflanzungsorgane

Die Geschlechtsorgane dienen der Sexualität und der Fortpflanzung und schenken neues Leben. Beim Mann handelt es sich um Hoden, Vorsteherdrüse und Penis, bei der Frau um Eierstöcke, Gebärmutter, Brüste und Vagina.

Wenn man sich durch frühere Beziehungen schikaniert und verletzt fühlt und Schuldgefühle, Scham, Erniedrigung, Abscheu, Wut und Kritiksucht in einem schädlichen Maß entwickelt hat, kann das die Geschlechtsorgane krank machen. Indem Sie lernen, sich selbst zu lieben und wertzuschätzen, anderen Menschen vergeben, Selbstvertrauen entwickeln, negative Überzeugungen abbauen und Freude an Ihrer Sinnlichkeit empfinden, schützen Sie sie am besten vor solchen negativen Einflüssen.

Das Harnwegssystem

Die Harnorgane haben die Aufgabe, das Wasser im Körper durch ein Filtersystem zu schleusen, damit den einzelnen Körpersystemen ein sauberer Vorrat an Körperflüssigkeiten zur Verfügung steht. Abfallprodukte, die sonst zu Krankheit und Tod führen könnten, müssen sie aus dem Körper hinausbefördern. Das Harnwegssystem setzt sich aus Nieren, Harnleitern, Blase und Harnröhre zusammen.

Das System ist gefährdet, wenn man sich in einem unverträglichen Maß genervt, verärgert, wütend, verbittert und wertlos fühlt und sich mit Schuldgefühlen, Angst und der tiefsitzenden Überzeugung belastet, dass mit einem etwas nicht stimmt.

Indem man Verantwortung für das eigene Handeln übernimmt, zu verzeihen lernt, Wut abbaut und das Selbstwertgefühl, Liebesfähigkeit und Selbstakzeptanz fördert, wirkt man einer möglichen Erkrankung dieses Körpersystems entgegen.

Das Immunsystem

Das Immun- oder Abwehrsystem des Körpers muss Viren, Bakterien und andere Fremdkörper identifizieren und unschädlich machen. Es besteht im Wesentlichen aus Lymphknoten, Antikörpern (Immunglobuline), spezialisierten weißen Blutkörperchen (Lymphozyten), den Organen, die diese Zellen herstellen, und den Blutgefäßen, die sie transportieren. Das Immunsystem ist in Gefahr, wenn man sich unsicher und unter Druck gesetzt fühlt, innere Konflikte durchmacht, Dinge erzwingen will, statt sie geschehen zu lassen, oder sich bedroht und manipuliert fühlt.

Ist es geschwächt, zeigt einem der Körper damit, dass man sich verstärkt nach innen ausrichten und für die eigene Weisheit empfänglich sein soll. Man muss darauf achten, wann man arbeiten und wann man ruhen muss. Richten Sie Ihr Hauptaugenmerk darauf, sich selbst treu zu bleiben. Bringen Sie den Mut auf, sich für sich selbst und Ihre Überzeugungen einzusetzen. Üben Sie sich darin, nein zu sagen und die Anforderungen und Bitten anderer auch einmal nicht zu erfüllen. Immer nur ja zu sagen kann der Gesundheit schaden. Versuchen Sie, im Gleichgewicht zu leben und Ihre eigenen Bedürfnisse und Wünsche zu erfüllen, bevor Sie sich um andere Sorgen machen.

Das Kreislaufsystem

Die Aufgabe des Kreislaufsystems ist es, Nährstoffe und Sauerstoff durch ein kompliziertes Netzwerk aus Blutgefäßen in die übrigen Körpersysteme zu transportieren. Es versorgt den Körper mit Nahrung und besteht im Wesentlichen aus Herz, Blutgefäßen und Lymphsystem.

Das Kreislaufsystem kann kollabieren, wenn man Wut, Angst, Abscheu vor sich selbst, Kritik, Enttäuschung, den Verlust des Selbstvertrauens oder großen Kummer in sich anstaut. Dagegen hilft es, sich darin zu üben, Liebe zu geben und zu empfangen.

Das Lymphsystem

Das Lymphsystem ist dazu da, überschüssige Gewebeflüssigkeit zu entfernen. Es produziert außerdem die Immun- und Abwehrzellen, die eindringende Bakterien und Viren unschädlich machen sollen. Dieses Körpersystem besteht aus Lymphknoten, -bahnen und -gefäßen sowie aus Milz, Blinddarm, Mandeln und der Thymusdrüse.
Das Lymphsystem kann in seiner Funktion beeinträchtigt werden, wenn man sich angreifbar, verängstigt, alleingelassen, ungeliebt und zurückgewiesen fühlt.
Ihre Aufgabe ist es dann, Mut, Selbstachtung und Führungsqualitäten zu steigern. Konzentrieren Sie sich darauf, sich selbst wertzuschätzen und zu lieben und ein förderliches Umfeld für sich zu schaffen, in dem Sie ohne Vorbehalte kreativ, lebendig und spontan sein können.

Die Muskulatur

Die Aufgabe der Muskeln ist es, dem Körper Bewegung zu ermöglichen. Darüber hinaus sorgt die Muskulatur für Kraft und Anpassungsfähigkeit, hält den Körper aufrecht und stützt ihn. Der Körper verfügt über drei verschiedene Muskeltypen: die Skelett-, Herz- und glatte Muskulatur. Damit die Muskeln optimal arbeiten können, benötigen sie Energie, Sauerstoff, Glukose und andere Nährstoffe. Das Kreislaufsystem ist dafür verantwortlich, der Muskulatur die benötigten Stoffe zuzuführen.
Die Muskeln können geschädigt werden, wenn man es zulässt, dass sich extreme Anspannung, Besorgnis, Traurigkeit

und Überlastung in einem anstauen. Geschwächt wird die Muskulatur außerdem durch ein Zuviel an Grübelei, Wut, Arbeit und Angst, mangelndes Vertrauen und fehlende Unterstützung.
Sie stärken die Muskulatur, wenn Sie Ihre innere Kraft fördern, sich ein soziales Netzwerk schaffen, sich regelmäßig entspannen, Stress aubbauen, sich Ihren Ängsten stellen, statt sie zu verdrängen, und Ihre Gefühle zum Ausdruck bringen, statt sie zu verbergen.

Das Nervensystem

Die Aufgabe des Nervensystems ist es, die Kommunikation zwischen der Außenwelt und dem Körper zu ermöglichen. Die Sinnesorgane empfangen die Informationen aus der Außenwelt und übermitteln sie an das Gehirn, das sie wiederum an die Organe, Gewebe und Zellen weiterreicht, damit sie sich den mitgeteilten Veränderungen anpassen können. Das Nervensystem setzt sich aus dem Gehirn, dem Rückenmark (Zentralnervensystem) und den Nerven (peripheren Nervensystem) zusammen.
Die Funktion des Nervensystems wird beeinträchtigt, wenn man unter inneren und äußeren Konflikten leidet oder sich dauerhaft mit Stress, Ängsten, Vorwürfen, Negativität und Depression quält.
Um dem entgegenzuwirken, müssen Sie lernen, zu entspannen, innere Kraft, ein persönliches Verantwortungsbewusstsein und Sinn für Humor zu entwickeln.

Das Skelettsystem

Die Funktion des Skelettsystems ist es, Struktur zu geben, den Körper zu stützen und andere Körpersysteme vor äußeren Einflüssen zu schützen. Es besteht aus Knochen, Knorpelgewebe, Bändern und Sehnen.
Dieses System kann erkranken, wenn man sich selbst und

andere fortlaufend auf vernichtende Weise verurteilt oder Gefühle von Verrat, Groll, Unbeweglichkeit, Einschränkung, Bitterkeit und Schuldzuweisung in sich anstaut.
Treten hier Beschwerden auf, ist das für Sie die Gelegenheit, Ihre Beweglichkeit, Eigenständigkeit, Freundlichkeit, Selbstbestärkung und Verantwortungsbewusstsein zu entwickeln. Sie müssen lernen, zu vergeben, neuen Situationen mit einer positiven Einstellung zu begegnen und sich anzupassen sowie den Segen in jeder neuen Situation, die sich Ihnen präsentiert, zu erkennen.

Das Verdauungssystem

Das Verdauungssystem ist dafür verantwortlich, die Speisen aufzuspalten, damit die darin enthaltene Energie die gute Funktionstüchtigkeit des Körpers ermöglichen kann. Außerdem nimmt es die Abfallstoffe aus dem Körper auf und scheidet sie mit den unverdaulichen Pflanzenfaserstoffen aus. Ist die Ausscheidung beeinträchtigt, kann das unangenehme Folgen für die Gesundheit haben. Das Verdauungssystem besteht aus Mund, Speiseröhre, Magen, Dünndarm, Dickdarm, Enddarm und Darmausgang.
Das Verdauungssystem ist in Gefahr, wenn unaufgelöste Wut, Selbstsabotage, Angst, Unentschlossenheit, Schuld, Vorwürfe, Eifersucht und Opferrolle einem zu schaffen machen.
Um es zu schützen und gesund zu erhalten, müssen Sie lernen, sich selbst zu bestärken und positiv wahrzunehmen, Ihre Kreativität zu entwickeln, Herz und Seele zu pflegen sowie Altes loszulassen und Neues aufzubauen. Lernen Sie, sich selbst zu lieben und zu achten, indem Sie sich in Geduld und Toleranz üben.

NACHWORT

Jeden Tag empfinde ich aufs Neue Dankbarkeit dafür, dass ich das tun kann, was ich am liebsten tue, und mich von dem Mut, der Kraft und der Heilung der Menschen in meinem Umfeld inspirieren lassen darf.

Entdeckt zu haben, dass ich nicht nur mich selbst, sondern auch andere Menschen heilen kann und zur Transformation ihres Lebens beitragen darf, ist für mich ein Geschenk, das mir mehr bedeutet, als ich mit Worten zu sagen vermag. Ich darf Zeugin unglaublicher Wunder werden, nämlich immer dann, wenn meine Patienten plötzlich erkennen, dass sie nicht mehr leiden müssen, weil sie selbst die Fähigkeit haben, sich zu heilen. Sie müssen diese Fähigkeit nur einsetzen – und dann spielen sich diese Wunder sogar direkt vor meinen Augen ab.

Meine vielen Reisen haben mir gezeigt, dass sich die Menschen überall auf der Welt nach den gleichen Dingen sehnen, nach Gesundheit, Glück, Seelenfrieden, Liebe, Reichtum und Freiheit. Ich wünsche mir von ganzem Herzen, dass Sie all diese Dinge und noch mehr für sich erlangen.

In Ihrem Inneren verfügen Sie bereits über einen unglaublichen Weisheitsschatz. Sie müssen nur lernen, auf Ihre innere Stimme und auf Ihren Körper zu hören und den Anweisungen zu folgen, die Sie empfangen.

Ich wüsste sehr gerne, wie *Die verborgene Sprache des Körpers* Ihr Leben verändert. Bitte teilen Sie mir Ihre Erfahrungen per E-Mail mit (meine Adresse finden Sie auf meiner Website www.innasegal.com).

Möge die göttliche Heilintelligenz in Ihnen erwachen und

Sie begleiten, wenn Sie die Geheimnisse Ihres Körpers, Ihres Geistes, Ihrer Emotionen und Ihrer Seele entschlüsseln.
Bis wir uns irgendwann einmal persönlich begegnen, bin ich

Ihre Inna Segal

DANK

Ich danke meinem Mann Paul, der mich in jedem meiner Projekte, wie wagemutig es auch sei, vorbehaltlos unterstützt. Du inspirierst mich, das Beste zu leben, und ermutigst mich, Bücher zu schreiben, die anderen Menschen Mittel an die Hand geben und Wege aufzeigen, um ihr Leben zu verändern. Deine Zeit, Geduld und Gedanken haben es mir überhaupt erst möglich gemacht, dieses Buch zu schreiben und dafür zu recherchieren. Ich danke dir für deine Liebe und deine kreativen Ideen.

Ich danke meinen Kindern Raphael und Angelina für ihre Liebe. Ihr tragt dazu bei, dass mein Herz wachsen kann, und schenkt mir tiefempfundene Freude und Wertschätzung für die wichtigen Dinge im Leben.

Ich bin meinen Eltern Lena und Kolia dankbar, denn sie haben mich immer auf meinem Weg der Heilung, des Schreibens und des Lehrens gefördert. Besonders stolz bin ich darauf, dass meine Mutter all meine Kurse besucht und all meine Artikel liest. Es berührt mich tief im Herzen, mitzuerleben, wie du dich veränderst, indem du die göttliche Heilkraft und Weisheit in dir nach und nach entdeckst. Du bist einzigartig.

Ich danke auch den übrigen Mitgliedern meiner Familie:

Meinem Bruder Marat, der äußerst liebevoll und hilfsbereit ist. Du bist immer da, wenn ich dich brauche, und ich bin zutiefst dankbar dafür, dass du ein Teil meines Lebens bist. Du bedeutest mir unendlich viel.

Meiner wundervollen Kusine Jenny danke ich für ihre Begeisterung, Ermutigung und Bereitschaft zuzuhören. Es macht mir Freude, mit dir über meinen Lebensweg zu reden und zuzusehen, wie du dich veränderst und wächst und zu der göttlichen, entscheidungsgewaltigen, wunderbaren Person wirst, von der ich weiß, dass du sie bereits bist. Ich weiß deine Gesellschaft sehr zu schätzen und fühle mich durch dich beflügelt.

Meinen Großeltern Emma und Misha, weil ihr mir gezeigt habt, was es heißt, mutig zu sein und für das eigene Leben zu kämpfen. Ich fühle mich gesegnet, weil ihr Bestandteil meines Lebens seid.

Besonders dankbar bin ich außerdem meinem Verleger in Australien und Neuseeland, Toni Carmine Salerno. Dank auch an Tanya für ihre Redaktion und an Michael für die Gestaltung.

Mein Dank geht an Dr. Levent Efe, den Grafiker, für seine künstlerische Begabung und seinen tiefen Einblick in die Funktionsweise des menschlichen Körpers. Es war mir eine Freude, mit Ihnen zusammenzuarbeiten.

Mein Dank geht an meine Patienten und die Teilnehmer meiner Kurse. Weil Sie alle offen genug sind, sich dem Heilansatz anzuvertrauen, den ich lehre, kann ich den schönsten Beruf der Welt ausüben – es ist nicht der einfachste Beruf, aber ohne Zweifel derjenige, der mich am meisten erfüllt. Ich kann mir nichts Schöneres vorstellen, als mitzuerleben, wie Sie unmittelbar vor meinen Augen ein neues Leben beginnen.

Mein Dank geht an meine Freunde Jenny, Helen, Luba, Marina und Sarah, die mein Leben mit ihrem Lachen und ihrer Freude bereichern. Ich bin so glücklich, dass ich auf euch zählen kann.

Mein Dank geht an meinen erstaunlichen Freund Piotr für seine bedingungslose Liebe, Geduld und Ermutigung. Mein Leben wird nie wieder so sein wie vorher. Vielen Dank, dass du all diese wundervollen Kleidungsstücke für mich entworfen hast.

Dank an Esther für deine Liebe, Begeisterung und dein Vertrauen und dafür, dass du meine Arbeit in Frankreich unterstützt. Dank auch an Virginie, Roger-Emmanuel, Marie-Thérèse, Marie-Pier, Pascal und viele andere, die mir geholfen, meine Arbeit unterstützt und sie anderen in Frankreich und Europa vermittelt haben.

Zutiefst dankbar bin ich Dawn Reading, die eine unglaubliche Lektorin und treue Freundin ist. Vielen Dank auch an Faye Wenke, dafür dass du an meine Arbeit geglaubt und dieses Buch zur Veröffentlichung an Beyond Words Publishing vermittelt hast.

Zuletzt geht mein Dank an Cynthia Black für ihre Ermutigung und Begeisterung und an Judith Curr bei Atria Books für ihre Unterstützung sowie an das Team bei Beyond Words: Richard Cohn, Jenefer Angell-Mros, Lindsay S. Brown, Devon Smith, Danielle Marshall, Whitney Quon und die wunderbare Verlegerin Peg Booth – euch allen vielen Dank für eure hingebungsvolle Arbeit. Die Zusammenarbeit mit euch hat einen Traum wahr gemacht. Eure Zuwendung, Sorgfalt und Hingabe haben mich tief berührt und inspiriert. Ich danke euch aus tiefstem Herzen.

REGISTER